YOGA BODY PLAN 2

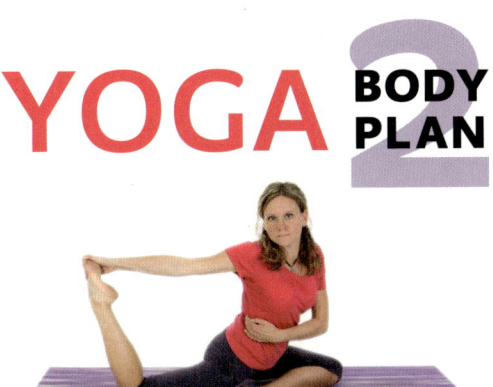

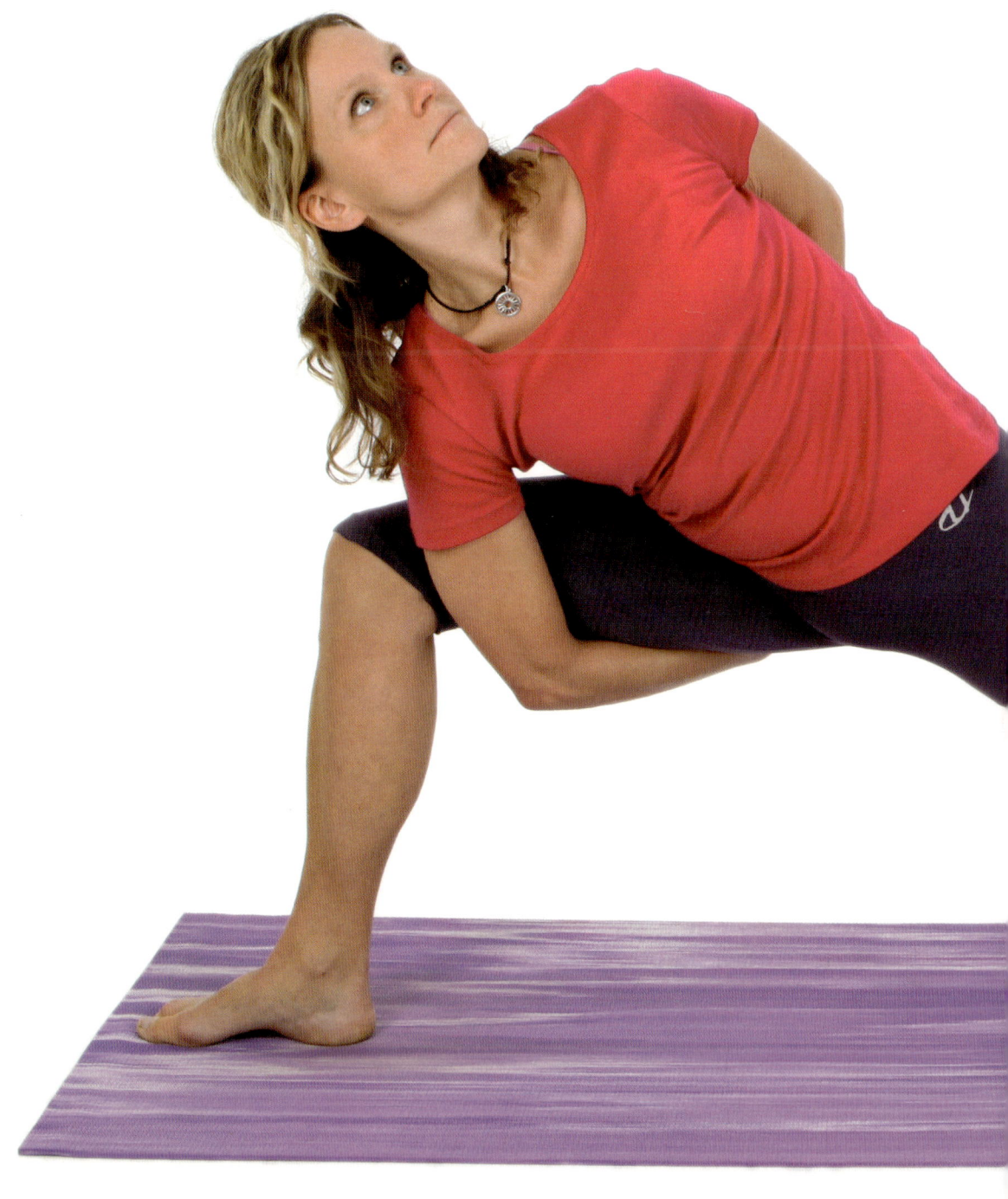

Kirsten Hüster

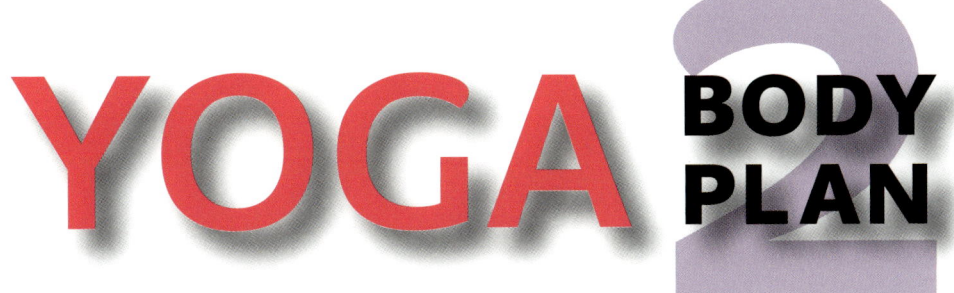

YOGA BODY PLAN 2

Erweiterungen & Variationen

*25 Komplettprogramme mit
den besten 230 Übungen*

- **Haltungen & Bewegungsreihen**
- **Atem-, Meditations- und Entspannungsübungen**

COPRESS
SPORT

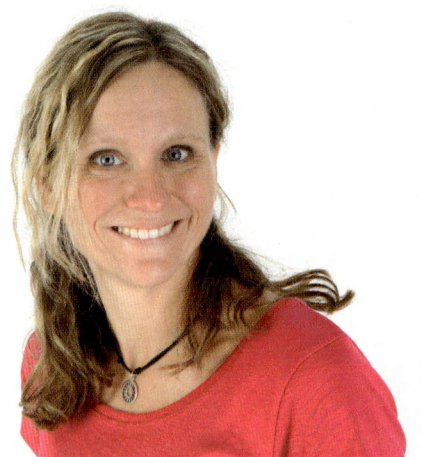

Kirsten Hüster, Jahrgang 1975, ist Sportlehrerin, Herzsportübungsleiterin und ausgebildete Yoga-lehrerin. Seit 2002 ist sie Übungsleiterin für Aquafitness, Krafttraining, Herzsport, Yoga und Aquayoga. Kirsten Hüster ist verheiratet und hat zwei Kinder.

Impressum

Produktion:
VerlagsService Dr. Helmut Neuberger
& Karl Schaumann GmbH, Heimstetten

Umschlaggestaltung:
Stiebner Verlag

Fotografie:
Laura Boucsein

Bibliografische Information
der Deutschen Nationalbibliothek
Die Deutsche Nationalbibliothek verzeichnet diese
Publikation in der Deutschen Nationalbibliografie;
detaillierte bibliografische Daten sind im Internet
über http://dnb.d-nb.de abrufbar.

Die Ratschläge in diesem Werk sind von den Autoren
sorgfältig erwogen und geprüft worden. Für die Rich-
tigkeit der Angaben kann jedoch keine Haftung vom
Autor bzw. Verlag und deren Beauftragten übernom-
men werden.

1. Auflage 2013

© 2013 Copress Verlag
in der Stiebner Verlag GmbH, München
Alle Rechte vorbehalten. Wiedergabe, auch
auszugsweise, nur mit ausdrücklicher
Genehmigung des Verlags.

Gesamtherstellung: Stiebner, München

Printed in Hungary

ISBN 978-3-7679-1156-7

www.copress.de

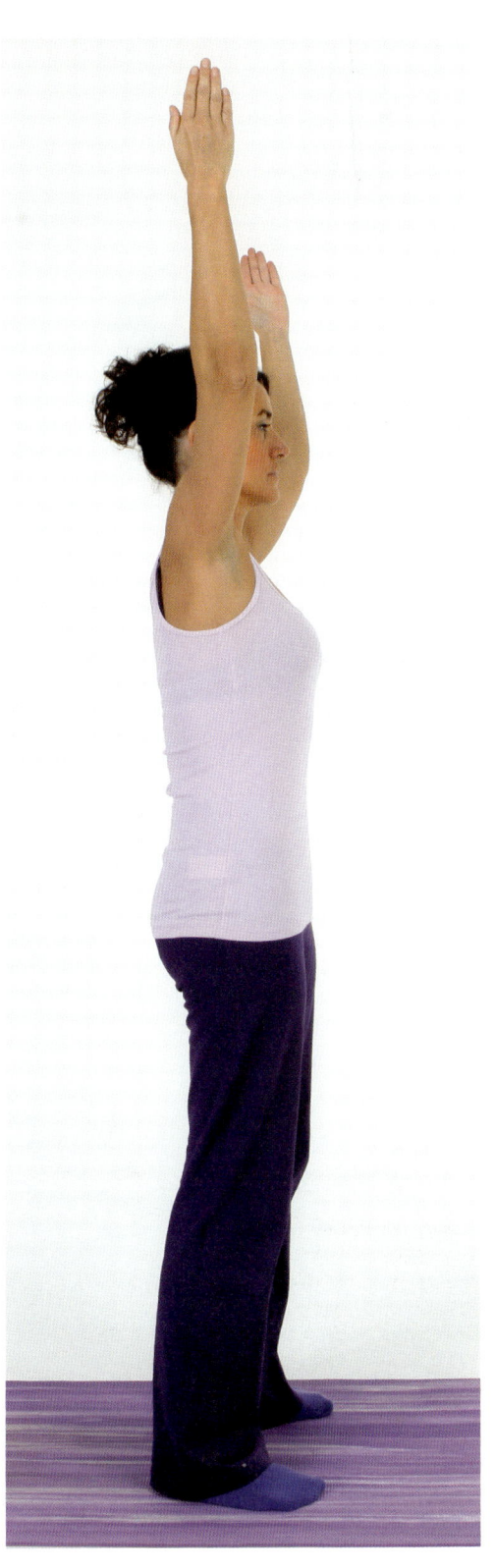

Inhalt

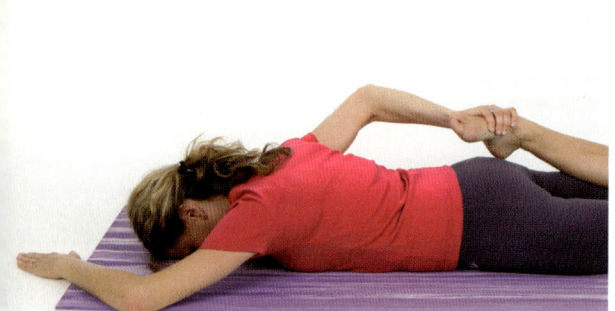
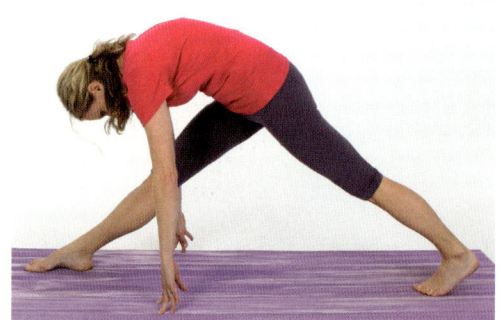

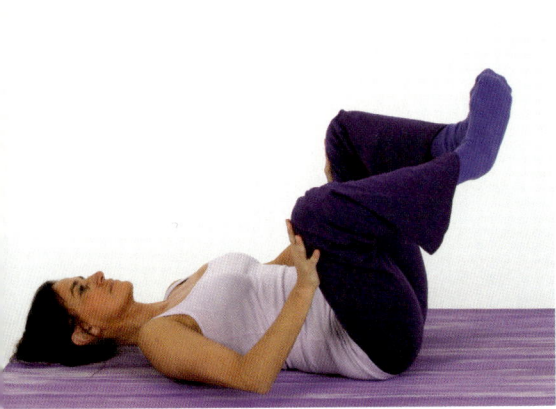

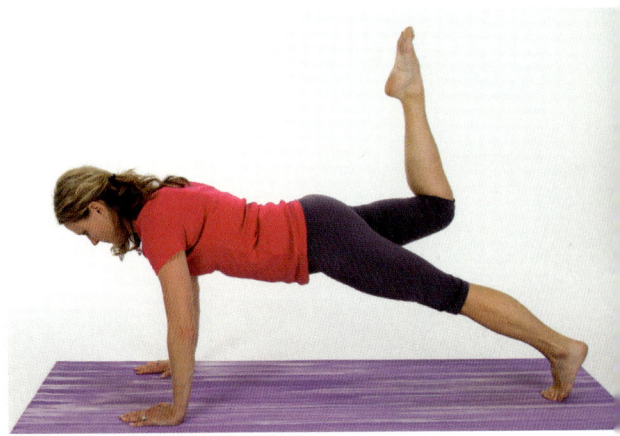

Zu diesem Buch

Seit einigen Jahren leite ich Yogakurse mit meist sehr unterschiedlicher Zusammensetzung. In den Gruppen sind beide Geschlechter vertreten, bei Altersunterschieden bis zu 45 Jahren und stark variierenden körperlichen Voraussetzungen. Es kommen Menschen mit physischen und psychischen Beeinträchtigungen, aber auch sehr vitale, gesunde Menschen. Ganz nach Lebenssituation sind die Bedürfnisse und Wünsche hinsichtlich der Yogastunde recht unterschiedlich. Während ein Teil der Gruppe körperlich gefördert werden möchte, sehnt sich der andere nach einer »Auszeitstunde«, in der er entspannen und zur Ruhe kommen kann.

Infolgedessen habe ich ein Konzept erarbeitet, in dem jeder Teilnehmer individuell angesprochen werden kann. Die Elemente des Yoga finden dort in variabler Gewichtung Berücksichtigung, und der Gesundheitsaspekt nimmt einen großen Stellenwert ein. Mit fortschreitender Akzeptanz hat sich so eine Vielzahl von Programmen entwickelt, in denen meist eine Körperhaltung, die durch entsprechende Maßnahmen vorbereitet wird, als Zielübung im Vordergrund steht. Dazu passende Meditations-, Atem- und Entspannungsübungen runden das jeweilige Programm ab.

Einige dieser ausgearbeiteten Programme fanden bereits im Vorgängerband »Yoga Body Plan« (2. Auflage 2011; ISBN 978-3-7679-1036-2) Erwähnung. Im vorliegenden Buch sind weitere Erfahrungen und Erkenntnisse eingeflossen, die ich in den Kursen und im Selbststudium machen durfte. Während in allen Bereichen des Yoga neue Übungen entstanden sind, wurden bereits bewährte Übungen erweitert und variiert. Diese Fortentwicklung ist am deutlichsten an der Zielübung innerhalb der Körperübungsprogramme festzumachen.

Die Zielhaltung ist üblicherweise eine Grundhaltung aus dem Bereich des Yoga. Diese Grundhaltungen variieren jedoch sehr stark hinsichtlich ihrer Komplexität. Aus Erfahrung kann ich sagen, dass die sehr anspruchsvollen Haltungen für die meisten Teilnehmer aus gesundheitlichen Gründen nicht zu empfehlen sind. Um die Einheiten abwechslungsreich gestalten zu können, habe ich begonnen, die bereits bekannten Grundhaltungen zu variieren. Ich ging vermehrt dazu über, die Zielübungen über die normalen, bekannten Variationen hinaus so zu verändern, dass sich ein zusätzlicher Wirkungsschwerpunkt ergab. Dies brachte zweierlei Nutzen, denn die Übungen wurden zum einen abwechslungsreicher und zum anderen anspruchsvoller, sowohl aus körperlicher als auch – durch erhöhte Konzentrationsleistung – aus geistiger Sicht. Weitere positive Effekte waren eine gesteigerte Motivation, erhöhter Ehrgeiz und Stolz über die sichtbaren Ergebnisse.

In diesem Buch sind folglich zahlreiche neue Übungen zu finden, die den Erfahrungsraum erweitern, zum anderen aber auch bekannte, jedoch variierte Elemente, die eine zusätzliche Herausforderung darstellen. Es richtet sich sowohl an den Yogalehrer, der seine Stunden abwechslungsreich und gesundheitsorientiert gestalten möchte, aber auch an den Einzelnen, der mit Hilfe des Buchs Programme auswählen kann und mit Hilfe genauer Anleitungen Yoga praktizieren möchte.

Ich wünsche den Leserinnen und Lesern viel Spaß beim Üben.

Kirsten Hüster, im Frühjahr 2013

Einleitung

Yoga erfreut sich seit geraumer Zeit wachsender Beliebtheit, sowohl in Yogagruppen als auch beim selbständigen Üben zuhause. Dabei ist es längst kein Modetrend mehr, vielmehr stellt Yoga eine Lebensform mit einem geschichtlichen Hintergrund dar. Neben der Auseinandersetzung mit historischen Schriften vollzieht sich auch durch die praktische Anwendung eine individuelle Persönlichkeitsentwicklung. Mit Hilfe von Meditation, Entspannung, Atem- und Körperübungen wird ganzheitlich Einfluss genommen.

Insbesondere das Ausführen der Körperhaltungen hat in der westlichen Welt einen großen Stellenwert. Werden hier gesundheitsorientierte Hinweise beachtet, können positive Wirkungen der Haltungen sowohl auf physischer als auch auf psychischer Ebene festgestellt werden.

Das vorliegende Buch bietet zahlreiche Möglichkeiten zur praktischen Umsetzung. Vor der Darstellung der Übungen findet der Leser im theoretischen Teil – neben einem kurzen Überblick über die Grundlagen des Yoga – Hinweise zu den Yogaprogrammen. Er bekommt einen Überblick über die Strukturelemente der Programme, erfährt Möglichkeiten der Zusammenstellung geeigneter Programme, bekommt direkte Anweisungen zur Durchführung und erhält wichtige gesundheitsorientierte Hinweise. Ein Exkurs zu speziellen, therapeutischen Einsatzmöglichkeiten des Yoga rundet den theoretischen Teil ab. Menschen mit Beschwerdebildern können anhand einer Tabelle hier Übungen finden, die eine Heilung unterstützen können.

Im praktischen Teil finden sich zahlreiche Übungen, die den Bereichen Meditation, Entspannung, Atem- und Körperübungen zugeordnet sind. Neben der Übungsbeschreibung gibt es bei fast jeder Übung Hinweise zu den Wirkungen, so dass Übungen bewusst bedürfnisorientiert ausgewählt werden können. Damit es insbesondere bei den Körperübungen zu keiner Über- oder Unterforderung kommt, kann bei den Programmen zwischen zwei verschiedenen Schwierigkeitsstufen ausgewählt werden. Diese Auswahl findet sich zum Teil auch bei den Atemübungen.

Auf diese Weise kann eine Vielzahl von Programmen zusammengestellt werden, die sich an den eigenen Voraussetzungen und Interessen orientiert.

THEORETISCHER TEIL

Über Yoga

Für viele Menschen hat Yoga eine große Bedeutung. Das Besondere ist, dass Yoga auf Grund der langen Tradition an Bewährtem festhält, auf der anderen Seite sich aber immer wieder unter Berücksichtigung und Beibehaltung der wesentlichen Grundsätze den besonderen Bedürfnissen einer sich wandelnden Gesellschaft in vielen Kulturen angepasst hat. Auch wenn es mittlerweile viele Strömungen mit unterschiedlichen Gewichtungen gibt, hat Yoga sein Hauptan-liegen, den Menschen auf allen Ebenen anzusprechen, immer beibehalten.

Grundlagen

Yoga ist eine aus Indien stammende, seit Jahrtausenden praktizierte, ganzheitliche Methode zur Harmonisierung von Köper, Geist und Seele, die alle Wesensaspekte des Menschen berücksichtigt. Dies wird erreicht

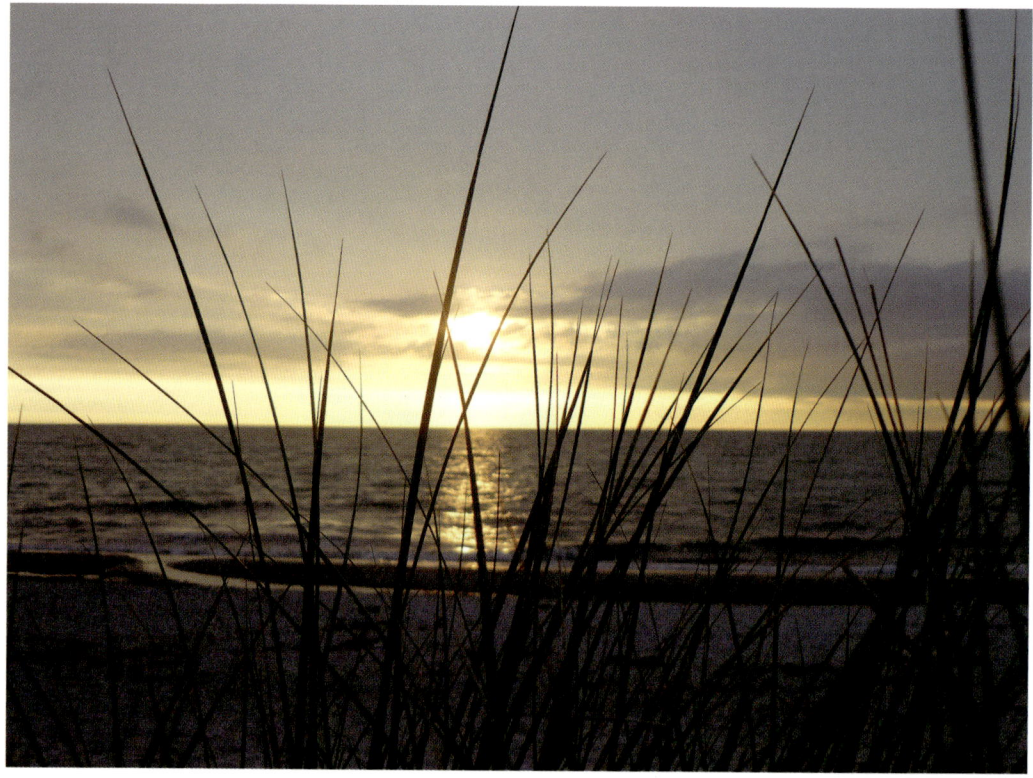

durch Köperstellungen, Atemführung, Entspannung, Meditation und yogische Lebensweise. Es gibt viele verschiedene Arten und Richtungen des Yoga, die zwar verschiedene Schwerpunkte setzen, aber das gleiche Ziel verfolgen und auf bestimmten Grundaussagen und Einstellungen basieren.

Ursprünglich war Yoga ein rein spiritueller Weg, der vor allem von Erleuchtung durch Meditation geprägt war. Im Wesentlichen ging es dabei um die Frage, wie der Mensch sich von Schmerz und Leid befreien kann. Man erkannte, dass durch Körperhaltungen physischer Schmerz überwunden werden kann, Atemübungen seelisches Leid heilen können und Meditation zur Verbindung mit der eigenen Quelle des Seins führt. Befreit von einer falschen Identifikation mit dem Körper, Anschauungen, Gedanken und Dualität kann der Mensch sein wahres, unsterbliches Selbst finden und aus seinem wahren Sein heraus leben.

In der westlichen Welt ist die Form »Hatha Yoga« am weitesten verbreitet. Das Wort »Hatha« setzt sich zusammen aus den Silben »ha«, was Sonne bedeutet, und »tha«, was mit Mond übersetzt werden kann. Yoga an sich bedeutet »Vereinigung«, folglich drückt »Hatha Yoga« die Vereinigung von Sonne und Mond aus und symbolisiert die Vereinigung von entgegengesetzten Energien im Körper. Das Hatha Yoga als umfassendes wissenschaftliches System konzentriert sich darauf, den physischen Körper zu vervollkommnen und die Gedankenwellen zur Ruhe zu bringen.

Von großer Bedeutung für die Verbreitung philosophischer Aspekte sind die Leitfäden (Sutras) von Patanjali (Zeitpunkt der Niederschrift nicht ganz geklärt, 200 v. Chr. bis 200 n. Chr.). Sein Werk besteht aus 194 kurzen, auf vier Bücher verteilten Merksprüchen, in denen Möglichkeiten aufgezeigt werden, dem Ziel des Yoga, der Verbindung des Menschen mit der Einheit, seinem wahrem Selbst, näher zu kommen. Bei der persönlichen Entwicklung hierzu stößt der Mensch immer wieder auf Hindernisse (z. B. negative Gefühle, Schmerz etc.). Patanjali bietet einen in acht Stufen gegliederten Pfad an, um diesem »Leid« entgegenzutreten.

Die acht Stufen können folgendermaßen zusammengefasst werden:

- Yama: Verhaltensregeln im Umgang mit anderen (Gewaltlosigkeit, Wahrhaftigkeit ...),
- Niyama: Innere Haltung, Selbstdisziplin, persönliches Verhalten, Selbstliebe, richtige Ernährung,
- Asanas: Yoga-Positionen,
- Pranayama: Ausdehnung des Atems, Atemlenkung,
- Pratyahara: Beherrschung der Sinne; Hinwendung der Sinne auf ihren inneren Ursprung,
- Dharana: Konzentration; Ausrichtung des Geistes in eine Richtung,
- Dhyana: Meditation; der Geist verbindet sich mit dem Gegenstand der Betrachtung und hält die Verbindung aufrecht,
- Samadhi: Einheitserfahrung, universelle Liebe.

Spektrum

Neben der Auseinandersetzung mit Schriften und historischen Texten gibt es beim Yoga konkrete praktische Übungen, die den Einzelnen in seiner individuellen Bedürfnislage ansprechen und in unterschiedlicher Gewichtung in die eigene Lebensgestaltung integriert werden können.

Körperhaltungen (Asanas)

Bei den Haltungen wird der Körper aus einer Ausgangshaltung heraus in eine bestimmte Position gebracht, diese über einen selbst ernannten Zeitraum gehalten, bevor er in rückwärtiger Form wieder zurück in die Ausgangshaltung geführt wird. In der Halte-

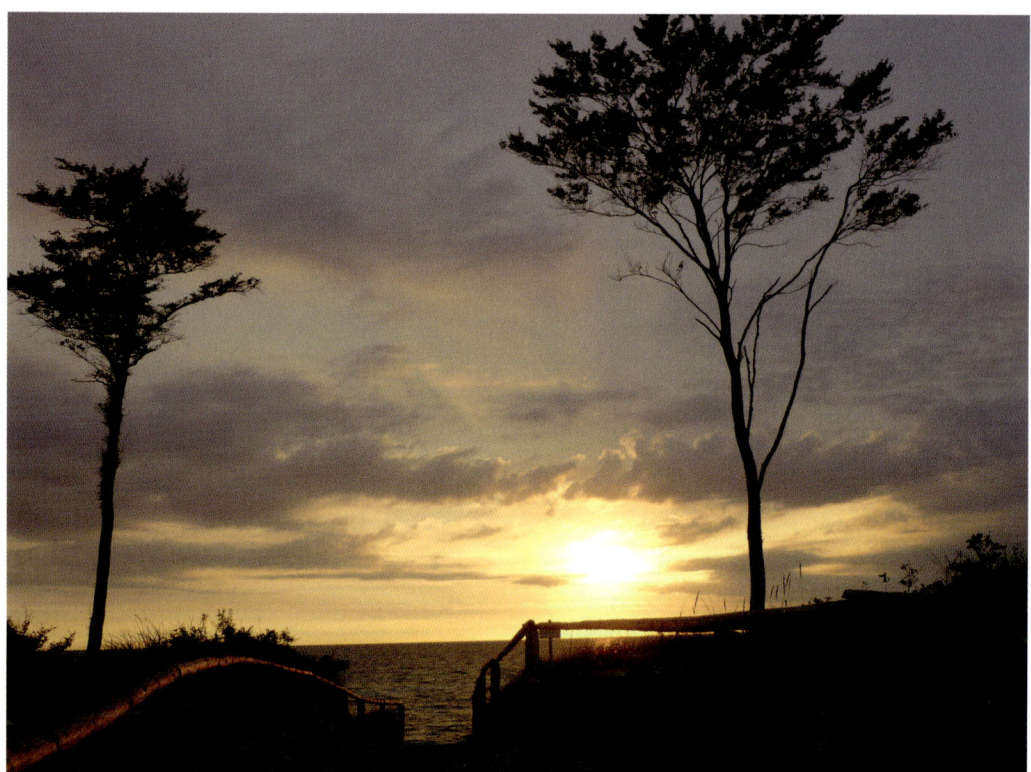

phase werden mit dem Atem als Anker innere Prozesse wahrgenommen, aber auch körperlich Wirkungen festgestellt. Das Besondere an dieser Phase ist die Tatsache, dass der Übende äußerlich ruhig, aber innerlich höchst lebendig ist. In der Haltung wird der Körper mit dem Geist und der Atmung vereint.

Es gibt eine Vielzahl von Körperhaltungen mit unterschiedlichen Wirkungen. In der Regel wird ein Körperbereich besonders intensiv angesprochen. Dies kann in Form einer Kräftigung, einer besonders intensiven Mobilisation und/oder einer Öffnung beziehungsweise Dehnung herbeigeführt werden. Zudem hat jede Haltung Einfluss auf die Stimmungslage: so gibt es Übungen mit erfrischendem Charakter genauso wie Übungen, die eher entspannen und in einen Ruhezustand führen.

Jede Haltung kann in der Regel auf Grund der äußerlichen Struktur mindestens

einer Gruppe zugeordnet werden. Man unterscheidet »Stehende Positionen«, »Vorbeugen«, »Rückbeugen«, »Drehungen«, »Gleichgewichtsübungen«, »Umkehrhaltungen« und »Neutrale Positionen«. Mischformen werden hierbei in die Kategorie des jeweiligen Haltungsschwerpunkts eingegliedert. So sind etwa in der Kategorie der Stehenden Positionen vielfach auch Rück- oder Vorbeugen enthalten.

Bei einer ausgewogenen Auswahl von Körperübungen erfährt der Übende langfristig ein körperliches Gleichgewicht. Der Körper wird kräftig, ohne die Flexibilität zu verlieren, die Gelenke werden nachhaltig geschont und die Körpersysteme werden positiv beeinflusst.

Infolge der Zentrierung werden überdies mentale Prozesse in Gang gesetzt. Die Konzentrationsleistungen werden besser, die Gedanken werden ruhiger und geordneter. Besonders groß sind jedoch die Wirkungen auf der seelischen Ebene. Das Praktizieren führt langfristig in ein seelisches Gleichgewicht. Eine tiefe Ruhe und Gelassenheit wird empfunden, das Finden der eigenen Mitte, das Erfahren von Zufriedenheit und einer gewissen Sinnhaftigkeit geben dem praktischen Üben eine besondere Bedeutung.

Atemübungen (Pranayama)

Tiefes Atmen hilft, den Körper zu reinigen und zu ernähren. Beim tiefen Einatmen wird dem Körper Sauerstoff, der für die Körperzelle lebenswichtig ist, zugeführt. Beim Ausatmen werden Abfallstoffe ausgeschieden. Infolge oberflächlicher und falscher Atmung ist bei vielen Menschen der Atemapparat degeneriert, der Brustkorb versteift und die Atemmuskulatur verkümmert, so dass nicht genügend Sauerstoff für den gesunden Ablauf des Stoffwechsels zur Verfügung steht. Die Ursachen für die verminderte Atmung liegen häufig in den Lebensgewohnheiten begründet. Zu viel Stress, innere Unruhe und zu wenig Ruhemomente führen zu flacher Atmung. Häufig sind sich Betroffene gar nicht bewusst, dass sich bei ihnen falsche Atemmuster bereits automatisiert haben.

Eine verminderte Atemtätigkeit hat nicht nur körperliche Auswirkungen sondern auch Einfluss auf das innere Wohlbefinden, da wichtige Lebensenergie (Prana) nicht zur Entfaltung kommen kann. Speziell eingesetzte Atemübungen können Heilungsprozesse positiv beeinflussen und/oder unterstützen das Aufrechterhalten körperlicher Gesundheit bei besonderem Einfluss auf den Energiehaushalt. Das Spektrum einzusetzender Übungen ist weit, reicht von zunächst einfachen Übungen, die die Atemräume und Atemphasen bewusst machen, über Atemtechniken, die einen meditativen Charakter haben, bis hin zu komplexen Übungen, die speziell hinsichtlich ihrer energetischen Wirkungen ausgewählt werden können.

Meditationsübungen

Meditation ist ein Bewusstseinszustand, den man nur direkt und intuitiv verstehen kann. Gewöhnliche Erfahrungen sind durch Zeit, Raum und die Gesetze der Kausalität begrenzt, doch der Zustand der Meditation überschreitet alle Grenzen. Während der Meditation, die meist in sitzender, aufrechter Haltung ausgeführt wird, haben Vergangenheit und Zukunft keine Bedeutung mehr. Der Übende befindet sich im »Jetzt«. Da Meditation ein natürlicher Bewusstseinszustand ist, kann er eigentlich nicht erlernt werden. Der Geist ist durch Zentrierung auf einen Punkt gerichtet, diese Zentrierung wird mit zunehmender Übung immer weniger anschaulich. So kann z. B. die Flamme einer Kerze betrachtet, ein Mantra wiederholend angestimmt oder aber auch die Aufmerksamkeit auf den Atem gerichtet werden.

Die Wirkungen der Meditation sind sowohl auf körperlicher, als auch auf geistiger Ebene festzustellen. Indem der Herzschlag und der Sauerstoffbedarf herabgesetzt werden, lernt offensichtlich jeder Körperbereich bis hin zur kleinsten Körperzelle, sich zu entspannen und hat damit Einfluss auf den Al-

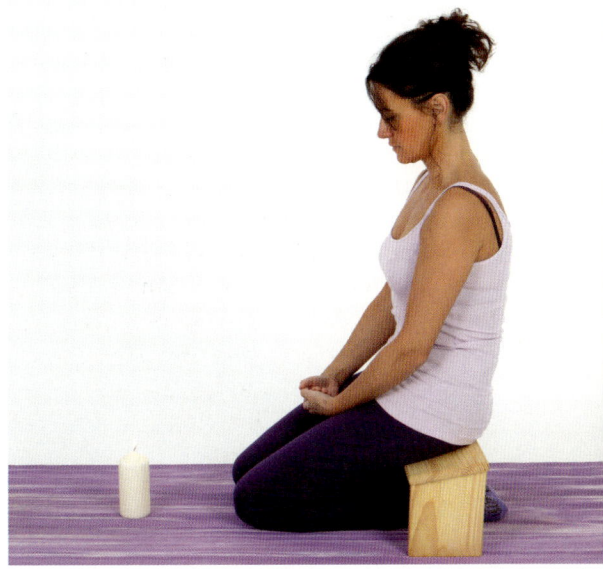

terungsprozess. Durch die Meditation kommen aber auch neue Denkmuster an die Oberfläche, die sich entwickeln, weil das Leben aus einer anderen Perspektive gesehen werden kann. Negative Gedankenmuster werden reduziert und der Geist wird gefestigt. Menschen, die regelmäßig meditieren, entwickeln häufig eine anziehende Persönlichkeit und strahlen Energie bei gleichzeitiger Herzenswärme aus. Sie geben anderen Kraft und das Gefühl, trotz Schwächen geliebt und anerkannt zu sein.

Entspannungsübungen

Wenn Geist und Körper fortwährend mit Reizen überflutet werden, ist Regeneration nicht möglich. Um gesund zu bleiben und sich wohl zu fühlen, sollten an jedem Tag Entspannungszeiten eingehalten werden. Es wird genau dann Entspannung erfahren, wenn nur wenig oder gar keine Energie ver-

braucht wird und wenn sich Körper, Geist und Seele in Einklang befinden. Hierfür eignen sich mehrere Entspannungstechniken, die zum Abschluss eines Yogaprogramms eingesetzt oder aber auch gesondert in den Tagesablauf integriert werden können.

Weiterhin werden beim Ausführen von Yogakörperübungen kürzere Entspannungssequenzen berücksichtigt. Nach einer intensiven Körperübung wird dementsprechend eine entspannte Haltung eingenommen. Hier wird über die Entspannung hinaus den Wirkungen der Körperübungen nachgespürt. Dieses Spüren erfolgt auf zwei Ebenen. Die körperlichen Prozesse werden wahrgenommen, eventuell wird eine durchströmende Wärme oder ein Kribbeln wahrgenommen, aber auch die emotionalen Prozesse, die die körperlichen Wirkungen begleiten, können erfahren werden.

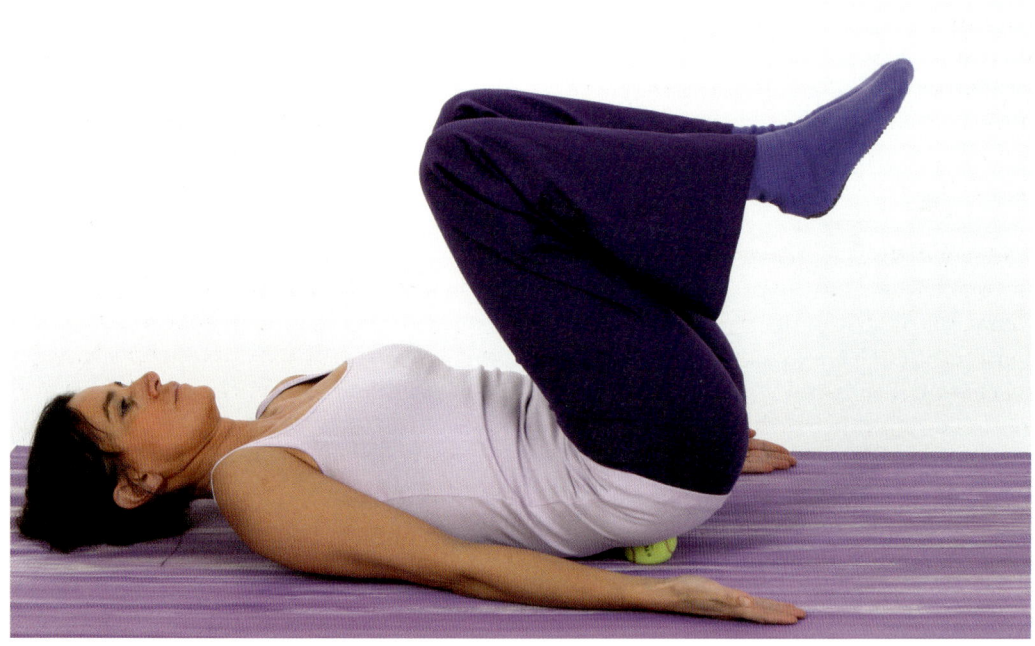

Yogaprogramme

Mit Hilfe des vorliegenden Buchs können Yogaübungsprogramme zusammengestellt werden. Einerseits finden Yogalehrer hier umfangreiche Möglichkeiten der Stundengestaltung. Aber auch Yogis, die allein üben möchten, können sich auf Grundlage der zahlreichen Übungen ein Programm zusammenstellen, das ganz auf ihre Bedürfnisse zugeschnitten ist.

Strukturelemente für ein Programm

Yoga möchte ganzheitlich Einfluss nehmen. Demzufolge haben sich Strukturelemente herausgebildet, die unterschiedlich gewichtet zum Einsatz kommen können. Im Folgenden wird ein Überblick über die Übungsauswahl innerhalb der vier Bereiche Meditation, Atmung, Körper(haltungen) und Entspannung gegeben.

■ Meditationsübungen
Im praktischen Teil wird eine Auswahl von Achtsamkeitsmeditationen vorgestellt. Neben der alltäglichen Aufmerksamkeit gibt es eine intensivere Form der Aufmerksamkeit: Die Achtsamkeit. Im Grunde genommen ist die Achtsamkeit mit dem »Wissen um Aufmerksamkeit« zu beschreiben. Der gegenwärtige Moment wird bewusst wahrgenommen. Diese Wahrnehmung geschieht auf dem Weg der erlebten und gespürten Sinne.

Fast alle Tätigkeiten und Handlungen werden mit den Sinnen erfahren. In der Achtsamkeit geht es darum, diese Wahrnehmungen in der Gegenwart und im »Hier und Jetzt« zu erleben, sich dessen bewusst zu werden. Durch ein Wahrnehmen der Sinneseindrücke in der Gegenwart wird Klarheit und Überblick in das Leben gebracht. Zunächst wirkt sich die Achtsamkeit auf die Auseinandersetzung und Weiterentwicklung der eigenen Persönlichkeit aus. Der Mensch, der sich bemüht, mehr Achtsamkeit in sein Leben zu integrieren, erfährt sehr viel über sich und sein Leben. Er reflektiert seine Bedürfnisse, kann immer mehr erfahren, was ihm gut tut und wo losgelassen werden sollte. Er wird zufriedener, erfreut sich auch am »Kleinen«, genießt das Leben intensiver.

Durch eine achtsame Lebensweise wird sich aber auch im Umgang mit dem sozialen Umfeld, dem Miteinander etwas verändern. So wird z. B. bei einer Unterhaltung nicht nur der Inhalt wahrgenommen, sondern auch die damit verbunden Gefühle transportiert. Das Gegenüber wird so in seiner Ganzheitlichkeit wahrgenommen, es wird eine Sensibilität für das Wesentliche hinter den gesprochenen Worten entwickelt. Tiefere Beziehungen, die von Vertrauen und Mitgefühl geprägt sind, werden zunehmend feststellbar. Wird die Achtsamkeit zunehmend in das Leben integriert und führt sie so zu einer Lebensform, können Einsichten erlangt werden, die über

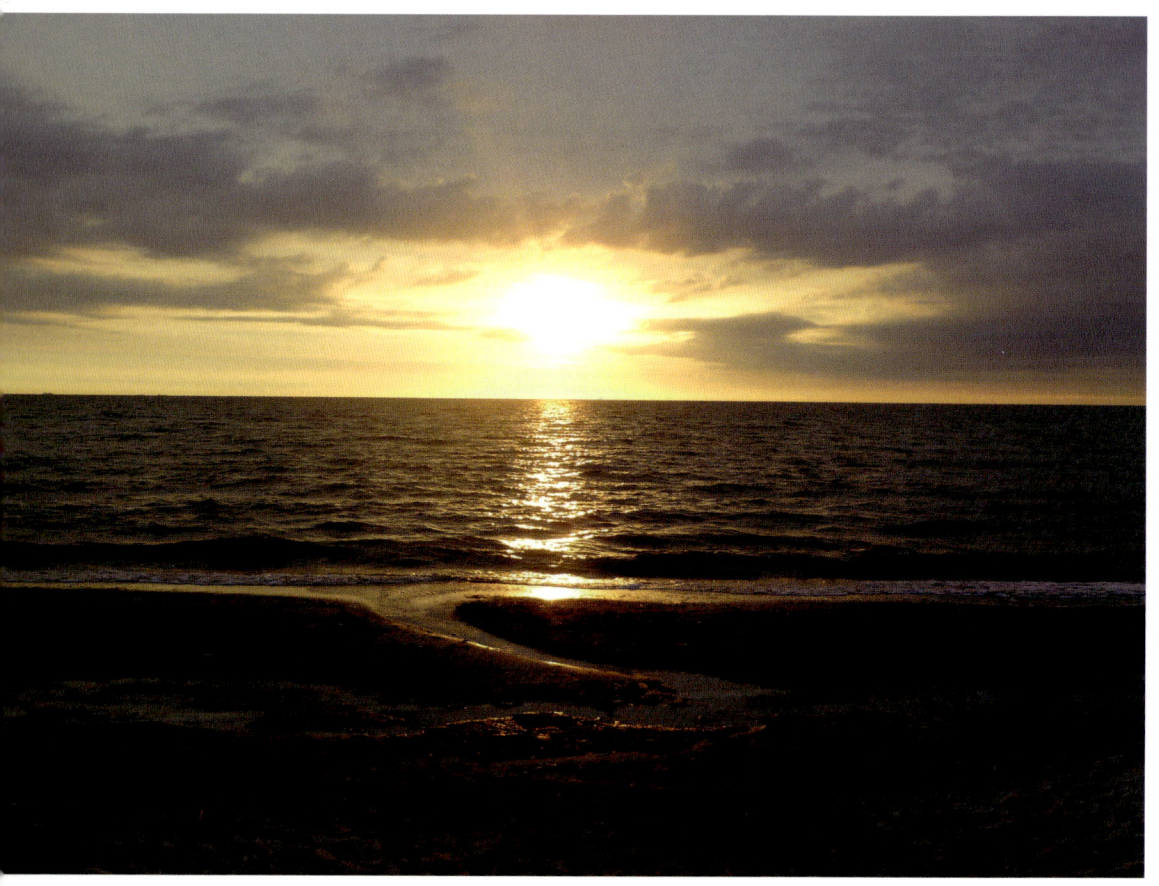

Vorgänge im eigenen Umfeld hinausgehen und dabei behilflich sind, einer Beantwortung der Fragen über das Dasein näherzukommen.

Durch die Ausführung der weiter unten dargestellten Meditationsübungen wird durch Wahrnehmung des Körpers, der Gefühle und der Gedankenvorgänge Achtsamkeit in einer besonders reizarmen Situation erlernt, wodurch bei zunehmender Übung die Übertragung auf den Alltag bei erforderlicher Offenheit und Willenskraft von selbst geschehen wird. Wichtig ist, dass der Übende versucht, alles, was aufkommt, nicht zu bewerten, sondern lediglich wahrzunehmen. Jede Wahrnehmung in der Meditation ist hilfreich, auch das Feststellen von Hindernissen gehört zur Weiterentwicklung dazu.

■ Atemübungen

Im Praxisteil werden Atemübungen vorgestellt, die grob drei verschiedenen Bereichen zugeordnet werden können.

Bei den kleineren Atemtechniken geht es darum, ein Gefühl für die eigene Atmung zu entwickeln. Häufig wird der Atmung keine besondere Bedeutung beigemessen, sie wird als etwas Gegebenes angesehen. Damit komplexere Techniken angewandt werden können, um mittels der Atmung das Wohlbefinden zu steigern, bedarf es zunächst einer intensiven Auseinandersetzung mit den Phasen und den Ausprägungen der eigenen Atmung.

Bei den später vorgestellten meditativen Atemtechniken geht der Übende mehr in die Tiefe. Mit Hilfe einer gesteigerten Zentrierung und dem zusätzlichen Einsatz spezieller Visualisierungen werden Energien bewusst gelenkt und spirituelle Erfahrungen werden möglich. Des Weiteren können die Übungen zur Heilung und Regeneration eingesetzt werden.

Zuletzt werden fortgeschrittene Atemtechniken vorgestellt, die eine gewisse Erfahrung mit einfacheren Atemübungen voraussetzen. So sollte der Übende seine Atemräume und Atemphasen kennen, Wirkungen von einer gesteuerten und bewussten Atemführung kennengelernt haben. Diese Übungen werden gezielt eingesetzt, um einen speziellen Einfluss auf den Organismus zu nehmen und sollten mit Bedacht ausgewählt werden.

■ Entspannungsübungen

In einer tiefen Entspannung regeneriert der Körper und die Gedanken kommen zur Ruhe. Es gibt eine Vielzahl von Entspannungsübungen, so dass im Praxisteil eine Auswahl vorgestellt wird, die problemlos auch in Eigenregie ausgeführt werden kann. Alle Entspannungsverfahren machen sich zu eigen, dass im Zustand tiefer Entspannung das Wohlbefinden von Körper, Geist und Seele im Vordergrund steht.

Alle dargestellten Übungen werden in einer Liegeposition durchgeführt, so dass jegliche Körperspannung abgegeben werden kann. Der Übende kann auswählen zwischen einer »Phantasiereise«, der »Tiefenentspannung«, der »Entspannung durch Anspannung« und einer »Selbstmassage mit Bällen«.

■ Körperübungsprogramme

In den vorgestellten Körperübungsprogrammen wird eine Vielzahl von Yogahaltungen gezeigt. Diese Haltungen wurden in einzelne Programme zusammengefasst. Diese Zusammenfassung erfolgte nicht willkürlich, sondern nach gesundheitsorientierten Prinzipien. Jedes Programm hat eine Zielübung zum Schwerpunkt, auf die mit

Vorübungen vorbereitet wird. Diese Zielübung ist anspruchsvoller als die vorangegangenen Haltungen, benötigt neben den körperlichen Voraussetzungen auch ein gewisses Maß an koordinativen Fähigkeiten und Konzentration.

Bei den hier dargestellten Zielübungen handelt es sich um bekannte Grundhaltungen, die jedoch über die normalen Variationen hinaus so verändert wurden, dass sich ein zusätzlicher Wirkungsschwerpunkt ergibt. Bei der Auswahl der Vorübungen wurde darauf geachtet, dass einzelne dieser besonders angesprochenen Schwerpunkte gesondert angesprochen werden. Diese Berücksichtigung erfolgt auf unterschiedli-

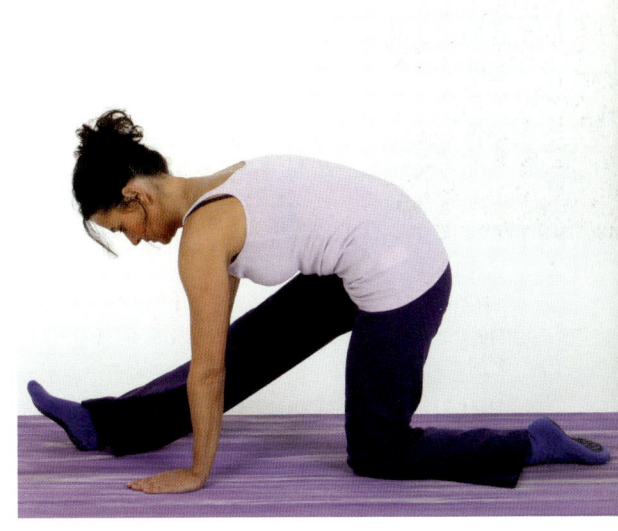

chen Wegen. Einige Muskelbereiche des Körpers müssen kontrahieren, um in der Haltung aktive Stabilisierungsarbeit zu leisten und den Körper in der Position zu halten. Diese Muskelbereiche werden in den Vorübungen schon durch leichte Kräftigungsübungen vorbereitet, damit die Muskulatur hinreichend erwärmt ist. Andere Körperbereiche hingegen werden in den Körperhaltungen gestreckt, so dass die dortige Muskulatur passiv gedehnt wird. Diese Bereiche

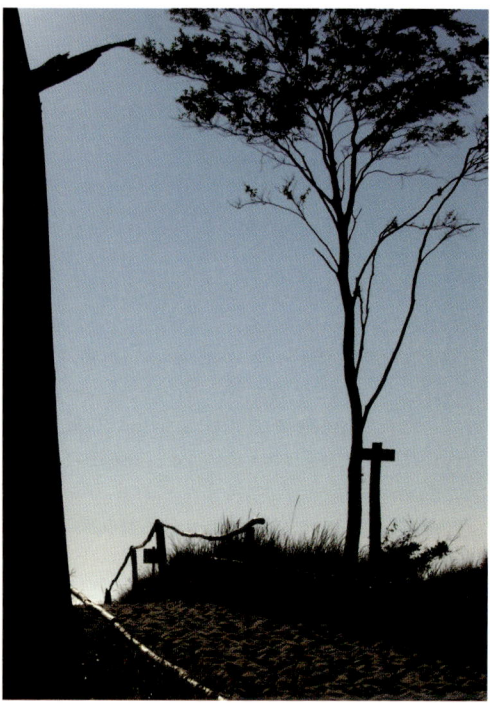

werden in den Vorübungen vorgedehnt, damit eine gewisse Beweglichkeit in der Zielübung vorhanden ist. Darüber hinaus werden, wenn in der Zielübung verlangt, die entsprechenden Gelenke vorab mobilisiert und die Wirbelsäule durch Rotationen vorbereitet.

Bei der Auswahl der Vorübungen wurde weiterhin darauf geachtet, dass der Übende verschiedene Körperlagen erfährt, so dass einer Einseitigkeit vorgebeugt wird. Der Wechsel der Körperlagen erfolgt stufenweise, in der Regel vom Stand über eine Knie- und/oder Sitzhaltung hin in eine liegende Position. So kommt der Übende nicht durch übermäßige Positionswechsel durcheinander und muss sich nicht ständig neu orientieren. Er kann sich zunehmend besser auf die einzelnen Übungen konzentrieren und den Schwerpunkt auf eine richtige Übungsausführung legen.

Im Anschluss an die Zielübung wird eine Ausgleichshaltung vorgestellt, die die Zielübung wieder ein Stück weit umkehrt, in-dem der Körper in eine »Gegenposition« gebracht wird. Dieses bedeutet z. B., dass eine stark gekräftigte Muskulatur in der Ausgleichhaltung gedehnt, beziehungsweise eine stark gedehnte Muskulatur kontrahiert.

Praktische Durchführungshinweise zu den Yogaprogrammen

Nachfolgend erhalten Sie wichtige Informationen im Hinblick auf die Auswahl und Zusammenstellung geeigneter Übungen, den Einsatz von Hilfsmitteln, gesundheitsorientierte Tipps sowie Hinweise darauf, wann Yoga nur eingeschränkt praktiziert werden sollte.

Kontraindikationen

Da Yoga so vielseitig eingesetzt werden kann, gibt es kein generelles »Yogaverbot«. Es gibt jedoch relative Kontraindikationen, also Erkrankungen beziehungsweise Einschränkungen, in denen Yogaelemente nur selektiv ausgeübt werden sollten:

- Erkrankungen, die mit Fieber und Erschöpfung einhergehen, verbieten körperliche Übungen und anstrengende Yoga-Techniken.
- Bei Erkrankungen der vitalen Organe sollten insbesondere die Körperübungen nur ausgewählt eingesetzt werden. Insbesondere ein Patient nach einem Herzinfarkt sollte zunächst ruhen und das Herz nicht zu stark belasten.
- Bei Schwangerschaft sollten nur noch speziell ausgewählte Körperübungen zum Einsatz kommen. Haltungen, die besonders viel Kraft, insbesondere im Bereich der Rumpfmuskulatur erfordern, sollten

unbedingt vermieden werden. Hier empfiehlt es sich, spezielle Literatur anzuschaffen und den Facharzt zu befragen.

- Auch schwere psychische Erkrankungen stellen eine Kontraindikation für Yoga dar. Besonders Betroffene, die mit Ich-Störungen zu tun haben, wie zum Beispiel Schizophrenie oder Borderline-Persönlichkeitsstörung, sollten nur unter hochqualifizierter und erfahrener Begleitung praktizieren. Während einer schweren akuten Depression sollten meditative Techniken nur unter Anleitung angewandt werden.
- Wenn akute Erkrankungen in Verbindung mit starken Schmerzen im Bewegungsapparat (z. B. Hexenschuss, Bandscheibenproblemen etc.) vorliegen, sollten anspruchsvolle körperliche Übungen vermieden werden. Wenn die Beschwerden zurückliegen, können spezielle Übungen, insbesondere die Körperübungen, sehr sensibel ausgewählt und ausgeführt werden.

Yoga sollte nicht bedenkenlos jedem als Allheilmittel empfohlen werden. Ebenso sollten Übungen nicht auf eigene Faust therapeutisch angewendet werden. Für jede gute Therapie ist ein Ansprechpartner wichtig, ein Arzt, Heilpraktiker und/oder ein gut ausgebildeter Yoga-Therapeut, so dass die Therapie individuell besprochen, entwickelt und begleitet werden kann.

Auswahl und Zusammenstellung geeigneter Yogaelemente

Während die Meditations- und Entspannungsübungen frei nach Interesse und Stimmungslage ausgewählt werden kön-nen, sollten bei der Auswahl geeigneter Körperhaltungen neben der beabsichtigten Wirkung auch unbedingt die körperlichen Voraussetzungen mit berücksichtigt werden. Der Yogapraktizierende sollte die Zielübung und auch die vorbereitenden Übungen genau betrachten, um dann für sich entscheiden zu können, inwieweit die Übungen gesundheitsorientiert ausgeführt werden können und so zu einer geeigneten Auswahl gelangen. Neben der Orientierung im Buch durch die Einteilung der Yogaprogramme in zwei Schwierigkeitsstufen können folgende Fragen Hilfestellung leisten:

- Ist ausreichend Muskelkraft vorhanden, um die Haltung ohne Ausgleichsbewegung halten zu können?
- Ist die Muskulatur dehnfähig genug, um schonend in die Haltung zu gelangen?
- Werden die Gelenke in der dargestellten Haltung so belastet, dass das Halten keine Belastung und Reizung darstellt?
- Ist der Gleichgewichtssinn gemäß den Anforderungen ausgeprägt?
- Ist die Wirbelsäule beweglich genug, um die Haltung schonend einzunehmen?
- Gibt es in den Haltungen einen unangenehmen Druck auf die Organe?

Beim Sammeln erster Erfahrungen mit Atemübungen sollte darauf geachtet werden, dass zunächst die Übungen ausgesucht werden, bei denen die Atemräume und -phasen erlebt werden, damit ein Gefühl für die Wirkungen aufgebaut werden kann. Eine weitere Auswahl geeigneter Techniken hängt vom Interesse und der momentanen Befindlichkeit ab. So können einzelne Übungen zum Einsatz kommen, weil der Übende Einfluss auf seinen Energiehaushalt haben möchte. Genauso denkbar ist aber auch eine Auswahl nach heiltherapeutischen Gesichtspunkten.

Einsatzmöglichkeiten der Yogaprogramme

Die Häufigkeit des Übens sollte nach eigenem Ermessen erfolgen. Für eine bestmögliche und nachhaltige Wirkung sollte man jedoch mindestens zwei Übungseinheiten pro Woche absolvieren; es ist jedoch durchaus auch ein tägliches Üben denkbar.

Ein Yogaprogramm besteht aus vier wesentlichen Strukturelementen. Vor den eigentlichen Körperübungsprogrammen sollten dynamische Bewegungsreihen den Körper vorbereitend erwärmen. Ein Programm sollte stets mit einer ausgewählten Entspannungsübung abgeschlossen werden. Der Einsatz von Atem- und Meditationseinheiten kann flexibel gehandhabt werden und hängt von den Vorlieben und der inneren Verfassung des Übenden ab.

Die Gewichtung und die Auswahl der einzelnen Strukturelemente sind abhängig von der zu Verfügung stehenden Zeit und der individuellen Bedürfnislage. Ausgehend von einer 90-minütigen Einheit könnten die Elemente grob folgenden zeitlichen Rahmen einnehmen:

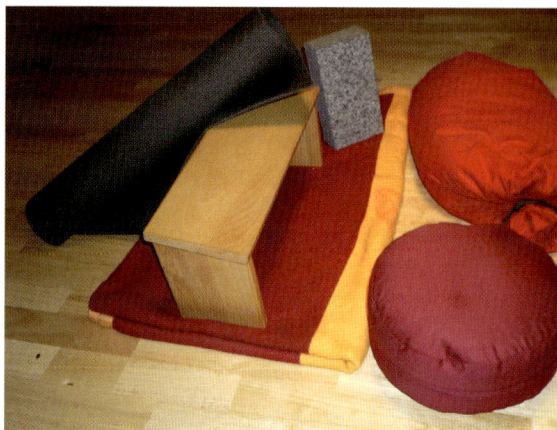

Die wichtigsten Yoga-Hilfsmittel

Strukturelement	Ungefährer zeitlicher Rahmen
Bewegungsreihen, Körperhaltungen	45 Minuten
Meditation	15 Minuten
Atemübung	10 Minuten
Entspannung	20 Minuten

Hilfsmittel

Beim Yoga können Hilfsmittel zum Einsatz kommen, die das Üben erleichtern und bequemer machen:

- Für die Ausführung vieler Haltungen, insbesondere der Standhaltungen ist es wichtig, dass der Körper stabil gehalten werden kann. Hier empfiehlt sich der Gebrauch beidseitig rutschfester Yoga-

matten, entweder aus Naturmaterial, wie Naturkautschuk oder aus Kunststoff, wobei auf eine hautfreundliche Verarbeitung geachtet werden sollte.
- Für Entspannungsübungen, aber auch für einige ausgewählte Haltungen in der Rücken- und Bauchlage ist die Verwendung wärmender Yogamatten aus Schurwolle empfehlenswert.
- Für Körper- und Atemübungen im Sitzen eignen sich Sitzhilfen, die individuell ausgewählt werden sollten. Zum Einsatz kommen beispielsweise Meditationshocker, eine längliche Polsterrolle oder ein Sitzkissen. Polsterrollen eignen sich überdies zur Lagerung des Nackens oder der Knie in der entspannten Rückenlage.
- Für Übungen im Kniestand kann zur Schonung bei Bedarf eine zusammengerollte Decke unter die Knie gelegt werden. Zusätzlich kann die Decke den Körper in einer Abschlussentspannung wärmen.
- Es gibt Körperhaltungen, bei denen man sich auf einer Hand auf dem Boden abstützt. Bei fehlender Flexibilität oder aus anderen physiologischen Gründen können Klötze (aus Holz oder Kork) eingesetzt werden, die den Abstand zum Boden verringern.

Gesundheitsorientierte Hinweise zu den Körperübungsprogrammen

Die Körperhaltungen sind für viele Menschen Kern der Yogapraxis. Immer wieder ist jedoch festzustellen, dass es zu Fehlern in der Ausführung kommt, so dass eine Gesundheitsorientierung fragwürdig wird. Damit sich die Wirkungen der Haltungen ohne Einschränkung und negative Nebeneffekte entfalten können, sollten spezielle Grundsätze beachtet werden.

■ Auswahl der Körperübungsprogramme

Neben der Interessenlage und der Überprüfung, ob die körperlichen Voraussetzungen für die in dem Programm enthaltenen Übungen gegeben sind, sollte der Übende hin und wieder die Programmauswahl wechseln. Beim Yoga werden in den Haltungen einzelne Muskelgruppen schwerpunktmäßig angesprochen. Damit der Körper in einer muskulären Balance bleibt, empfiehlt es sich, zu Beginn zwei bis drei Programme auszuwählen, die abwechselnd zum Einsatz kommen.

Ist bereits ein muskuläres Ungleichgewicht vorhanden, macht es Sinn, sich gezielt ein Programm auszusuchen, welches die Wiederherstellung eines Gleichgewichts anstrebt. Hierzu bedarf es einer genauen Diagnose, eventuell mit Hinzunahme der Meinung eines Facharztes und/oder erfahrenen Yogatherapeuten. Unter einer muskulären Dysbalance versteht man verstärkte Muskelverkürzungen und/oder Muskelabschwächungen, welche eine ungünstige Belastungsverteilung auf die Gelenkstrukturen nach sich ziehen. Als Ursache hierfür gelten mangelnde körperliche Belastung, einseitige Belastungen im Alltag oder beim Sport, Überbelastungen, fehlende Regeneration und Verletzungen und Beschwerden

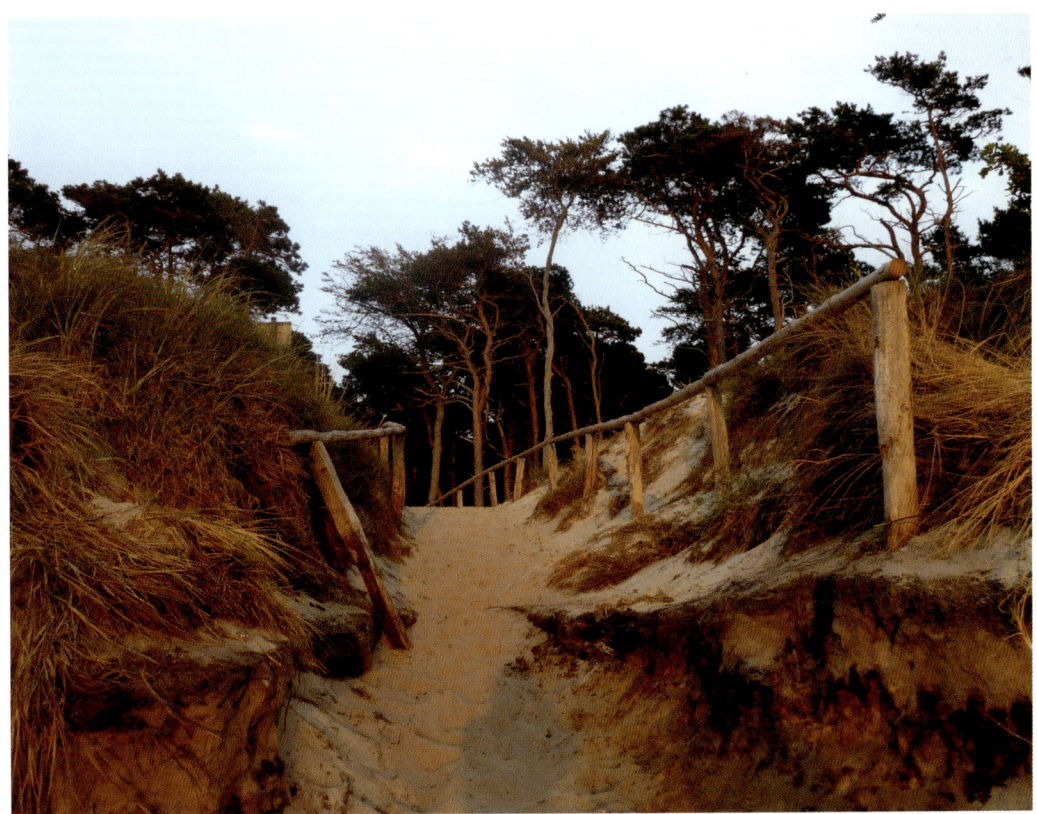

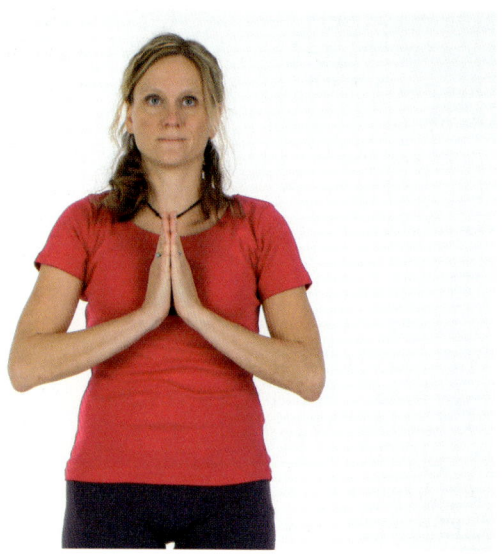

Flüssigkeit vollsaugt und an Dicke zunimmt. Dadurch können Druckbelastungen, wie sie bei einer komplexen Haltung vorhanden sind, auf eine größere Auflagefläche verteilt und Belastungen im Gelenkbereich besser verkraftet werden.

■ Von der Ausgangshaltung in die Zielhaltung

Der Weg von der Ausgangs- in die Zielhaltung ist aus gesundheitsorientierter Sicht von entscheidender Bedeutung. Damit die Haltung korrekt und schonend ausgeführt werden kann, sollten Grundsätze beachtet werden:

Gelenkachsen berücksichtigen

Bei der Bewegung in die Zielhaltung hinein, sollten die Gelenkachsen berücksichtigt werden. Es gibt frontale, sagittale und vertikale Achsen eines Gelenks. Jedes Gelenk hat je nach seiner Beweglichkeit eine bestimmte Zahl von Gelenkachsen. So hat ein Scharniergelenk eine Achse, ein Sattelgelenk zwei und ein Kugelgelenk drei Gelenkachsen. Wenn ein Gelenk nicht exakt entsprechend seiner bestimmten Gelenkachse benutzt wird, wie das z. B. bei so genannten »O-« oder »X-Beinen« der Fall ist, wird eine Seite der Gelenkflächen vermehrt abgenutzt, weil sich diese zu stark einander annähern.

am Bewegungsapparat. Als Folgen zeigen sich z. B. schmerzhafte Verspannungen mit erhöhter Verletzungsgefahr, muskuläre Funktions- und Koordinationsstörungen, sowie eine vorzeitige Abnutzung des Gelenkknorpels.

Der Übende wählt in diesem Fall ein Programm aus, welches die abgeschwächte Muskulatur kräftigt und die verkürzte dehnt.

Des Weiteren gibt es Übungen, die bei speziellen Beschwerdebildern eingesetzt werden können und erwiesenermaßen unterstützend bei der Heilung einwirken (siehe Kapitel »Therapeutisches Yoga«).

■ Vor den Körperhaltungen

Vor der Ausführung der Körperhaltungen sollte der Organismus erwärmt werden. Durch das Aufwärmen erhöhen sich die Körpertemperatur und die Durchblutung. Dieses führt in erster Linie zu einer Steigerung muskulärer Funktionsabläufe, so dass einer Verletzungsgefahr in den Körperhaltungen auf Grund einer nicht ausreichend erwärmten Muskulatur vorgebeugt wird. Zusätzlich erhöht sich in der Erwärmungsphase die Produktion synovialer Flüssigkeit in den Gelenken, wodurch sich der Gelenkknorpel mit

Gelenke richtig belasten

Die Haltungen sind so gewählt, dass die Gelenke in der Regel nicht überlastet werden. Zeitweise aber kommt es auf Grund von Ungenauigkeiten zu einer Überbelastung. Dann wird eine Bewegung zu weit ausgeführt und der Körperschwerpunkt verlagert sich so ungünstig, dass zu viel Körpergewicht auf dem Gelenk lastet. Dieses ist z. B. oft bei einer Beinbeugung aus der Schrittstellung heraus zu sehen. Hier schiebt sich schnell das Knie zu weit über den Fuß hinaus, wodurch das Kniegelenk einer unnötigen Belastung ausgesetzt wird.

Rotationen und Rückbeugen richtig ausführen

Bei vielen Yogahaltungen kommt es zu Rotationen und Rückneigen, die einen besonders mobilisierenden Effekt haben. Anatomisch-physiologisch korrekt geführte Drehungen und Rückbeugen gelingen jedoch nur, wenn die Wirbelsäule vor jeder Bewegung maximal verlängert und jegliches Abknicken verhindert wird, weil dann die einzelnen Facettengelenke sich fortlaufend gegenseitig erfassen und in die Bewegung einbeziehen. Das ist die Garantie dafür, dass das Bewegungspotential voll ausgeschöpft wird.

Darüber hinaus bedarf jede Position einer stabilen Basis, damit keine Ausweichbewegungen auftreten. Werden diese Grundsätze nicht beachtet, bleibt die Bewegung in den überbeweglichen Wirbelsäulenabschnitten »stecken«. Jede solche Bewegungseinschränkung in einem Gelenk hat zur Folge, dass der Körper diese Einschränkung durch vermehrte Aktivität eines anderen Gelenkes auszugleichen versucht. Das führt langfristig zu Überlastungssymptomen, wie Schmerzen und Blockierungen und schließlich zu strukturellen Schäden, weil das ausgleichende Gelenk durch weiteres Training immer beweglicher und schließlich überlastet wird, während andere zunehmend blockieren.

◼ In der Zielhaltung

Befindet sich der Körper in der Zielhaltung kommt es zur Haltephase, in der es in erster Linie um das Spüren der Wirkungen, sowohl auf körperlicher, als auch auf emotionaler Ebene geht.

Angemessene Atmung

In der Haltung angekommen sollte die Atmung in der Regel ruhig und gleichmäßig ablaufen. Es gibt beim Yoga Ausnahmen der Atemführung in der Form, dass die Dauer der Atemphasen variiert wird und/oder verschiedene Atemräume besonders angesprochen werden, um gezielt Einfluss auf Energien nehmen zu können. Jenseits dieser Ausnahmen jedoch hilft eine ruhige Atmung dabei, dass der Körper mit genügend Sauerstoff und Energie versorgt werden kann. Besonders die Pressatmung bei anstrengenden Haltungen sollte vermieden werden, da diese zusätzlich zu einer verminderten Sauerstoffzufuhr negativen Einfluss auf das Herz-Kreislauf-System hat. Yoga bedient sich in den Haltephasen auch der Bauchatmung beziehungsweise der Zwerchfellatmung. Durch die Bewegung des Zwerchfells werden die Lungen und darunter liegenden Organe massiert. Aus emotionaler und energetischer Sicht ist die Zwerchfellatmung ebenfalls von grundlegender Bedeutung, da hier durch die bewusste Atmung Energien angesprochen und gesteuert werden.

Achtsamkeit in der Haltung

Der Übende sollte während der Haltephase mit seinem Geist im Hier und Jetzt sein. In der Haltephase werden die körperlichen Wirkungen wahrgenommen, der Atem verbindet sich auf natürliche Weise mit dem Körper und der gedanklichen Ausrichtung, Gefühle können sich einstellen, die mit der Haltung einhergehen. Im Grunde genommen ist das Halten der Übung ein Innehalten und somit auch eine Art Anhalten der Zeit dadurch, dass Vergangenheit und Zukunft bedeutungslos werden. Während sich das »Außen« weiterbewegt, nimmt der Übende sich die Zeit, sich vom »Außen« abzugrenzen und in sich zu gehen. Durch die Achtsamkeit in der Haltung wird sich langfristig auch die Achtsamkeit im Alltag verändern. Zudem bewirkt die Zentriertheit, dass Haltungsfehler und Ungenauigkeiten gar nicht erst entstehen oder schon im Beginn wahrgenommen werden, so dass entsprechend eingewirkt werden kann.

Stabilität in der Haltung

Hat man die Haltung eingenommen, sollte man diese möglichst unbewegt halten. Bisweilen macht es Sinn, dass der Atem den Körper leicht bewegt, dass z. B. mit dem Ausatmen der Körper tiefer in die Haltung hineingeht. Diese sind dann aber nur Minimalbewegungen, die von außen fast nicht wahrgenommen werden. Dieses Aufrechterhalten der Stabilität verhindert das Ausführen von Ausweichhaltungen, bei denen die Körperhaltung so ungünstig verändert wird, dass zwar die Übung länger gehalten, dies aber auf Kosten einer ungünstigen Gelenk- und Muskelbeanspruchung geschieht.

Der richtige Moment zum Auflösen der Haltung

Die Dauer der »Haltephase« hängt von mehreren Faktoren ab. Es gibt einige Haltungen, da weisen körperliche Reaktionen deutlich darauf hin, wann die Zielübung aufgelöst werden sollte. Vielleicht fängt die Muskulatur an zu zittern, die Atmung wird beschleunigt oder der Körper bewegt sich hin zu einer Ausgleichshaltung. Gerade für Anfänger oder beim Ausführen neuer und unbekannter Haltungen kann dies schon nach wenigen Atemzügen der Fall sein. Dann sollte die Haltung unbedingt aufgelöst werden, damit es zu keinen Beschwerden kommt. Bei wiederholtem und regelmäßigem Üben verlängert sich die Haltedauer dann ganz natürlich, so dass einige Haltungen durchaus bis zu 20 Atemzüge lang gehalten werden können.

■ Von der Zielhaltung zurück in die Ausgangshaltung

Das Auflösen der Haltung geschieht in der Regel in der Form, dass der Körper in rückwärtiger Bewegungsausführung wieder in die Ausgangshaltung gebracht wird. Auch wenn die beanspruchten Körperbereiche leichte Ermüdungsanzeichen zeigen, sollte die Rückführung konzentriert ausgeführt werden und ruckartige Bewegungen vermieden werden. Im Grunde genommen gehört das erneute Einnehmen der Ausgangshaltung noch zur Übung dazu, es ist das körperliche und mentale Beenden und Abrunden der Haltung.

Hinweise zur Regeneration

Auf eine Belastung sollte immer eine Regeneration erfolgen. Insbesondere nach sehr komplexen Haltungen sollte der Körper in eine entspannte Lage gebracht werden, damit Körper und Gedanken zur Ruhe kommen. Eine weitere Regeneration erfolgt zum Abschluss eines Yogaprogramms durch entsprechende Entspannungstechniken. Regeneration bezeichnet aber auch die Zeitspanne zwischen körperlichen Beanspruchungen. In der Ruhephase erfolgt die Erholung der Muskulatur, es kommt es zu einem Abtransport der Stoffwechselschlacken und zu einem Wiederaufbau der Energiedepots. Wird dieser Regenerationszeit genügend Aufmerksamkeit geschenkt, kommt es langfristig zu einer Steigerung der Leistungsfähigkeit und damit verbunden zu einer Verkürzung der benötigten Regenerationszeit.

Therapeutisches Yoga

Der Mensch befindet sich keineswegs immer im Gleichgewicht. Meist machen sich dann Symptome bemerkbar und geben bei genauem Hinsehen Hinweise für die Ursachen eines Ungleichgewichts. Durch Offenheit und der Auseinandersetzung mit der eigenen Lebenssituation wird es möglich sein, in einzelnen Fällen eine Sinnhaftigkeit in dem Auftreten von Beschwerden zu sehen. Nicht immer sind die Zusammenhänge klar ersichtlich, teilweise findet sich auch erst rückblickend der Sinn einer bestimmten Krankheit.

Dieses Verständnis von Krankheit hat Auswirkungen auf die Lebensgestaltung. Krankheit wird so auf Grund einer gewissen Sinnhaftigkeit als Ausdruck gesehen, nicht als etwas Abnormales, was möglichst schnell wieder beseitigt werden sollte. Wenn der Alltag es zulässt, wird es bei diesem Verständnis zunehmend möglich sein, der Krankheit und/oder der Beschwerden mit Ruhe entgegenzutreten und sich selbst Zeit zuzugestehen, bis sich wieder Wohlbefinden und Zufriedenheit einstellt. Gelassenheit und das Annehmen der Beschwerden sind Begleiterscheinungen dieses Verständnisses.

Einzelne Elemente des Yoga können auch bei Beschwerden zum Einsatz kommen. Sie behandeln nicht so sehr die Krankheit, sondern vielmehr den Menschen. Zusätzlich zu einer Linderung der Beschwerden durch den Einsatz einzelner Übungen geht es in erster Linie um das

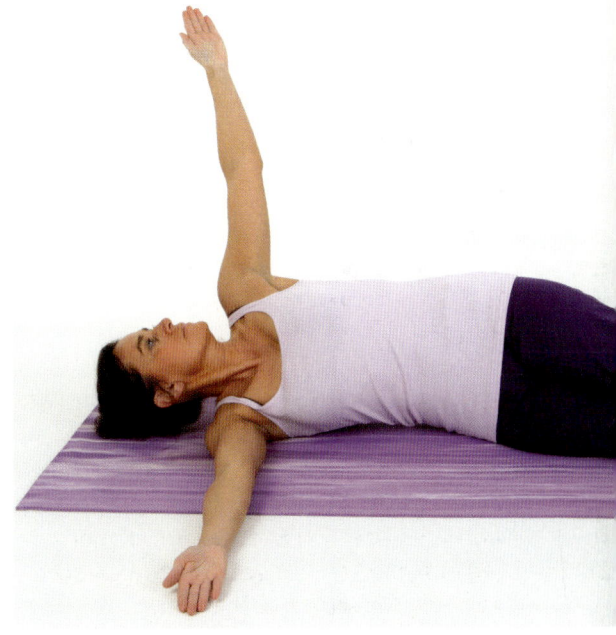

Schaffen eines offenen Blicks für größere Zusammenhänge hinsichtlich der Persönlichkeitsentwicklung. Aus diesem Grunde sind besonders die Atem-, Meditations- und Entspannungsübungen zu empfehlen (Ausnahme sind psychische Beschwerdebilder).

Hinsichtlich der Körperübungsprogramme wird im Folgenden eine Tabelle vorgestellt, anhand derer Übende Programme gemäß ihrer Beschwerden auswählen können, die erwiesenermaßen die Heilung unterstützen können. Die Tabelle gibt eine Übersicht über häufig auftretende Krankheitszustände, zusätzlich sollte ein Arzt zu Rate gezogen werden.

⊕ = empfohlen ⊖ = nicht geeignet	**Standhaltungen**					
	Stehende Vorneige mit Drehung	Adler mit Drehung	Baum mit Seitneigung	Giraffe mit Brustraumerweiterung	Held 1 in tiefer Vorneige mit Brustraumerweiterung	Reitersitz mit Drehung
Angst und Sorgen		⊕	⊕			⊕
Bandscheibenvorfall	⊖	⊖	⊕	⊕		⊖
Bluthochdruck	⊖		⊕	⊖	⊖	⊕
Depressionen			⊕			
Diabetes	⊕	⊕				⊕
Erschöpfung			⊕			⊕
Fettleibigkeit	⊕	⊕		⊕	⊖	⊕
Gelenkbeschwerden	⊕	⊕	⊕	⊕	⊖	
Kopfschmerzen	⊕	⊕		⊕	⊕	
Krampfadern						
Menstruationsbeschwerden						
Nackenschmerzen	⊖		⊕	⊕		
Akute Rückenschmerzen	⊖	⊖	⊕	⊕		⊖
Schlaflosigkeit	⊕			⊕	⊕	
Schwangerschaft						
Stress	⊕		⊕	⊕		
Verstopfung	⊕	⊕		⊕	⊕	⊕

				Sitzhaltungen		
edrehtes reieck it angeho- enem Bein	Halbmond mit Beinbeugung	Flanken- dehnung mit Umschlingung	Dreieck mit Umschlingung	Kuhgesicht in der Vorneige	Boot mit Drehung	Offener Winkel mit Drehung
		⊕	⊕	⊕	⊕	
⊖	⊖	⊖	⊖		⊖	⊖
					⊕	
		⊕	⊕	⊖		⊕
⊕					⊕	⊕
⊕	⊕			⊖		
⊖	⊖			⊖	⊖	
	⊖	⊖	⊖		⊕	⊕
				⊕		
⊕	⊕					
						⊕
⊖	⊖			⊕		
⊖				⊕		⊖
				⊕		
					⊖	⊕
				⊕		
⊕				⊕	⊕	⊕

⊕ = empfohlen ⊖ = nicht geeignet	Haltungen aus dem Kniestand heraus					
	Hund mit Armbeugung	Hund mit Drehung	Hund auf zwei Beinen	Kopfstand im offenen/ geschlosse- nen Winkel	Taube mit Drehung	Kniender Halbmond tief abge- stützt
Angst und Sorgen	⊕					
Bandschei- benvorfall	⊕	⊖			⊖	⊖
Bluthoch- druck		⊖	⊖	⊖	⊕	
Depressionen					⊕	
Diabetes		⊕			⊕	
Erschöpfung	⊕			⊕		
Fettleibigkeit		⊕		⊖	⊕	
Gelenkbe- schwerden						⊖
Kopfschmer- zen	⊕	⊕	⊕	⊕		
Krampfadern			⊕	⊕		
Menstruations- beschwerden				⊕		
Nacken- schmerzen				⊖		
Akute Rücken- schmerzen		⊖	⊖	⊖	⊖	⊖
Schlaflosig- keit	⊕	⊕	⊕	⊕		⊕
Schwanger- schaft						
Stress						
Verstopfung	⊕	⊕	⊕	⊕	⊕	

altungen aus der Rückenlage heraus				Haltungen aus der Bauchlage heraus	
chulterstand n offenen/ eschlossenen Winkel	Fisch im geschlossenen Winkel	Rad mit erhobenem Bein	Schildkröte im Schulterstand	Kobra im geschlossenen Winkel	Brett mit angehobenem Bein
			⊕		⊕
	⊖	⊖	⊖	⊕	
⊖		⊖	⊖	⊕	
			⊖	⊕	⊕
	⊕	⊕	⊕		
⊕					⊕
⊕	⊕	⊖	⊖	⊕	
	⊕	⊖		⊕	⊕
⊕	⊕		⊕		
⊕		⊕			⊕
⊕	⊕			⊕	
⊕	⊕	⊕			
⊖	⊖	⊖	⊖	⊖	⊕
⊕			⊕		
⊕	⊕				
			⊕		
⊕					

PRAKTISCHER TEIL

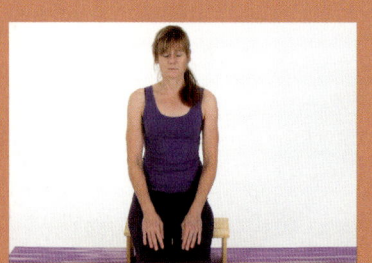 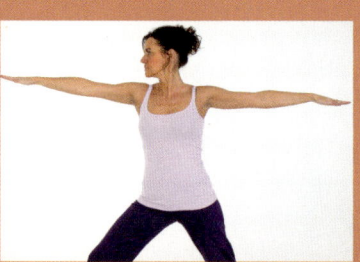 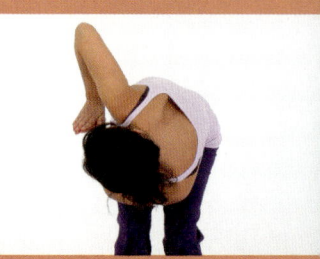

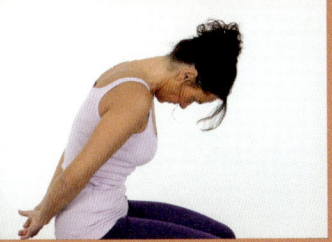 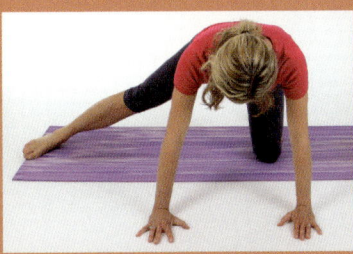 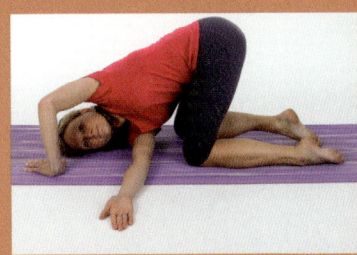

Meditation

Meditationshaltungen

Bei Meditationsübungen hat sich die sitzende Haltung bewährt, da hier zum einen eine gute Erdung möglich ist und zum anderen die Aufmerksamkeit durch die aufrechte Körperhaltung über einen längeren Zeitraum aufrecht erhalten werden kann. Da viele Menschen den bekannten Lotussitz nicht ausführen können, werden hier alternative Sitzhaltungen vorgestellt, die sich bewährt haben und von denen eine individuell geeignete Position ausgewählt werden kann.

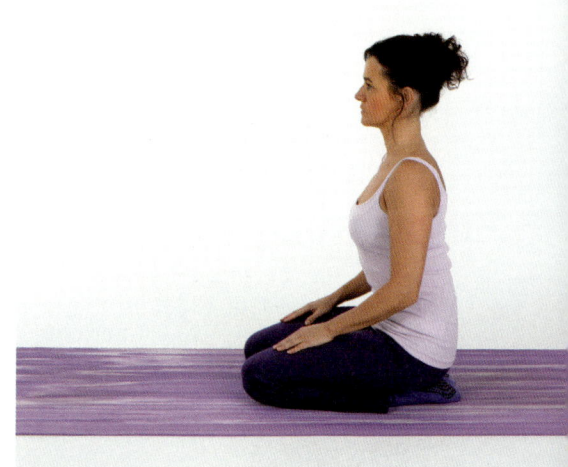

- Der halbe Lotus 1: In dieser Haltung werden die Unterschenkel bei gebeugter Beinhaltung auf dem Boden aufgelegt. Bei Bedarf kann ein Sitzkissen unterlegt werden.
- Der halbe Lotus 2: die Unterschenkel kreuzen so bei gebeugter Beinhaltung übereinander, dass sich die Knie auf die Füße ablegen können
- Der Fersensitz: Die Beine werden gebeugt und das Gesäß ruht auf den Fersen. Bei Bedarf kann ein Kissen zwischen den Unter- und Oberschenkeln platziert werden.
- Der Sitz auf dem Meditationshocker: Der Meditationshocker entlastet die Knie, indem das Gesäß etwas erhöht in äußerlicher Form des Fersensitzes auf dem Hocker aufliegt.

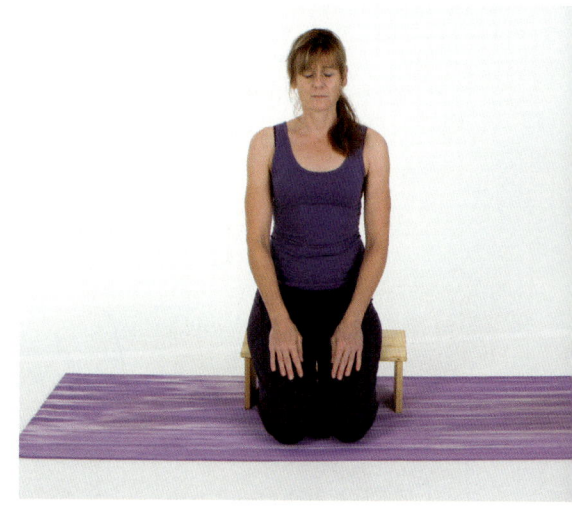

Wählen Sie die für Sie angenehmste Meditationshaltung.

Meditationsübungen

Achtsamkeitsmeditationen

■ Den Körper spüren

Bei dieser Meditation geht der Meditierende in seinen Gedanken nach und nach durch seinen Körper. Gelingt es ihm, mit seiner ganzen Aufmerksamkeit in dem jeweiligen Körperbereich zu verweilen, können Spannungen, verschiedene Empfindungen und auch hiermit verbundene Gefühle wahrgenommen werden.

Übungsbeschreibung
Nach einigen ruhigen Atemzügen wird die Aufmerksamkeit auf ausgewählte Körperbereiche gelenkt. Die hier dargestellten Körperbereiche stellen eine Auswahl dar. Es können nach eigenem Ermessen Ergänzungen beziehungsweise Kürzungen vorgenommen werden. Angefügte Fragen können beantwortet werden.

Die Beine/das Becken
- Sind meine Beine entspannt?
- Befinden sich meine Beine in einer angenehmen Haltung?
- Ist das Becken gerade ausgerichtet?
- Welche Beinhaltung habe ich gewählt, warum gerade diese?
- Welche Empfindungen kommen auf (Kälte/Wärme/Energiefluss ...)?

Der Bauchraum
- Spüre ich meine Atmung, wie beschreibe ich meine Atmung (tief/flach/ruhig ...)?
- Ist meine Bauchdecke locker und entspannt?
- Atme ich so in den Bauch, dass sich die Bauchdecke locker bewegen kann?
- Kann ich meinen Puls spüren?
- Welche Empfindungen kommen auf (Blockaden/Wärme/Energiefluss ...)?

Der Brustraum
- Spüre ich meine Atmung im Brustraum, wie beschreibe ich meine Atmung (Tief/Flach/Ruhig ...)?
- Ist der Brustraum frei, weit und offen?
- Erreicht die Atmung so den Brustraum, dass eine leichte Ausdehnung spürbar wird?
- Kann ich mein Herz spüren?
- Welche Empfindungen kommen auf (Blockaden/Wärme/Energiefluss/Enge ...)?

Die Arme/Schultern
- Sind meine Arme entspannt und locker?
- Befinden sich meine Arme in einer angenehmen Haltung?
- Welche Handhaltung habe ich gewählt, warum gerade diese?
- Welche Empfindungen kommen auf (Kälte/Wärme/Energiefluss ...)?
- Sind die Schultern schwer und entspannt?

Der Hals
- Fühlt sich der Hals frei an?
- Kann ich meinen Puls spüren?
- Welche Empfindungen kommen auf (Energiefluss/Enge ...)?

Das Gesicht/die Stirn
- Ist das Gesicht locker, weich und entspannt?
- Spüre ich die Atmung in und an der Nase?
- Wie beschreibe ich meine Atmung hier?
- Wie fühlt sich der Stirnraum an?
- Kann ich den Punkt zwischen den Augenbrauen lokalisieren?
- Welche Empfindungen kommen auf?

Der Körper als Einheit
- Wie beschreibe ich meine Haltung?
- Warum habe ich diese Haltung gewählt?
- Was drückt meine Haltung nach außen hin aus (Offenheit/Zurückgezogenheit ...)?

- Spüre ich die Energie, die durch meinen Körper fließt?
- Kann ich die Haut als Begrenzung wahrnehmen?
- Kann ich mir vorstellen, dass die Haut durchlässig wird und ich mich ausdehne?
- Spüre ich die Kraft, die von der Erde ausgeht?
- Spüre ich die Verbindung nach außen?

Dauer: pro Körperbereich ca. 2 Minuten.

▪ Gefühle wahrnehmen

Bei dieser Übung werden die Atmung und die Visualisierung als Hilfe benutzt, Gefühle aufzubauen, wahrzunehmen und zu durchleben.

Übungsbeschreibung
Die Aufmerksamkeit wird auf das Einatmen gelegt. Diese Phase wird bewusst etwas verlängert, erfolgt jedoch natürlich und ohne Zwang. Nun stellt sich der Meditierende vor, dass er mit jedem Einatmen leichter wird, so leicht, dass er das Gefühl hat, zu Schweben. Immer höher steigt er mit dem Einatmen, bis sich das Gefühl der Schwerelosigkeit einstellt. Die Aufmerksamkeit liegt jetzt ganz in der Wahrnehmung des Gefühls der Leichtigkeit und Schwerelosigkeit. Nach und nach kommen weitere Empfindungen hinzu, wie der Eindruck von Weite, von Offenheit und das Erfahren einer Verbundenheit und Verbindung zu allen Erscheinungen des Lebens.

Nach einer Weile wird dann die Aufmerksamkeit auf das Ausatmen gelegt. Auch diese Phase wird bewusst verlängert und intensiviert. Der Meditierende stellt sich nun vor, dass er mit jedem Ausatmen tiefer sinkt. Hierbei kann er sich das Bild von einem Brunnen vor Augen führen, in dem er nach und nach in die Tiefe vordringt. Während dieser Abwärtsbewegung wird das Gefühl des Loslassens wahrgenommen. Nach und nach kommen weitere Empfindungen hinzu, wie das Spüren einer tiefen Ruhe und Gelassenheit.

Nach einer selbst gewählten Dauer kommt der Übende mit dem Einatmen wieder an die Oberfläche.
Dauer: ca. 10 Minuten.

▪ Gedanken wahrnehmen

Häufig hindern einen Gedanken daran, sich zu zentrieren. Die Achtsamkeit verliert sich, ohne dass man sich darüber bewusst ist. Häufig merkt man erst, wenn man sich in einer längeren Gedankenschleife befindet, dass man die Aufmerksamkeit verloren hat. Es kann auch sein, dass sich in der Zwischenzeit mehrere, verschiedene Gedankengänge eingefunden haben. Diese Übung macht diesen Zustand zum Gegenstand der Meditation. Durch das Etikettieren der Gedanken soll sich der Meditierende darüber klar werden, wie sehr er von seinen Gedanken beeinflusst wird. Er erfährt, welcher Art seine Gedanken sind und wie er sie langfristig in Einklang mit seinem Inneren bringen kann.

Übungsbeschreibung
Der Meditierende sitzt in der Bereitschaft, alle aufkommenden Gedanken wahrzunehmen. Er nimmt sich vor, diese gemäß ihrer Beschaffenheit zu etikettieren, das heißt er gibt diesen einen Namen und lässt sie dann weiterziehen.

Folgende Etikettierungen werden hierbei empfohlen:
1) VERGANGENHEIT (Gedanken über Erlebnisse, Reflexionen ...)
2) GEGENWART (Gedanken über Körperempfindungen, emotionale Zustände ...)
3) ZUKUNFT (Gedanken über Vorhaben, Pläne, Sorgen ...)

Nach einer Weile findet sich der Übende wieder in seiner vertrauten Umgebung ein.
Dauer: ca. 15 Minuten.

Metta-Meditation

In der Metta-Meditation richtet sich die Aufmerksamkeit auf den inneren Bereich, den viele Menschen als »Herzraum« bezeichnen. Hierbei geht es jedoch nicht um das physische Herz, sondern vielmehr um das Erspüren des Gefühls der Liebe, die hier als bedingungslose, reine Liebe gesehen wird (Metta bedeutet Freundlichkeit, Sympathie, Warmherzigkeit). In der Übung spürt der Meditierende eine herzliche Offenheit, die sich mit zunehmender Übung auch immer mehr in den Alltag integrieren lässt. Sie ist frei von Bedingungen, rein, klar und schließt jeden mit ein. So kann auch im Alltag zunehmend mehr Mitgefühl entwickelt werden, welches im Gegensatz zum Mitleid den Schmerz akzeptiert und annimmt. Mitfreude wird echt und authentisch.

Übungsbeschreibung

Der Meditierende findet eine Situation, in der er das Gefühl der Liebe wahrgenommen hat. Hierbei ist es unerheblich, ob er das Gefühl in Verbindung mit einem Partner, einem Freund oder einer anderen Person gespürt hat. Genauso denkbar ist es auch, Liebe zu empfinden, die nicht personengebunden ist, sondern in einer Situation und/oder Umgebung aufkam, in denen einem das »Herz aufging« und man »die Welt umarmen konnte«.

Die gewählte Situation wird nun noch einmal intensiv durchlebt. Bilder ziehen vor dem inneren Auge vorbei. Sinneseindrücke kommen hinzu. Geräusche, Düfte, Körperempfindungen, Berührungen werden noch einmal wahrgenommen. Das mit der Situation aufkommende Gefühl wird dann gehalten und intensiv gespürt. Nach einer Weile bringt der Meditierende das Gefühl in Verbindung mit unterschiedlichen Personen und schenkt diesen in Gedanken das erlebte Gefühl. Hierbei ist es ist möglich, sich selbst, einen geliebten Menschen oder aber auch eine neutrale Person zu beschenken. Nach einiger Übung sollte versucht werden, auch Menschen, mit denen der Übende in einer problematischen Beziehung steht, zu bedenken.

Dauer: ca. 15 Minuten

Trataka

Trataka bedeutet das Fixieren eines Punktes bei geöffneten und später geschlossenen Augen mit Hilfe der Flamme einer Kerze. Diese Übung ermöglicht die Aufrechterhaltung der Achtsamkeit über einen längeren Zeitraum.

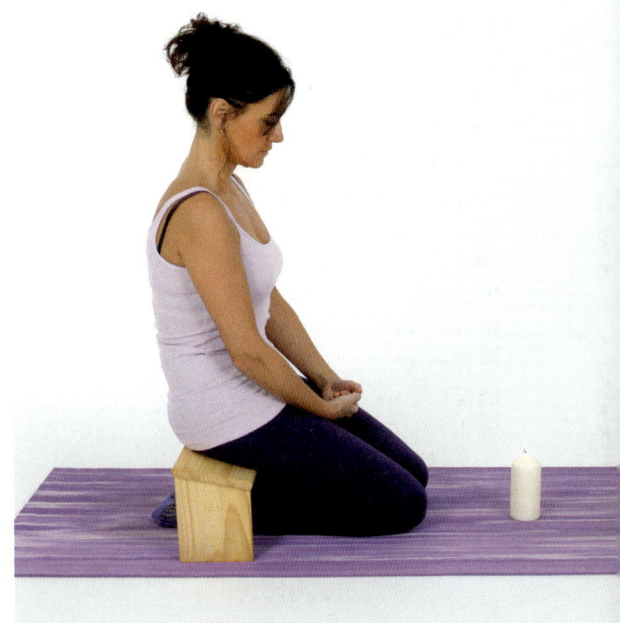

Übungsbeschreibung

Der Meditierende betrachtet die Flamme einer Kerze, wobei der Blick offen und reglos gehalten wird. Nach einer Weile schließt er die Lider und legt die Handflächen ohne Druck auf die Augen. Es entsteht ein Trataka-Zielpunkt im inneren Raum der Augen, der mittig gehalten werden sollte, bis er nicht mehr sichtbar ist.

Dauer: ca. 10 Minuten.

Atmung

Einfache Atemübungen

Atemfühlen

Bei dieser Atemtechnik geht es darum, den Bauchraum bewusst als Atemraum zu erspüren. Viele Menschen atmen oft zu flach und in erster Linie in die oberen Atemräume hinein, was zu Verspannungen und Unruhezustände führen kann. Durch das bewusste Atmen in den Bauch hinein, erfährt der Übende eine Beruhigung und macht erste Erfahrungen mit der möglichen Beeinflussung der Stimmungslage mit Hilfe der eigenen Atmung.

Wirkungen

- Bewusstwerden der Atemräume
- Bewusstwerden der Atemphasen
- Steigerung des Körpergefühls
- Beruhigung des Geistes

Atemtechnik
Der Atem fließt ruhig und entspannt durch die Nase. Die einzelnen Atemphasen werden nicht beeinflusst. Die Hände legen sich locker auf den Bauch, üben aber keinen Druck aus. Der Übende atmet ruhig in den Bauch ein, so dass sich dieser wölbt, mit dem Ausatmen entspannt sich die Bauchdecke wieder. Die Konzentration wird nun auf die Finger und die Handinnenseiten gelegt, die sich mit der Atmung leicht bewegen. Nach einigen Atemzügen wechselt die Aufmerksamkeit auf die Bauchdecke, die leichte Be-

wegung wird wahrgenommen. Der Wechsel zwischen Anspannung und Entspannung wird verinnerlicht.
Dauer: ca. 3–5 Minuten.

Gähnen

Diese Übung eignet sich besonders gut als Vorbereitung vor einer komplexeren Technik oder kann flexibel eingesetzt werden, um den Körper zu energetisieren und Müdigkeit zu vertreiben. So wird das bekannte Gähnen, welches normalerweise unwillkürlich vom Körper produziert wird, um einen erhöhten Sauerstoffbedarf zu decken, bewusst zur Erfrischung eingesetzt.

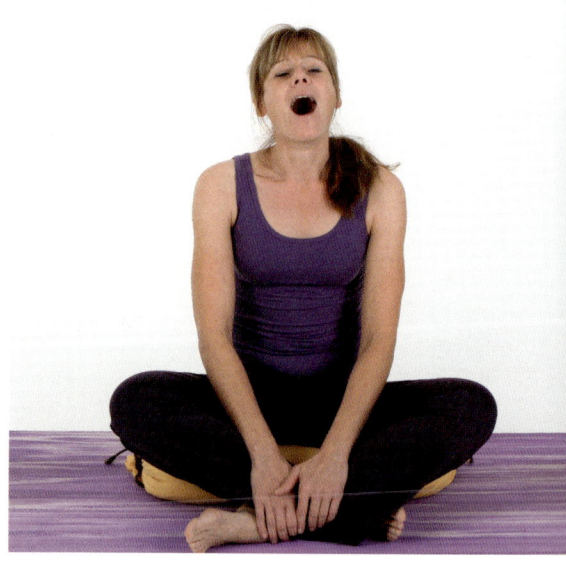

Wirkungen

- Erfrischung des Geistes
- Ausscheidung von Giftstoffen
- Lösen von Verspannungen

Atemtechnik

Nach einer tiefen Ausatmung wird der Mund weit geöffnet, wobei der Kopf etwas in den Nacken gelegt wird und sich das Kinn nach vorne neigt, so dass der Atemraum erweitert wird. Der Übende atmet so tief, langsam und gähnend ein und aus. Unterstützt werden kann diese Atmung durch ein Räkeln und Dehnen des Oberkörpers.
Dauer: Ca. 8 Atemzyklen

»Ha-Atmung«

Auch diese Atemtechnik wird bewusst zur Erfrischung und Reinigung des Körpers eingesetzt. Anders als die anderen vorgestellten

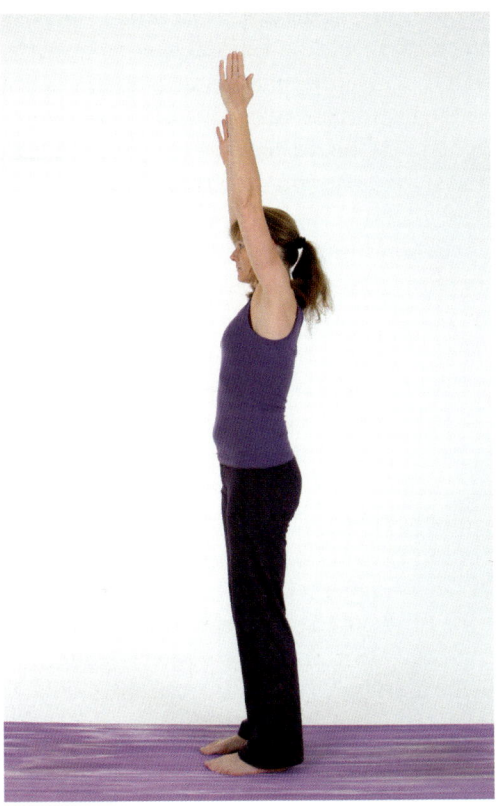

Techniken wird diese Übung im Stand ausgeführt, da eine schwungvolle Bewegung des gesamten Körpers die Wirkungen verstärkt.

Wirkungen

- Erfrischung des Geistes
- Ausscheidung von Giftstoffen
- Lösen von Verspannungen

Atemtechnik

Im aufrechten Stand werden mit dem Einatmen die Arme angehoben. Nach einer kurzen Atempause kommt der Oberkörper in eine schwungvolle Vorneige, wobei die Beine gebeugt und die Arme hinter den Körper schwingen. Diese Bewegung wird durch das Intonieren des Lauts »Haaaaa« unterstützt, wobei die Ausatmung plötzlich und intensiv erfolgt.
Dauer: ca. 8 Atemzyklen.

Atemphasen

Beim Yoga wird ein Atemzug in drei Phasen unterteilt, dem Ausatmen (Rechaka), dem Einatmen (Puraka) und der Atempause (Kumbhaka). Die Atempause nach dem Ein- und Ausatmen findet in der Regel in einer sehr kurzen, unbemerkten Zeitspanne statt,

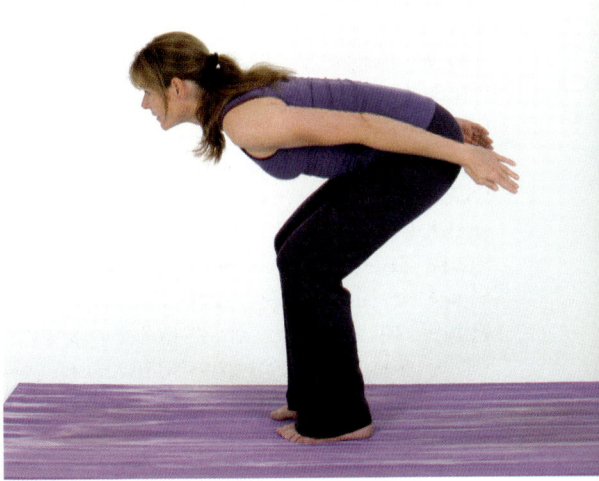

dennoch kommt dieser Zeitspanne im Yoga aus energetischer Sicht eine besondere Bedeutung zu.

Wirkungen

- Bewusstwerdung der Atemphasen
- Bewusstwerdung der Atemräume
- Steigerung des Körpergefühls

Atemtechnik

Die hier beschriebenen Atemübungen werden in der Rückenlage ausgeführt, da hier die Aufmerksamkeit durch die entspannte Haltung besonders gut auf die Atemphasen und -räume gelenkt werden kann.

1. Ein- und Ausatmen

Es wird gleichmäßig ein- und ausgeatmet. Während dieser beiden Atemphasen wird jeweils in Gedanken bis fünf gezählt. Nach einigen Atemzyklen verändert sich das Verhältnis zwischen Ein- und Ausatmen zu Gunsten der Ausatemphase. (Einatmen: fünf Zähleinheiten/Ausatmen: acht Zähleinheiten)

2. Einatmen, Ausatmen und Atemfülle in der Bauchatmung

Mit dem Einatmen wird die Bauchdecke bewusst gewölbt, während der Brustraum möglichst unbeweglich bleibt. In der Atemfülle wird eine Atempause von fünf Zähleinheiten gesetzt. Mit dem Ausatmen wird die Bauchdecke wieder langsam entspannt.

3. Einatmen, Ausatmen und Atemfülle in der Vollatmung

In der entspannten Rückenlage wird ruhig durch die Nase eingeatmet. Die Bauchdecke wölbt sich und die Flanken weiten sich. Der Einatemstrom erfasst auch den Brustraum. In der Atemfülle wird eine Atempause von fünf Zähleinheiten gesetzt. Mit dem Ausatmen werden die Atemräume wieder entspannt.

4. Einatmen, Ausatmen und Atemleere in der Bauchatmung

Mit dem Einatmen wird die Bauchdecke bewusst gewölbt, während der Brustraum möglichst unbeweglich bleibt. Mit dem Ausatmen wird der Bauchraum wieder entspannt. Vor dem nächsten Atemzug wird eine Atempause von fünf Zähleinheiten in der Atemleere gesetzt.

5. Einatmen, Ausatmen und Atemleere in der Vollatmung

In der entspannten Rückenlage wird ruhig durch die Nase eingeatmet. Die Bauchdecke wölbt sich und die Flanken weiten sich. Der Einatemstrom erfasst auch den Brustraum. Mit dem Ausatmen werden die Atemräume wieder entspannt. Vor dem nächsten Atemzug wird eine Atempause von fünf Zähleinheiten in der Atemleere gesetzt.

6. Einatmen, Ausatmen, Atemleere und Atemfülle in der Bauchatmung

Mit dem Einatmen wird die Bauchdecke bewusst gewölbt, während der Brustraum möglichst unbeweglich bleibt. In der Atemfülle wird eine Atempause von fünf Zähleinheiten gesetzt. Mit dem Ausatmen wird die Bauchdecke wieder entspannt. Vor dem nächsten Atemzug wird eine Atempause von fünf Zähleinheiten in der Atemleere gesetzt.

7. Einatmen, Ausatmen, Atemleere und Atemfülle in der Vollatmung

In der entspannten Rückenlage wird ruhig durch die Nase eingeatmet. Die Bauchdecke wölbt sich und die Flanken weiten sich. Der Einatemstrom erfasst auch den Brustraum. In der Atemfülle wird eine Atempause von fünf Zähleinheiten gesetzt. Mit dem Ausatmen werden die Atemräume wieder entspannt. Vor dem nächsten Atemzug wird eine Atempause von fünf Zähleinheiten in der Atemleere gesetzt.

Dauer: jeweils 6 Atemzyklen.

Meditative Atemtechniken

Porenatmung

Die Haut ist ein Atem- und Ausscheidungs-
organ und somit für die Reinigung des Körpers unerlässlich. In Verbindung mit weiteren, äußeren Behandlungen der Haut, wie
Massagen und Güssen bewirkt diese Atemtechnik eine Entgiftung des gesamten Organismus.

Wirkungen

- Entgiftung des Körpers
- Anregung des Lymphsystems
- Energetisierung
- Stärkung des Immunsystems
- Positiver Einfluss auf den Stoffwechsel

Atemtechnik

Bei der Einatmung wird im Geiste die Luft
über die Hautporen hereingesogen. Der
Übende spürt, wie die Haut, genau wie die
Lunge, den Atemstrom und die damit verbundene Energie aufnimmt und dem Körper zuführt. Das Bild eines trockenen
Schwamms, der nach und nach Wasser auf-
saugt, kann bei der Vorstellung helfen. Bei
der Ausatmung wird gedanklich all das nach
außen geleitet, was der Organismus nicht
mehr braucht.
Dauer: ca. 3 Minuten.

Lichtatmung

Bei den Atemübungen wird im Yoga von
»Pranayama« gesprochen. Prana meint in
diesem Zusammenhang nicht nur Atem
oder Luft, sondern vielmehr eine feinstoffli-
che Energie, die Quintessenz des Seins, die
alles auf der Welt durchdringt. So spricht
man bei dem Begriff Prana auch von Lichtenergie. Dieses Licht ist hier bei dieser
Übung gemeint, ein freies Licht, dass den gesamten Körper durchdringen kann, den Körper erhellt und von innen zum Strahlen
bringt.

Wirkungen

- Energetisierung
- Starkes Erspüren einer feinstofflichen
  Energie
- Spüren von Liebe und Mitgefühl

Atemtechnik

Mit dem Einatmen stellt sich der Übende
vor, wie die Lichtenergie in den Körper ein-
dringt und sich ausbreitet, den ganzen
Körper erhellt und durchdringt. Nach einigen Atemzügen breitet sich das Gefühl
aus, angefüllt zu sein, so dass nach und
nach mit dem Ausatmen bewusst Energie
nach außen geleitet und weitergegeben
kann, ohne dass das eigene »Strahlen«
nachlässt.

Dauer: ca. 5 Minuten.

Heilatmung

Mit dieser Übung werden die Selbstheilungskräfte des Körpers aktiviert. Durch
starke Aufmerksamkeit kann heilende Energie mittels Ströme an die betreffenden Körperregionen gelangen.

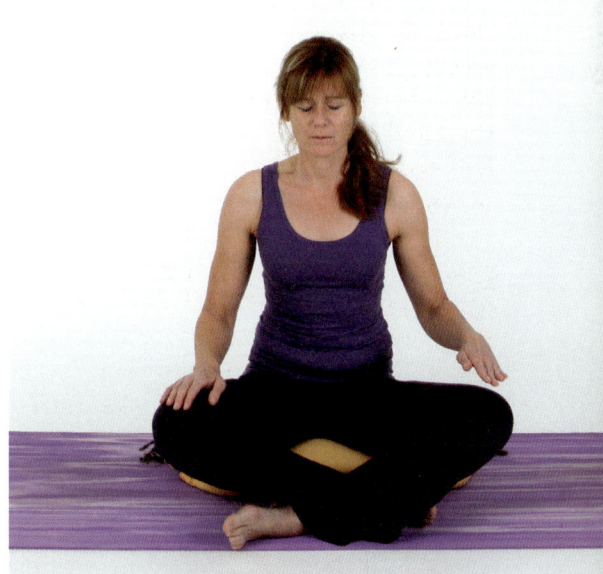

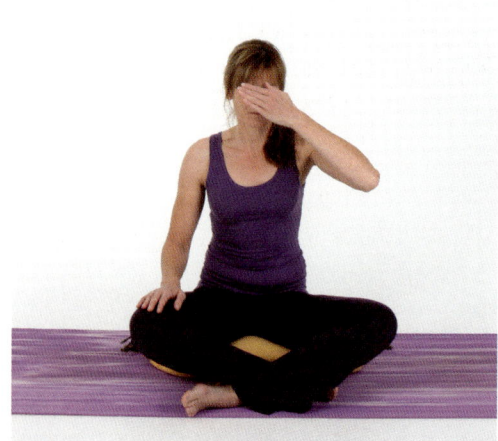

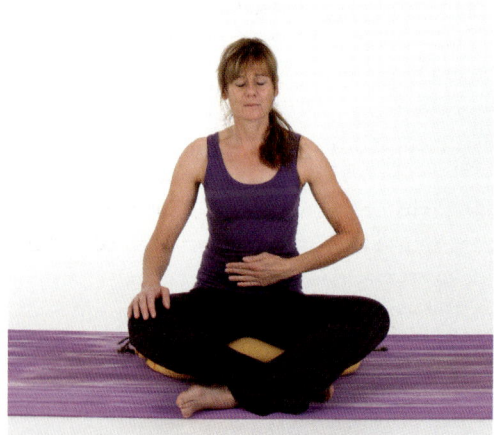

über Kinn, Mund, Nase, Augen und anschließend über den Stirnraum, ohne die jeweiligen Bereiche zu berühren. Wenn der Übende ein Gefühl für die Energie unter der Hand bekommen hat, führt er die Hand über den Bereich des Körpers, den er mit heilender Kraft versorgen möchte. Zunächst wird die aufkommende Wärme gespürt, im weiteren Verlauf baut sich die Vorstellung auf, wie mit jedem Ausatmen eine heilende Kraft aus der Hand in den betreffenden Körperbereich strömt.
Dauer: ca. 5 Minuten.

Farbatmung
Farben haben Einfluss auf das menschliche Gemüt und können – bewusst eingesetzt – Stimmungen beeinflussen und langfristig dabei unterstützen, angelegte Persönlichkeitsmerkmale weiter auszubilden. Bei dieser Atemübung macht der Übende mit Hilfe der Visualisierung einiger ausgewählter Farben Erfahrungen mit der Kraft und Wirkung von Farben.

Wirkungen

- Beeinflussung der Stimmungslage in Abhängigkeit der gewählten Farbe
- Energetisierung
- langfristig Unterstützung bei der Weiterentwicklung der Persönlichkeit

Atemtechnik
Der Übende stellt sich im Geiste die Farbe vor, die er zuvor ausgewählt hat. Bei jedem Einatmen nimmt er die Farbe mit der Atemluft auf und füllt damit bewusst jede Zelle seines Körpers. Mit dem Ausatmen breitet sich gedanklich die Farbe immer weiter aus, bis sie mit dem nächsten Einatmen erneut aufgesogen wird. Hat der Übende das Gefühl, ausgefüllt und durchdrungen zu sein, strahlt er die gewählte Farbe mit seiner Aura nach außen und hüllt sich damit ein.

Wirkungen

- Positiver Einfluss auf das Körpergefühl und das Körperbewusstsein
- Aktivierung der Selbstheilungskräfte
- Energetisierung
- Unterstützung beim Heilungsprozess spezieller Körperbereiche

Atemtechnik
Der Übende richtet seine Aufmerksamkeit intensiv auf eine Handfläche. Er lässt die Hand einige wenige Zentimeter über den Oberschenkel schweben und spürt die aufkommende Wärme. Die Hand wird über das Gesicht gehalten, schwebt nacheinander

Farbwirkungen und -bedeutungen

Hellblau: Reinigung, Beruhigung, Kreativität, Freimütigkeit, Ehrlichkeit
Dunkelblau: tiefer Frieden, willensstarker Charakter, Wunsch nach Fortschritt
Rosa: Liebe, Heilung, spielerischer Geist
Grün: Lebensbejahung, Vitalität, Naturkräfte, Offenheit, Hinwendung, Gleichgewicht, Beruhigung, Entspannung
Gelb: Leichtigkeit, Fröhlichkeit, klarer Wille, Intuition, Empfindsamkeit
Rot: Willenskraft, Durchsetzungsvermögen, Aktivität, Stärke, Begeisterung
Indigo: Psychische Kraft, mediale Fähigkeiten
Violett: Geistige Kraft
Orange: Lebensfreude, geistige Klarheit, Intellekt, Kraft des logischen Denkens
Dauer: ca. 5 Minuten.

Elementeatmung

Mit Hilfe der Visualisierung von inneren Bildern, Gefühlen und Merkmalen der vier Elemente, kann die momentane Befindlichkeit beeinflusst werden, aber auch langfristig unterstützend die persönliche Weiterentwicklung gefördert werden. Im Weiteren ist es denkbar, eine Heilung durch speziell ausgewählte Bilder zu unterstützen und ein mentales oder körperliches Ungleichgewicht wieder auszugleichen. Darüber hinaus kann es zu einem intensiven Erleben während der Übung kommen, welches auch im Alltag positiv nachhallt. Es ist möglich, einzelne Elemente nach Bedürfnislage auszuwählen, genauso denkbar ist das Erleben aller Elemente.

Wirkungen

- Beeinflussung der Stimmungslage in Abhängigkeit des gewählten Elements
- Energetisierung
- langfristig Unterstützung bei Weiterentwicklung von Persönlichkeitsmerkmalen
- Unterstützung bei Heilungsprozessen
- Intensives Erleben während der Übung

Atemtechnik

Entsprechend der Auswahl der im Folgenden beschriebenen Situationen lässt der Übende zunächst die Bilder vorüberziehen. Die hiermit verbundenen Gefühle und Assoziationen, aber auch eventuell aufkommende körperliche Reaktionen werden wahrgenommen, aber nicht bewertet und ziehen weiter wie die Bilder.

Das Feuerelement

Der Übende stellt sich vor, vor einem Lagerfeuer zu sitzen. Er betrachtet die Umgebung und richtet dann die Aufmerksamkeit auf die Flammen. Er spürt die Energie, die vom Feuer ausgeht, wie sich die Wärme des Feuers ausbreitet und ihn einhüllt. Er atmet mit jedem Einatmen diese Energie ein, spürt, wie jede Pore sich öffnet, um die Energie hineinströmen zu lassen. Mit jedem Ausatmen breitet sich die Energie im Körper aus, wird von den Zellen aufgenommen bis das Gefühl entsteht, ganz angefüllt und durchdrungen zu sein.

Das Luftelement

Vor dem inneren Auge entsteht das Bild eines Adlers, der am blauen Himmel seine Kreise zieht. Der Übende hat das Gefühl, mit jedem Einatmen leichter zu werden und weiter empor zu steigen. Mit dem Bild des Adlers vor Augen entsteht die Vorstellung, fliegen zu können. Das Gefühl der Schwerelosigkeit, der Leichtigkeit und der Freiheit breitet sich mit jedem Einatmen mehr aus. Der Übende hat die Wahrnehmung, sich von der Luft durchströmen zu lassen, von ihr getragen zu werden. Nach einer Weile wird die Ausatmung dazu benutzt, wieder tiefer zu sinken und sich zu erden.

Das Wasserelement

Der Übende stellt sich vor, wie er langsam in ein Thermalbad eintaucht. Durch den Wasserauftrieb kommt er in einen liegenden Schwebezustand, wobei der ganze

Körper eingetaucht ist, nur die Nase ist frei, um atmen zu können. Das Wasser ist angenehm warm, entspricht der eigenen Körpertemperatur. In der Entspannung wird die Aufmerksamkeit auf den Kontakt zwischen Hautoberfläche und Wasser gelegt. Immer mehr baut sich die Vorstellung auf, dass die Grenze der Haut durchlässig wird und so der Körper und das umliegende Wasser eine Einheit bilden. Es entsteht das Gefühl, mit jedem Einatmen durchlässig zu werden für das heilende und wohltuende Wasser.

Das Erdelement

Der Übende befindet sich in seiner Gedankenwelt in einer Höhle. Er betrachtet seine Umgebung und legt sich auf den erdigen Boden. Die Atmosphäre wird mit allen Sinnen wahrgenommen: der erdige Duft, die ausstrahlende Kühle, ein leichter erdiger Geschmack. Dann liegt die ganze Aufmerksamkeit im Spüren der Energie und der Kraft, die von der Erde ausstrahlt. Mit jedem Einatmen wird diese Energie eingeatmet, der Übende spürt, wie jede Pore sich öffnet, um die Energie hineinströmen lassen zu können. Mit jedem Ausatmen breitet sich die Energie in dem Körper aus, wird von den Zellen aufgenommen bis das Gefühl entsteht, ganz angefüllt und durchdrungen zu sein.

Dauer: jeweils ca. 4 Minuten.

Chakra-Atmung

Die Chakren, von denen sieben lokalisiert werden können, sind die Hauptenergiezentren des Menschen und sind entlang der Wirbelsäule beziehungsweise in der senkrechten Mittelachse des Körpers vorzufinden. Sie werden durch den mittleren Energiekanal verbunden, durch den auch die Kundalinikraft aufsteigt. Diese Kundalini, die zugrunde gelegte potentielle Kraft jedes Menschen, ruht vor diesem Prozess »wie eine Schlange zusammengerollt« im untersten Zentrum, dem Wurzelchakra. Durch spezielle Techniken kann diese ruhende Kraft geweckt werden, so dass sie entlang der Chakren aufsteigt und den Menschen zusätzlich zu einer Energetisierung höheres Wissen und Einsichten vermitteln kann. Bei der hier dargestellten Atemübung werden die einzelnen Chakren der Reihe nach angesprochen und die jeweiligen Körperbereiche von Blockaden gelöst und energetisiert.

Wirkungen

- Beeinflussung der Stimmungslage in Abhängigkeit des gewählten Bereichs
- Energetisierung
- Langfristig Unterstützung bei Weiterentwicklung von Persönlichkeitsmerkmalen
- Unterstützung bei Heilungsprozessen
- Langfristig Erlangen von Einsichten/höherem Wissen

Atemtechnik

1. Chakra (Wurzelchakra)

Während der Bauchatmung wird nach dem Einatmen eine Atempause gesetzt (sieben Zähleinheiten), währenddessen der Beckenboden fest angespannt wird. Mit dem Ausatmen wird die Spannung wieder gelöst. Die Aufmerksamkeit liegt im Wahrnehmen der Energie im Becken.

2. Chakra (Nabelchakra)

Die Hände legen sich auf den Unterbauch. In der Vollatmung wird zunächst in den Bauch eingeatmet, bevor sich der Brustraum ausdehnt und sich der Einatemstrom dort ausbreitet. In einer kurzen Atempause lässt der Übende den »Atem« in den Unterbauch »fallen«, bevor er langsam wieder ausatmet. Die Aufmerksamkeit liegt im Wahrnehmen der Energie im Unterbauch.

3. Chakra (Sonnengeflechtschakra)

Die Hände legen sich auf den Oberbauch. In der Vollatmung wird zunächst in den Bauch eingeatmet, bevor sich der Brustraum ausdehnt und sich der Einatemstrom dort ausbreitet. In einer kurzen Atempause lässt der Übende den »Atem« in den Oberbauch »fallen«, bevor er langsam wieder ausatmet. Die Aufmerksamkeit liegt im Wahrnehmen der Energie im Oberbauch.

4. Chakra (Herzchakra)

Die Hände legen sich auf den Brustraum. Zunächst wird in den Bauch eingeatmet, danach folgt eine kurze Atempause, bevor in drei Schritten auch der Brustraum nach und nach sich ausdehnt und vom Einatemstrom erfüllt wird. Mit dem Ausatmen entspannen sich die Atemräume. Die Aufmerksamkeit liegt im Wahrnehmen der Energie im Brustraum.

5. Chakra (Kehlchakra)

Die Hände legen sich so um den Hals, dass die Finger nach hinten weisen. Der Puls am Hals und die aufkommende Wärme werden wahrgenommen. Mit Hilfe der Vollatmung entsteht die Vorstellung, dass mit dem Einatemstrom die Energie den Halsraum erfüllt und sich dort ausbreiten kann.

6. Chakra (Stirnchakra)

Der Mittelfinger der rechten Hand legt sich auf den Punkt zwischen den Augenbrauen. Ein leichter Druck wird ausgeführt und der Übende richtet seine ganze Aufmerksamkeit auf die Wahrnehmung des Punktes. Der Druck wird langsam reduziert und dann wird der Hautkontakt ganz aufgelöst. Nachdem dem Druck nachgespürt wurde, geht die Aufmerksamkeit tiefer. Mit dem Einatmen wird nun die Vorstellung aufgebaut, dass Energie durch den Punkt nach innen strömt, um sich dann mit dem weiteren Ausatmen weiter im Stirnraum ausbreiten zu können.

7. Chakra (Kronenchakra)

Die Fingerspitzen trommeln ganz leicht über den Kopf. Dann drückt der Mittelfinger der rechten Hand auf den höchsten Punkt des Kopfes, den Scheitel, wobei der Übende seine ganze Aufmerksamkeit auf die Wahrnehmung des Punktes legt. Der Druck wird langsam reduziert und dann wird der Hautkontakt ganz aufgelöst. Nachdem dem Druck nachgespürt wird, geht die Aufmerksamkeit tiefer. Mit dem Einatmen wird nun die Vorstellung aufgebaut, dass Energie durch den Punkt nach innen strömt, um sich dann mit dem weiteren Ausatmen weiter ausbreiten zu können.

Dauer: ca. jeweils 3 Minuten.

Vokalatmung

Durch das Intonieren einzelner Vokale, eventuell verbunden mit der Visualisierung der entsprechenden Farbe können die zuvor benannten und erklärten Chakren zusätzlich aktiviert und gestärkt werden.

Wirkungen

- Beeinflussung der Stimmungslage in Abhängigkeit des gewählten Bereichs
- Energetisierung
- Langfristig Unterstützung bei Weiterentwicklung von Persönlichkeitsmerkmalen
- Unterstützung bei Heilungsprozessen
- Langfristig Erlangen von Einsichten/höherem Wissen

Atemtechnik

Nach dem Einatmen und einer kurzen Atempause wird mit dem Ausatmen ein Vokal, beziehungsweise Silbe intoniert, die das Zentrum durch die Schwingung insbesondere anspricht. Unterstützt wird die Wirkung durch das Visualisieren einer Farbe und eventuell durch Berühren des jeweiligen Körperbereichs mit Hilfe der Hände.

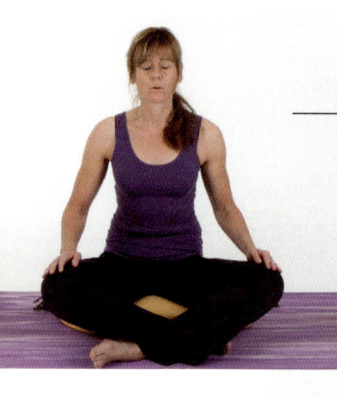

1. Chakra
Vokal: U
Farbe: Rot

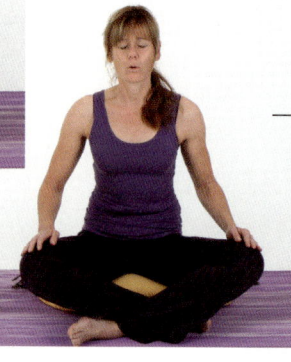

2. Chakra
Vokal: O
Farbe: Orange
Berührung: Unterbauch

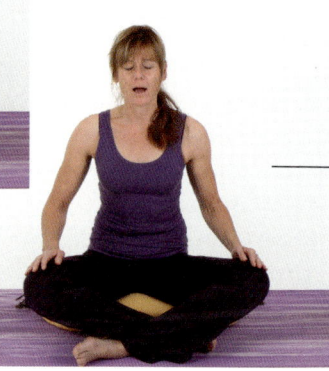

3. Chakra
Vokal: A
Farbe: Gelb
Berührung:
Oberbauch

4. Chakra
Vokal: E
Farbe: Grün
Berührung:
Brustraum

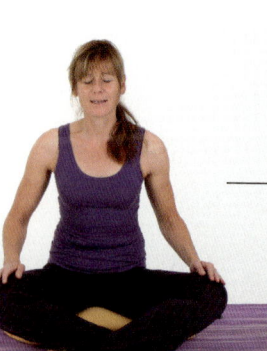

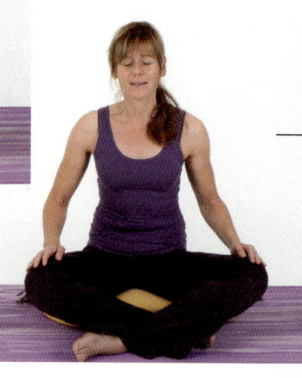

5. Chakra
Vokal: E
Farbe: Blau
Berührung: Hals

6. Chakra
Vokal: I
Farbe: Purpur

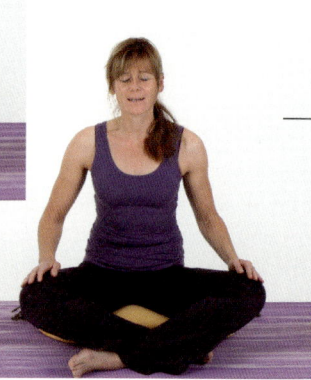

7. Chakra
Silbe: OHM
Farbe: Weiß

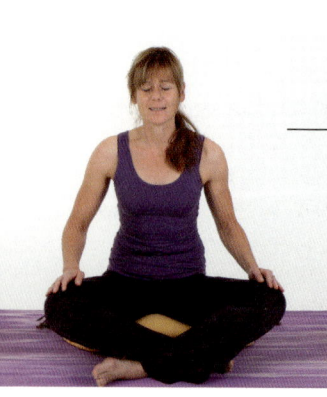

Dauer: jeweils 5 Atemzyklen.

Fortgeschrittene Atemtechniken

Wechselatmung

Diese Atemübung, bei der im Wechsel durch das linke, beziehungsweise rechte Nasenloch ein- und ausgeatmet wird, steigert die Konzentration und beseitigt Unruhe und Nervosität dadurch, dass Energiekanäle (Nadis) gereinigt werden. Man kann beide Nasengänge unterschiedlichen Ausprägungen von Energie zuordnen. Dem rechten Nasengang werden Wärme, Aktivität und Intellekt zugeordnet, während der linke eher für Kühle, Emotionalität und Ruhe steht. Da selten ein Gleichgewicht zwischen diesen Polen herrscht, entsteht das Gefühl, die »eigene Mitte« verloren zu haben. Durch die Wechselatmung soll das Gleichgewicht wieder angestrebt werden.

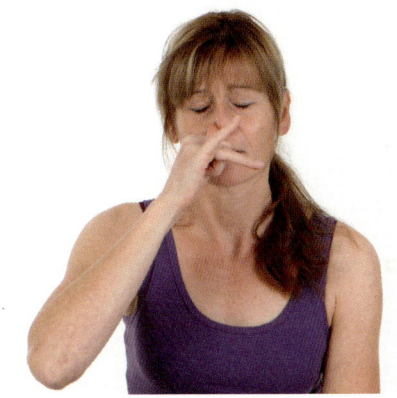

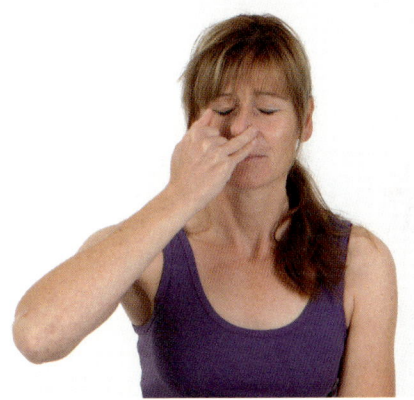

Wirkungen

- Steigerung der Konzentration
- Beruhigung des Geistes
- Abbau von Stoffwechselprodukten
- Beschleunigung der Regeneration
- Linderung von Kopfschmerzen
- Ausgleich der Energieströme im Körper
- Regulation des Blutdrucks
- Reinigung des Körpers durch Befreiung von Giften

Nasenverschluss mit Daumen bzw. Ringfinger

Atemtechnik

Der Ringfinger der rechten Hand verschließt das linke und der Daumen im Wechsel das rechte Nasenloch. Mit zunehmender Übung können die einzelnen Atemphasen zunehmend länger und intensiver werden.

1) Das rechte Nasenloch wird verschlossen, durch das linke wird eingeatmet.
2) Es wird eine Atempause gesetzt.
3) Das linke Nasenloch wird verschlossen, durch das rechte wird ausgeatmet.
4) Es wird eine Atempause gesetzt.

5) Das linke Nasenloch bleibt verschlossen, durch das rechte wird eingeatmet.
6) Es wird eine Atempause gesetzt.
7) Das rechte Nasenloch wird verschlossen, durch das linke wird ausgeatmet.

Dauer: Anfänger machen vier Durchgänge, Fortgeschrittene acht.

Beruhigende Atmung

Bei dieser Atemübung wird die Stimmritze teilweise geschlossen, wodurch bei der Atmung ein Reibelaut erzeugt wird, der einem Schnarchton ähnelt. Hierbei wird der Atem verlängert, da gegen den Widerstand der verkleinerten Stimmritze geatmet wird. Dieses bedeutet, dass die Atemmuskulatur, insbesondere das Zwerchfell, stärker beansprucht wird. Bei dieser Übung wird zudem

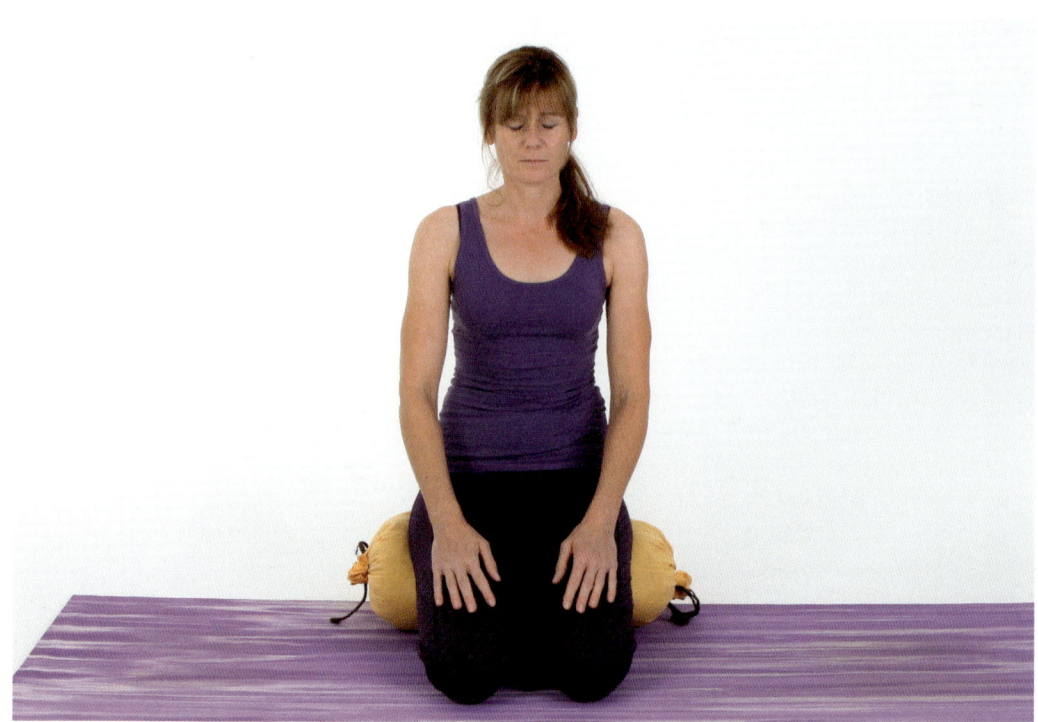

der gesamte Kehl- und Rachenbereich besser durchblutet, da die Stimmmuskeln kontrahieren.

Wirkungen

- Regulation des Blutdrucks
- Reinigung der Kehle
- Durchblutung des Halsbereiches
- Hilfe bei Erkältungskrankheiten
- Beruhigung des Geistes
- Positiver Einfluss bei Schlafstörungen

Atemtechnik

Im Sitz werden die Stimmritzen im Hals zusammengezogen. Es wird tief und sanft
durch die Nase geatmet. Der leise Ton, der
nun durch die Nasenatmung entsteht, ähnelt einem gehauchten, stimmlosen »h«.
Während der Übung wird die Aufmerksamkeit auf den Atem gelenkt, der durch den
Hals strömt.
Dauer: ca. 20 Atemzüge.

Bienensummen

Beim Bienensummen wird mit dem Ausatmen bei verkleinerter Stimmritze ein
Summton erzeugt. Durch die verkleinerte
Stimmritze wird die Atmung insgesamt
ruhiger und die Ein- und insbesondere die
Ausatemphase länger. Durch das Schwingen der Stimmmuskeln wird dieser Bereich
stark durchblutet, was insbesondere
Auswirkung auf die Qualität der Stimme
hat.

Wirkungen

- Senkung des Blutdrucks
- Positiver Einfluss bei Halskrankheiten
- Verbesserung der Stimmqualität
- Beruhigung

Atemtechnik

Im Sitz wird durch die Nase bei geschlossener Stimmritze eingeatmet, der Atem wird
kurz angehalten, bevor mit dem Ausatmen

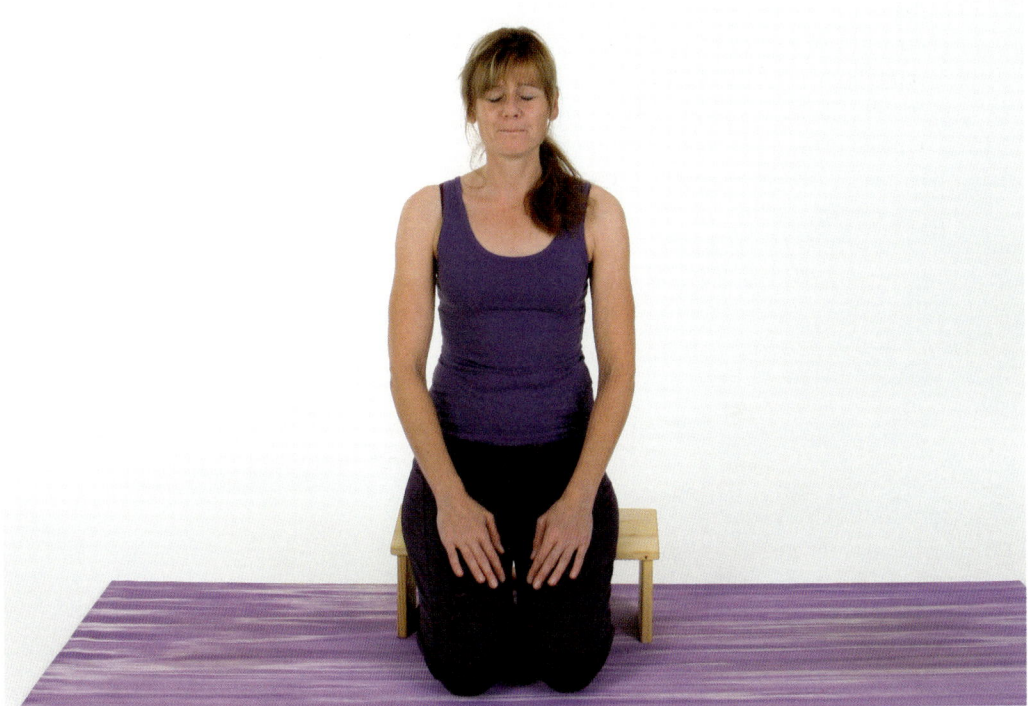

ein langer Summton erzeugt wird. Die Aufmerksamkeit sollte auf die Klangvibration
gerichtet sein.
Dauer: ca. 15 Atemzyklen.

Schädelleuchten

Das »Schädelleuchten« ist ein Reinigungs-
atem mit verstärkter Ausatmung. Besonders wirkungsvoll reinigt diese Atemübung
den Körper von Kohlendioxid, hat somit Einfluss auf einen günstigen pH-Wert des Körpers.

Wirkungen

- Reinigung der Lunge
- Entgiftung des Blutes, Anreicherung
  mit Sauerstoff
- Positiver Einfluss auf die Durchblu-
  tung des Gehirns
- Stärkung und Massage der inneren Or-
  gane des Bauches
- Stärkung der Bauchmuskulatur

Langfristige Wirkungen

- Hautreinigung
- Vorbeugung gegen Heuschnupfen,
  Asthma und Erkältungskrankheiten
- Positiver Einfluss bei Verdauungspro-
  blemen
- Fettreduktion an der Bauchwand

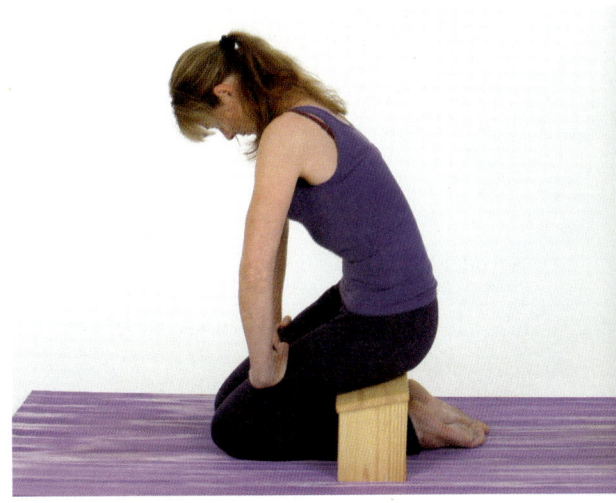

Atemtechnik

Im aufrechten Sitz verbleibt nach dem Einatmen durch die Nase der Brustkorb in seiner gewölbten Stellung. Lediglich die untersten Rippen, die mit dem Zwerchfell verbunden sind, bewegen sich. Die nächste Ausatmung erfolgt, indem die Bauchdecke kraftvoll stoßartig eingezogen wird, wobei ein geräuschvolles Ausatmen zu hören ist.

Dauer: Zehn Atemzyklen für Anfänger; Fortgeschrittene: Zwei mal zehn Atemzyklen mit zwischenzeitlicher Pause von fünf Atemzügen.

Kühlender Atem

Bei dieser Atemtechnik wird die Zunge während des Einatmens durch den Mund gerollt, so dass der Einatemstrom durch die gebildete Rinne der Zunge verläuft.

Wirkungen

- Erfrischung und Energieaufladung
- Beschleunigung der Regeneration
- Positiver Einfluss auf die Haut

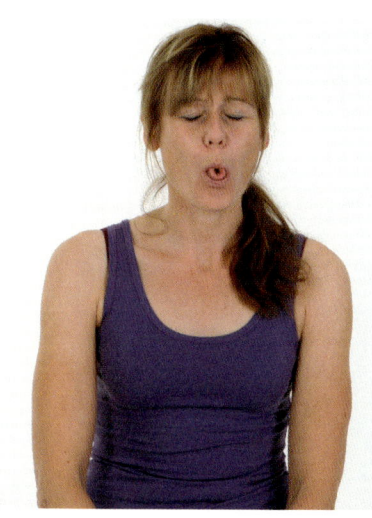

Der kühlende Atem

Atemtechnik

In einer gewählten Sitzhaltung wird die Zunge aus dem Mund genommen. Sie formt eine Rinne, durch die eingeatmet wird. Dann wird die Zunge wieder zurückgenommen und es wird, nachdem der Atem kurz pausiert, durch die Nase wieder ausgeatmet.

Dauer: ca. 20 Atemzüge.

Entspannung

Entspannungslagen

Für eine tiefe Entspannung eignet sich am besten die Rückenlage. Zusätzlich gibt es Möglichkeiten den Körper so zu lagern, dass Gelenke und Muskulatur besonders geschont werden.

- Die Arme liegen neben dem Körper und die Füße fallen locker auseinander.

- Der Kopf wird mit Hilfe eines Nackenkissens gelagert.

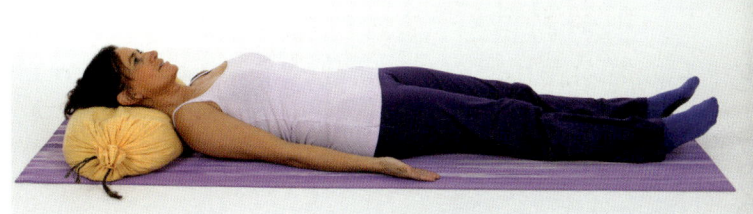

- Ein Kissen kann unter die Knie gelegt werden.

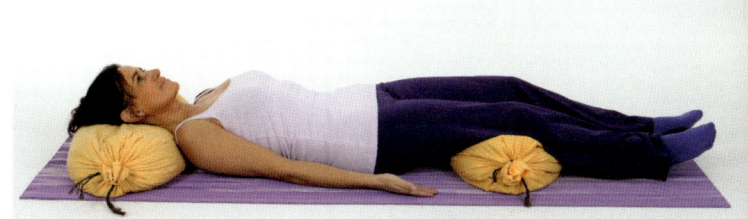

- Die Beine können auf einer Erhöhung (Stuhl/Pezziball) abgelegt werden.

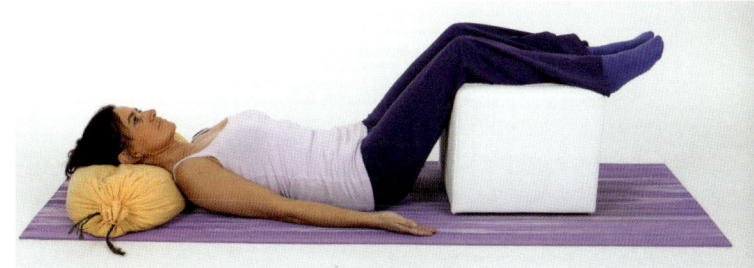

Entspannungsübungen

Phantasiereisen

Phantasiereisen laden dazu ein, sich in Gedanken auf eine Reise zu begeben, die den Geist zur Ruhe bringt und auf diese Weise Kraft spendet. Nachdem der Körper sich in einer entspannten Haltung befindet, werden innere Bilder durchlebt, mit denen positive Assoziationen verbunden sind. In der Regel findet sich der Übende in einer Landschaft ein, in der er sich wohlfühlt und zur Ruhe kommen kann.

Übungsbeschreibung

In der Rückenlage macht sich der Übende zunächst seiner Atmung bewusst. Mit jedem Ausatmen kommt er mehr zur Ruhe, hat das Gefühl, schwerer zu werden. Stellt sich das Gefühl ein, ganz entspannt dazuliegen, durchlebt er in Gedanken eine Situation, von der er weiß, dass sie ihm Ruhe vermittelt. Vor seinem inneren Auge taucht eine Landschaft auf, in der er sich zunächst bewegt. Wichtig ist das Erleben der Sinneseindrücke:

- Was sehe ich vor mir?
- Wie fühle ich mich in der Bewegung?
- Welche Geräusche dringen an mein Ohr?
- Welchen Duft nehme ich auf?
- Was kann ich noch wahrnehmen? (Wärme/Wind ...)

Nach einer Zeit der Bewegung sucht sich der Übende in Gedanken einen Platz, wo er sich niederlegt und so die Sinneswahrnehmungen noch einmal aufnimmt. Nach einer Weile lässt er die Bilder los, lässt Gedanken kommen und gehen, nimmt sie in der Ferne wahr als eine Art Beobachter, bis sich von alleine das Bedürfnis nach Beenden der Entspannung einstellt und einzelne Körperbereiche bewegt werden.

Dauer: ca. 15 Minuten.

Kurzform einer Tiefenentspannung

Die vorgestellte Tiefenentspannung ist einfach und schnell durchzuführen, aber dennoch sehr effektiv. Sie arbeitet mit Selbstsuggestion und führt den Übenden in das Gefühl einer tiefen Schwere. Er hat das Bedürfnis, den Körper loszulassen und empfindet tiefe Ruhe und Gelassenheit.

Übungsbeschreibung

In der Rückenlage macht sich der Übende zunächst seiner Atmung bewusst. Mit jedem Ausatmen kommt er mehr zur Ruhe. Nun geht er in Gedanken ganz ruhig und langsam folgende Sätze durch und richtet parallel dazu seine Aufmerksamkeit auf den jeweiligen, angesprochenen Körperbereich:

- Ich spüre mein rechtes Bein. Mein rechtes Bein wird jetzt schwer. Es ist jetzt so schwer, dass ich es nicht mehr bewegen möchte.
- Ich spüre mein linkes Bein. Mein linkes Bein wird jetzt schwer. Es ist jetzt so schwer, dass ich es nicht mehr bewegen möchte.
- Ich spüre meinen Bauch- und meinen Brustraum. Bauch- und Brustraum werden jetzt schwer.
- Ich spüre meinen linken Arm. Mein linker Arm wird jetzt schwer. Er ist jetzt so schwer, dass ich ihn nicht mehr bewegen möchte.
- Ich spüre meinen rechten Arm. Mein rechter Arm wird jetzt schwer. Mein rechter Arm ist jetzt so schwer, dass ich ihn nicht mehr bewegen möchte.
- Ich spüre meinen Kopf. Mein Kopf wird jetzt schwer. Er ist jetzt so schwer, dass ich ihn nicht mehr bewegen möchte.
- Ich spüre meinen ganzen Körper und lasse ihn jetzt mit jedem Ausatmen tiefer sinken bis hin zu einem Ort, wo ich ihn beruhigt loslassen kann.

Nach dem Loslassen des Körpers nimmt der Übende die Leichtigkeit seiner Gedanken wahr. Er lässt sie kommen und gehen und beobachtet sie aus der Ferne, bis sich von alleine das Bedürfnis nach Beendigung der Entspannung einstellt. Dazu stellt er sich vor, dass die Schwere aus dem Körper weicht und bewegt nach und nach einzelne Körperbereiche.

Dauer: ca. 15 Minuten.

Entspannung durch Anspannung

Die meisten Muskelgruppen sind bei Alltagshandlungen mehr oder minder angespannt. Selbst in Ruhesituationen bleibt eine gewisse Restspannung – wenn auch oft nicht wahrgenommen – vorhanden. So wird langfristig eine Muskelverkürzung angebahnt, die eine Dysbalance und Verletzungen begünstigt.

Um nun diese Muskelanspannung abzubauen, werden verschiedene Muskelpartien nacheinander für wenige Sekunden bewusst angespannt, um sie anschließend wieder zu entspannen. Durch mehrmaliges Wiederholen dieser Übung entspannen sich in der Regel die Muskelgruppen und das Erregungsniveau sinkt.

Übungsbeschreibung

In der Rückenlage wird sich der Übende zunächst seiner Atmung bewusst. Mit jedem Ausatmen kommt er mehr zur Ruhe. Nacheinander werden nun bestimmte Körperregionen angespannt, die Spannung drei Atemzüge gehalten und mit dem Ausatmen wieder entspannt. Bevor zu einem anderen Körperbereich gewechselt wird, sollten einige Atemzüge vergehen. Nach der Übung sollte man noch etwa fünf Minuten ruhen. Als Reihenfolge bietet sich an:

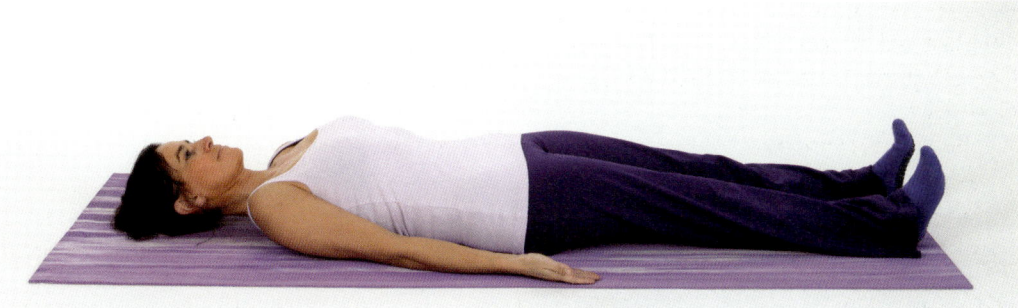

Die Zehen werden zu den Schienbeinen angezogen, die Oberschenkel werden angespannt.

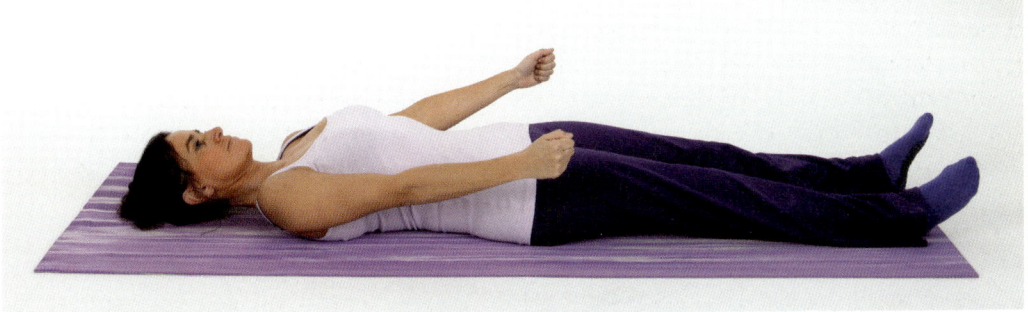

Die Arme werden von der Unterlage angehoben, wobei die Hände zu Fäusten geballt und die Arme angespannt werden.

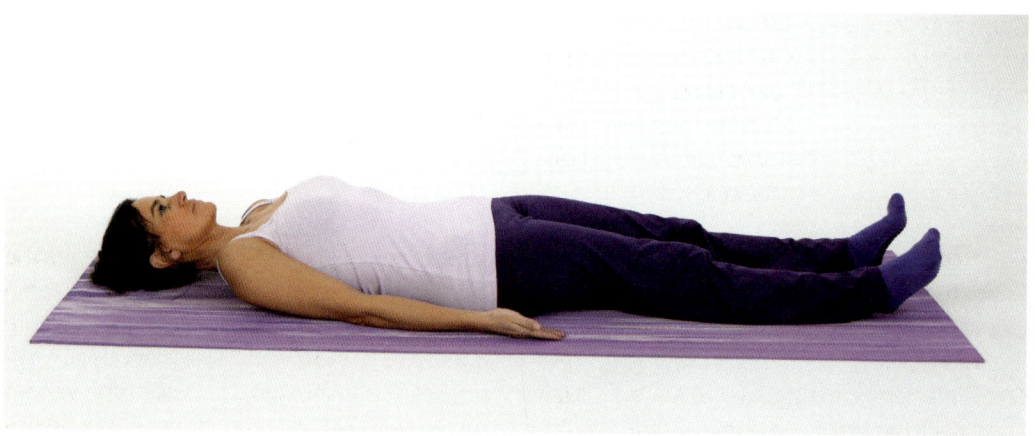

Die Bauchmuskulatur wird angespannt, indem die Bauchdecke nach innen gezogen wird.

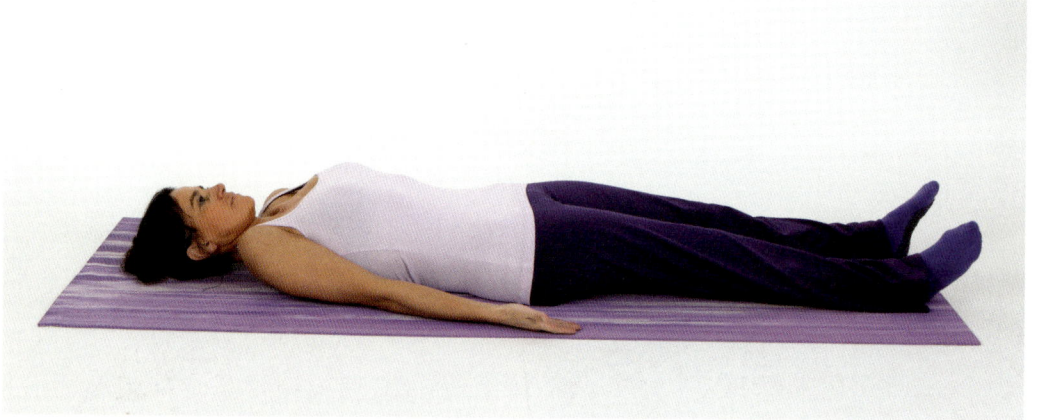

Die Schultern werden zu den Ohren gezogen.

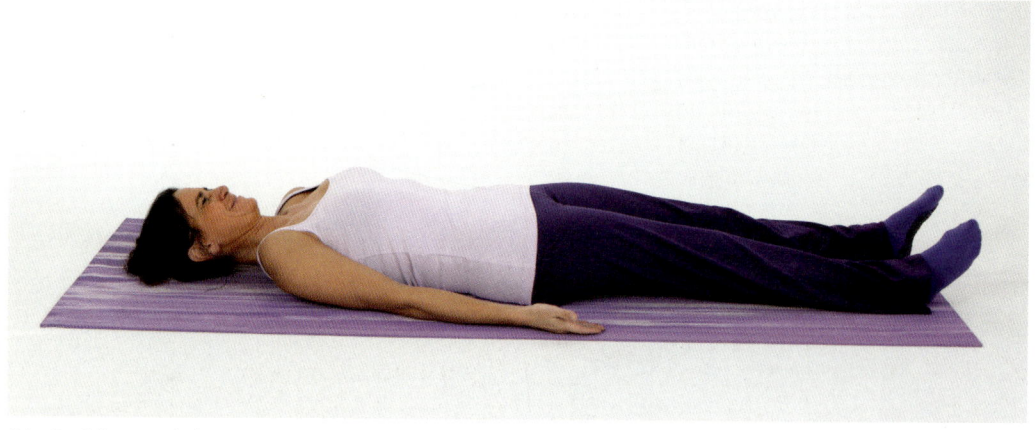

Die Gesichtsmuskeln werden angespannt.

Dauer: ca. 15 Minuten.

Selbstmassage mit Bällen

Bei diesen vorgestellten Selbstmassagen werden Rücken und der Nacken mit Hilfe von Tennis- oder Igelbällen massiert. Die Massagen lockern die Muskulatur und können Verspannungen mildern.

Die Massage für den Rücken

Für diese Massage werden zwei Bälle so unter den unteren Rücken platziert, dass die Wirbelsäule zwischen den Bällen zu liegen kommt. Die Füße werden aufgestellt. In dieser Haltung kann dann die Hüfte zunächst ganz sanft hin und her bewegt werden. Dann wird das ganze Gewicht auf die Bälle gegeben und versucht, jegliche Spannung loszulassen. Die Massage wird zuerst im Bereich der tiefen Lendenwirbelsäule begonnen und kann dann – entsprechend der individuellen Bedürfnislage – schrittweise weiter oben angewendet werden. Die Wirkungen können zusätzlich verstärkt werden, wenn die gebeugten Beine angehoben werden.

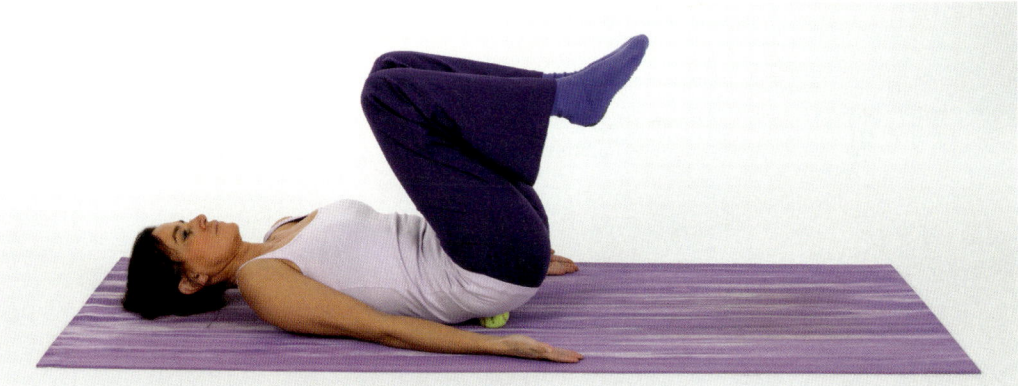

Die Massage für den Nacken und Kiefer

Für diese Massage werden drei Bälle in eine Socke gesteckt, die dann verknotet wird. In der Rückenlage wird die Socke dann so platziert, dass die beiden oberen Bälle am Ansatz des Hinterkopfes unterlegt werden. (in der Höhe der Ohren) Der dritte Ball liegt direkt darunter. Auf dem dritten Ball darf kaum Gewicht lasten. Der Druck der harten Tennisbälle löst die Muskelverspannungen. Nach etwa fünf Minuten wird die Socke entfernt und der Übende sollte die Wirkung noch für einige Minuten nachspüren.

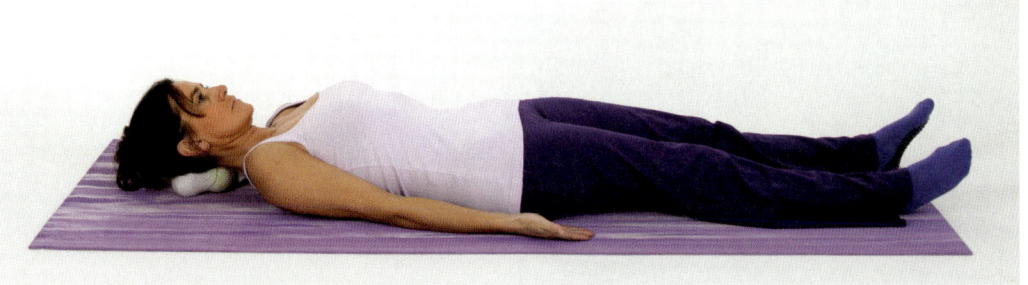

Körperübungen

Vor der Darstellung der Körperhaltungen in Programmform werden eine Auswahl von Haltungen zur Zwischenentspannung sowie Bewegungsreihen, die sich als Vorbereitung/Erwärmung eignen, vorgestellt.

Zwischenentspannung

Nach intensiven Körperhaltungen kann zur Regeneration eine entspannte Lage eingenommen werden. Hier können die Gedanken zu den soeben beanspruchten Körperbereichen geführt werden.

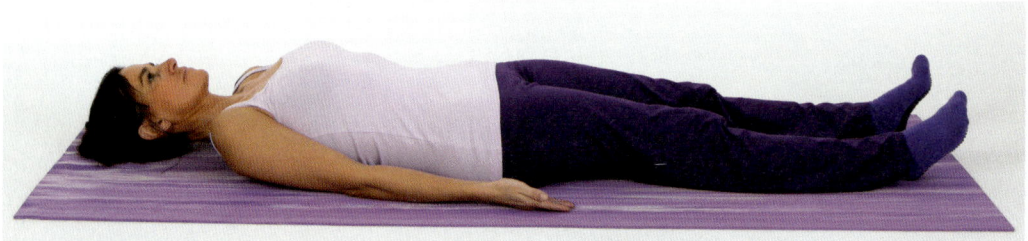

Rückenlage
1) *In der Rückenlage liegen die Arme mit nach oben ausgerichteten Handinnenseiten neben dem Körper.*

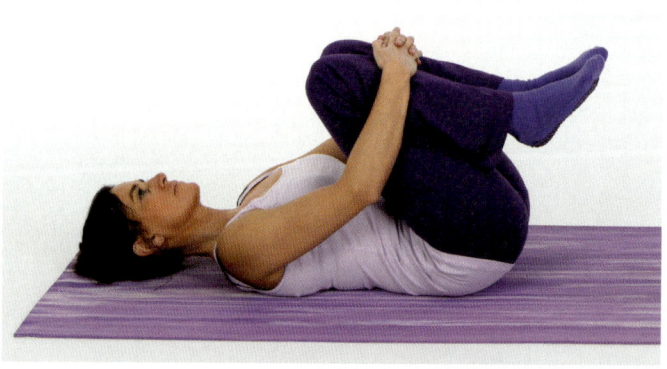

2) *Die Beine werden mit den Händen gebeugt zum Rumpf gezogen.*

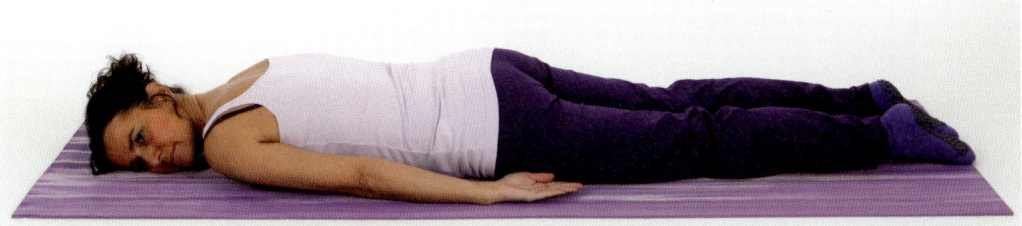

Bauchlage
1)   Die Arme liegen eng am Körper.

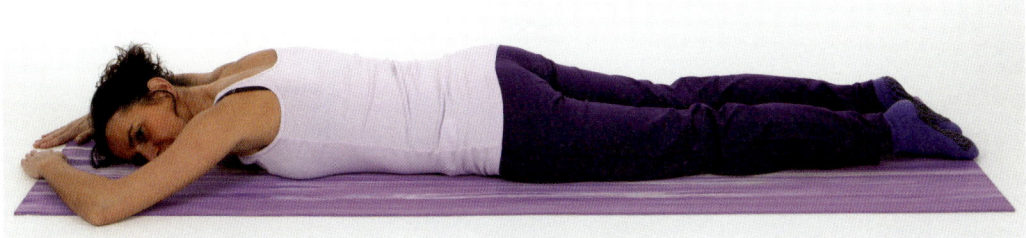

2)   Die Arme werden gebeugt vor dem Körper abgelegt.

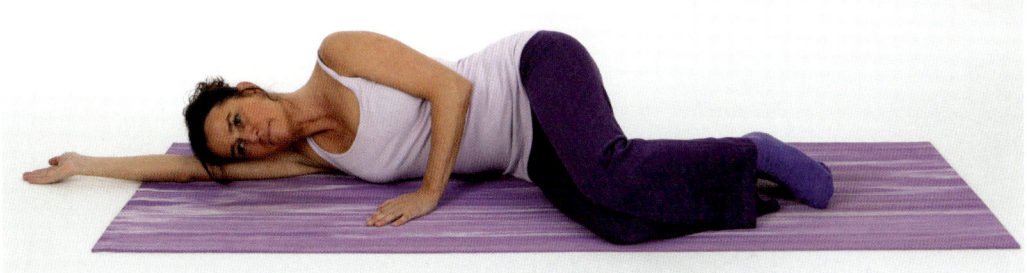

Seitlage
Der Kopf legt sich auf den unteren Arm, während die Beine gebeugt abgelegt werden.

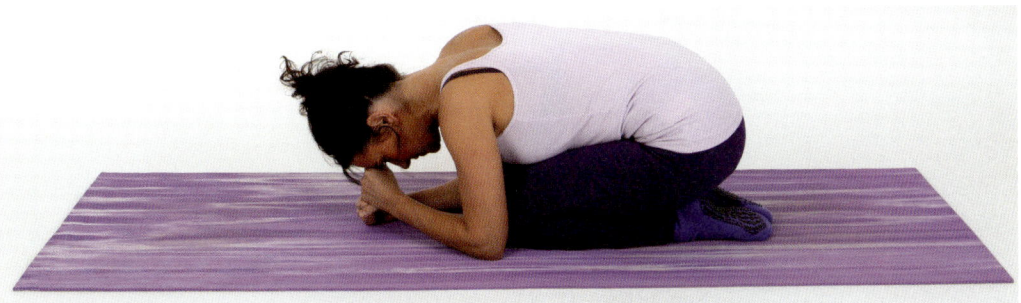

Stellung des Kindes
Aus dem Fersensitz heraus kommt der
Oberkörper in die Vorneige und legt sich auf den
Oberschenkeln ab.

1)   Die Stirn legt sich auf den Fäusteturm.

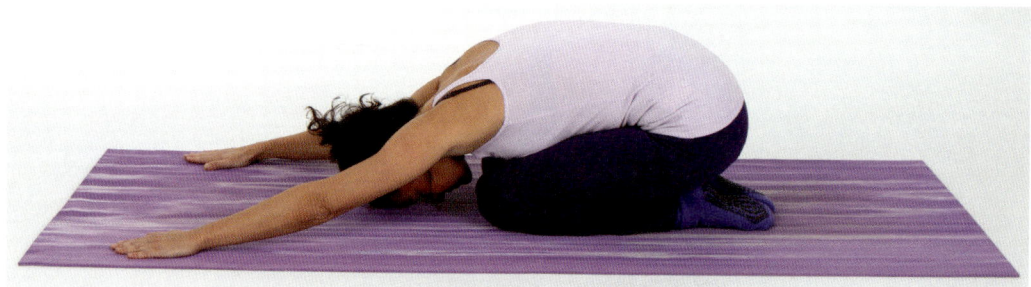

2) Die Stirn legt sich auf den Boden und die Arme werden vorne abgelegt.

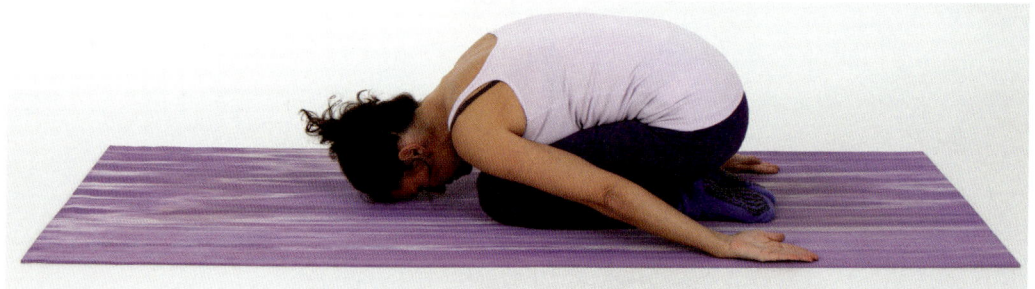

3) Die Stirn legt sich auf den Boden und die Arme werden eng am Körper nach hinten abgelegt.

Sitzhaltung
1) Der Fersensitz wird eingenommen.

2) Der Schneidersitz wird eingenommen.

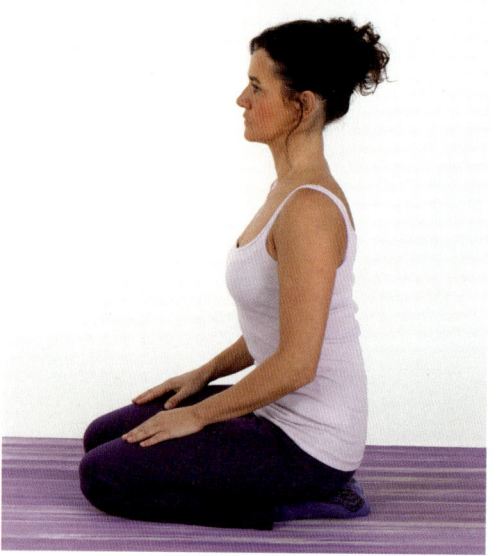

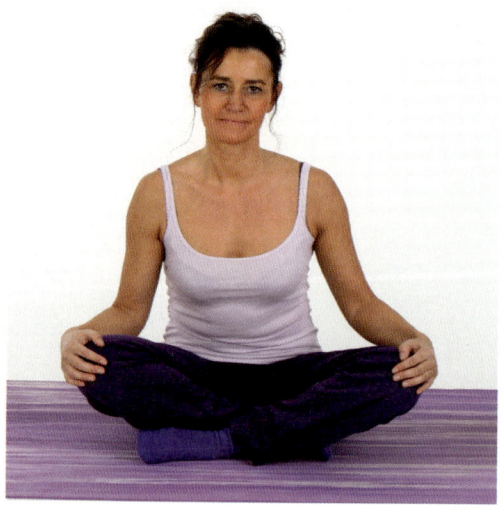

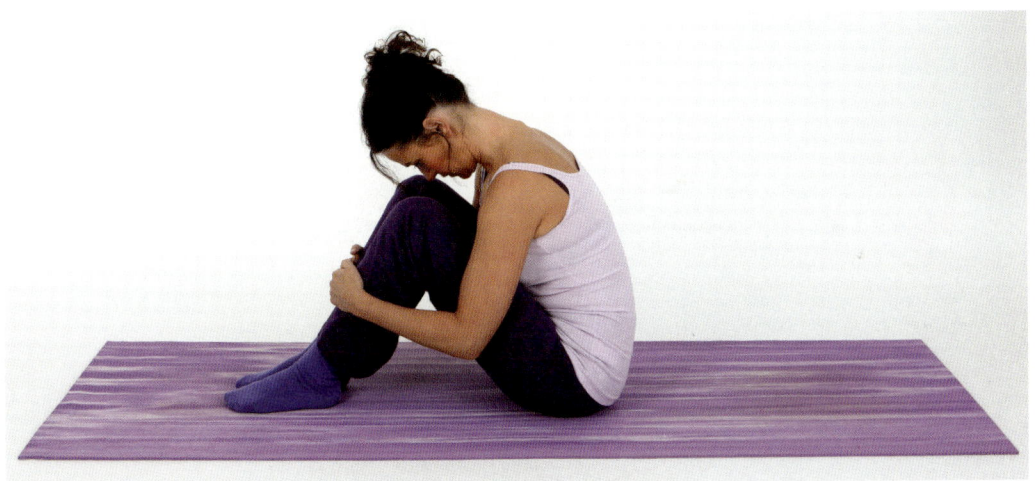

3) Die Füße werden aufgestellt und die Arme umschlingen die Beine. (Kutscherhaltung)

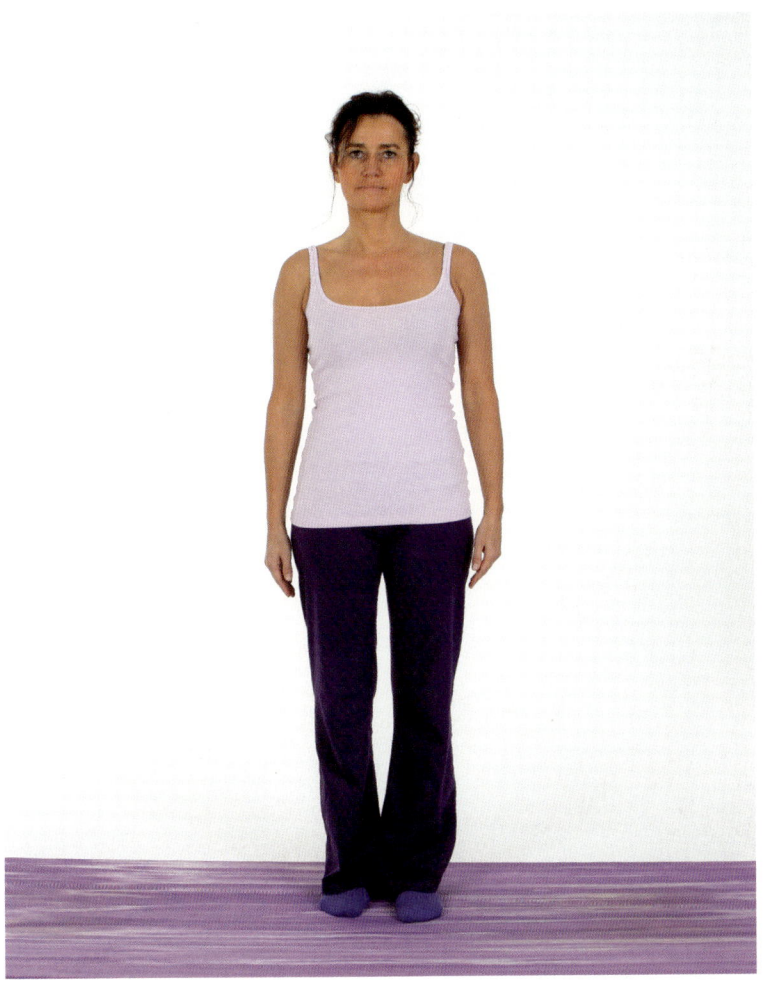

Standhaltung
*Im aufrechten Stand
werden Arme und
Schultern entspannt.*

Bewegungsreihen zur Vorbereitung

Die Ausführung eines Yogaprogramms sollte mit dem Einsatz von dynamischen Bewegungsreihen (Karanas) beginnen, durch die der Körper erwärmt wird. Die im Folgenden beschriebenen Übungen sind hinsichtlich ihrer Komplexität und benötigter körperlicher Voraussetzungen in zwei unterschiedliche Schwierigkeitsstufen eingeteilt. Es handelt sich um einzelne Haltungen die, der Atmung angepasst, fließend ineinander übergehen. Anfänger sollten die einzelnen Sequenzen der Bewegungsreihe zunächst sechs Atemzüge lang halten, bevor sie sie dynamisch aneinander reihen.

Leichte Bewegungsreihen

Kleiner Morgengruß

In dieser Bewegungsreihe wird zusätzlich zu einer Erwärmung der Muskulatur die Wirbelsäule durch Neigungen und Drehungen mobilisiert.

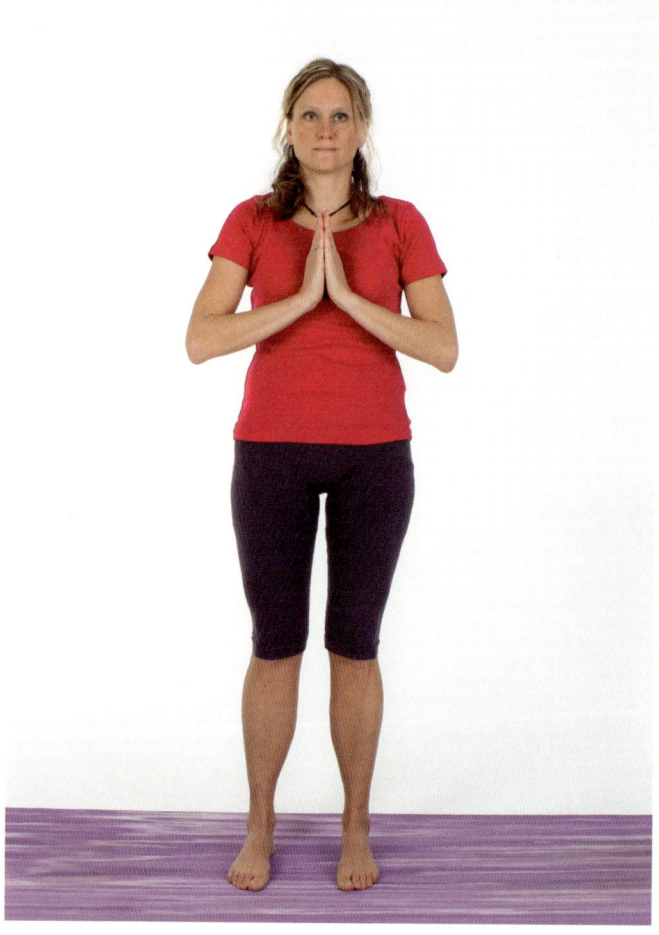

Ausführung

1) *Die Grußhaltung wird eingenommen (Ausgangshaltung).*

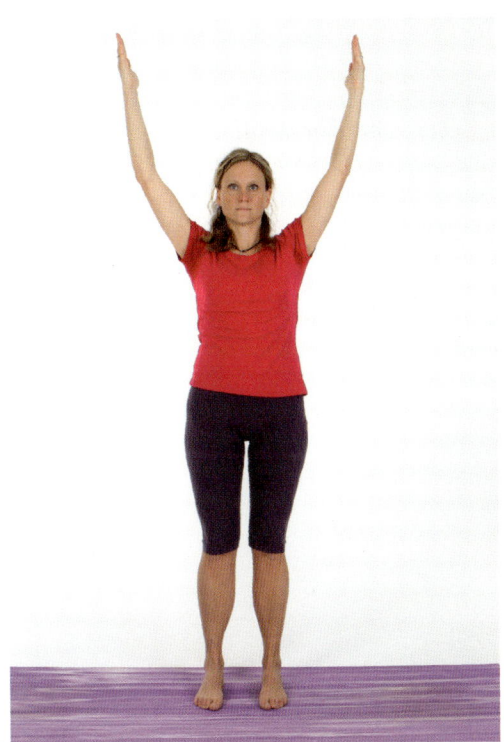

2) *Die Arme streben nach oben (einatmen).*

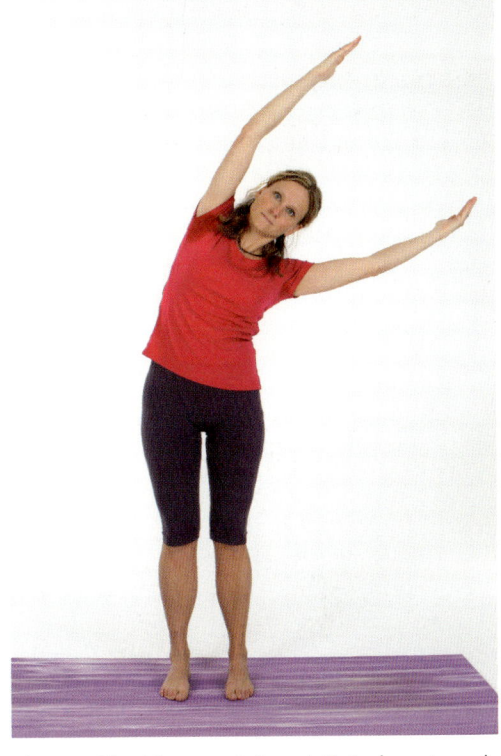

3) *Der Oberkörper neigt nach links (ausatmen).*

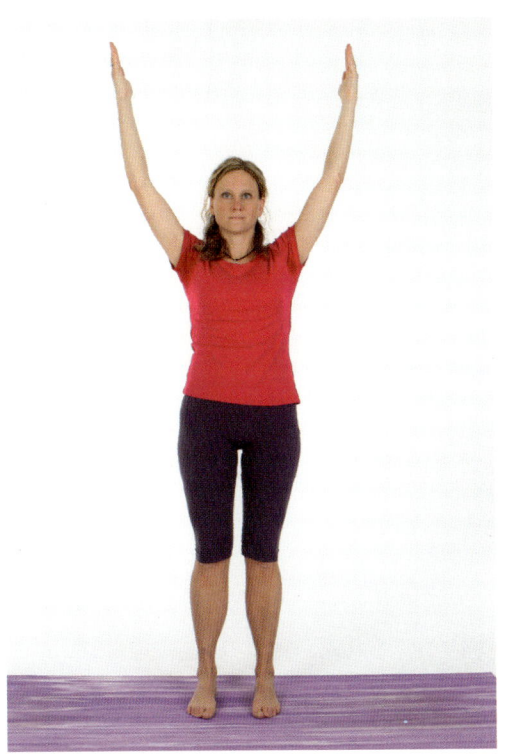

4) *Der Oberkörper kommt zurück zur Mitte (einatmen).*

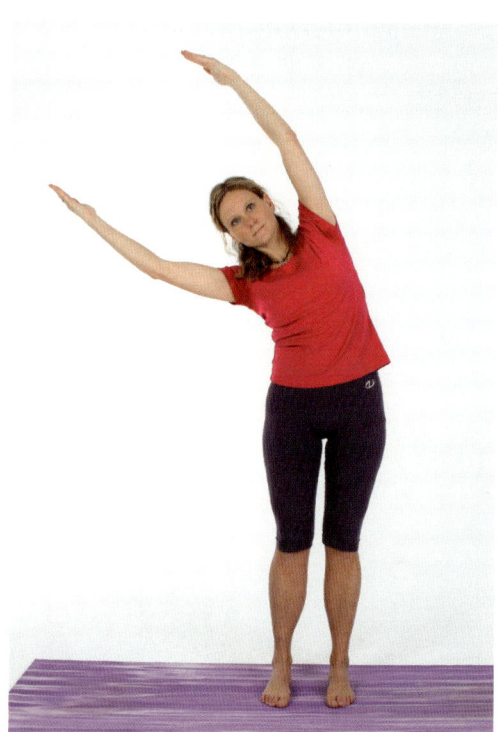

5) Der Oberkörper neigt nach rechts (ausatmen).

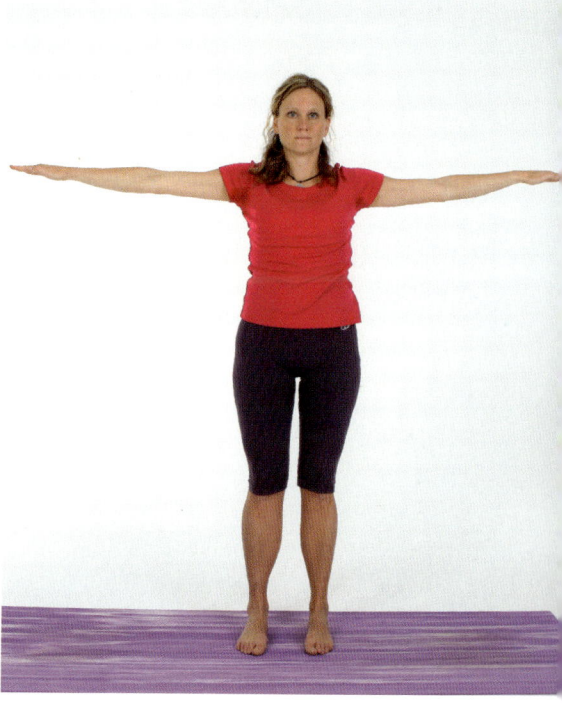

6) der Oberkörper kommt zurück zur Mitte und die Arme werden in die Seithalte gebracht (einatmen).

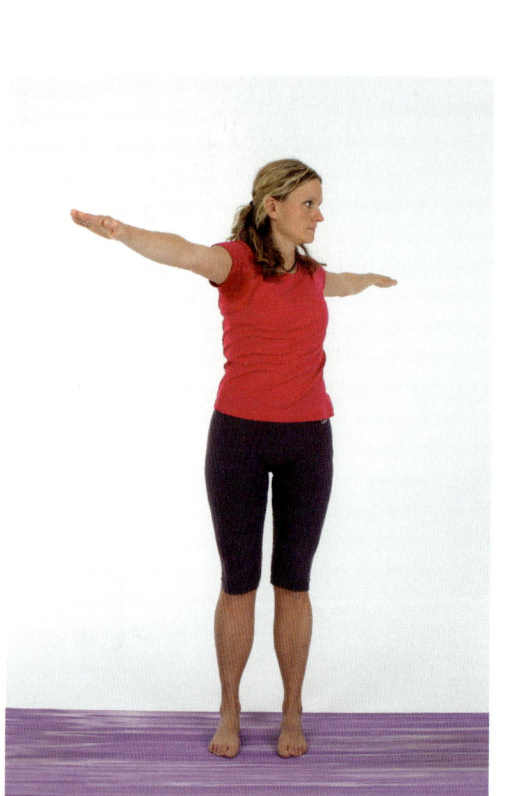

7) Der Oberkörper dreht nach links (ausatmen).

8) Der Oberkörper kommt zurück zur Mitte (einatmen).

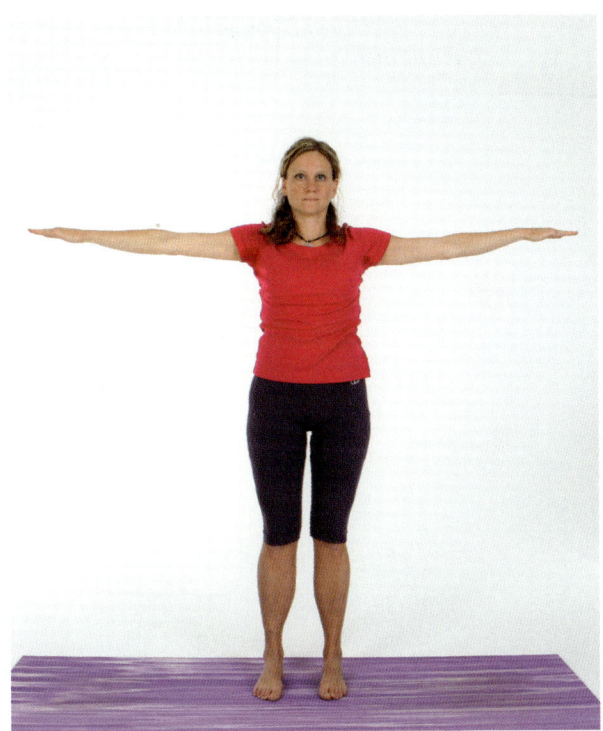

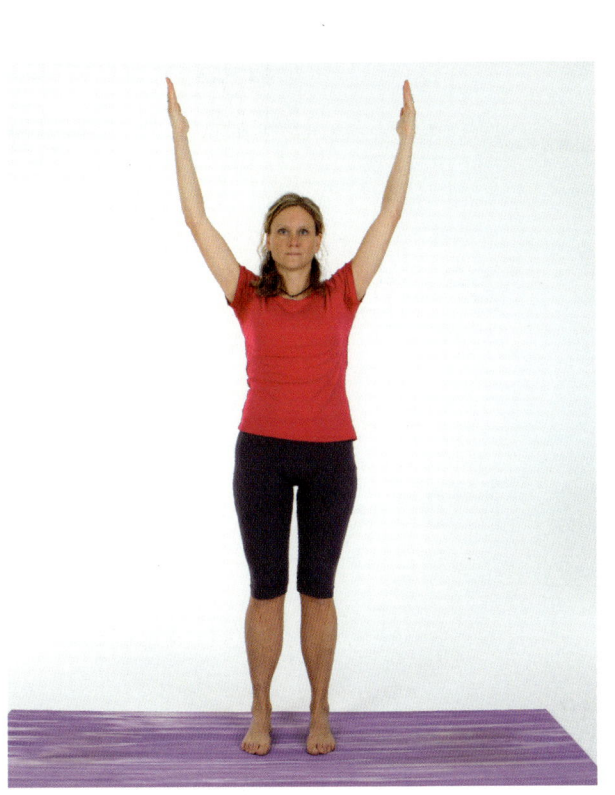

9) Der Oberkörper dreht nach rechts (ausatmen).

10) Der Oberkörper kommt zurück zur Mitte und die Arme streben nach oben (einatmen).

11) *Der Oberkörper kommt in die Vorneige (ausatmen).*

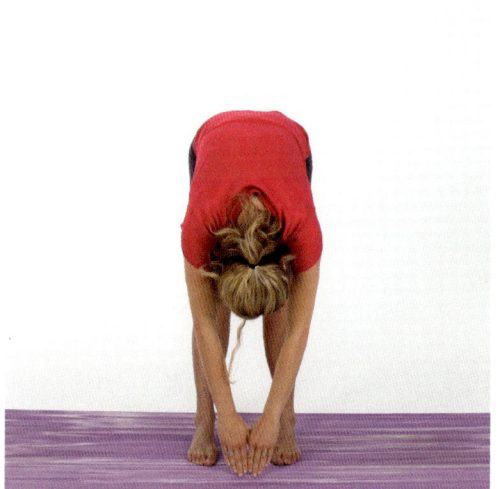

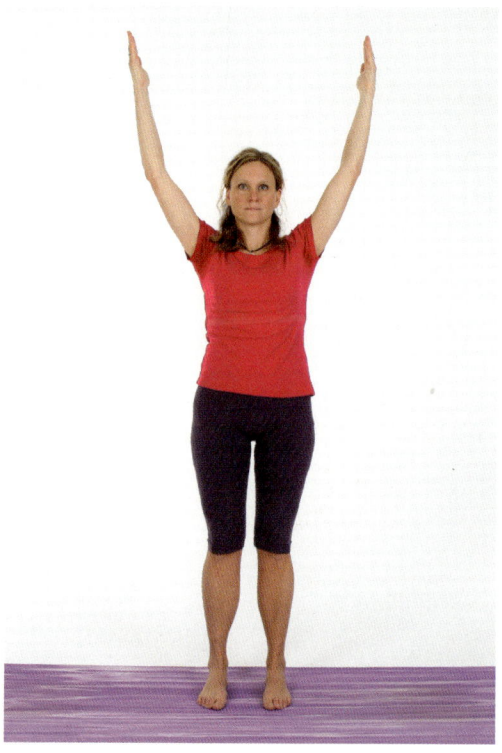

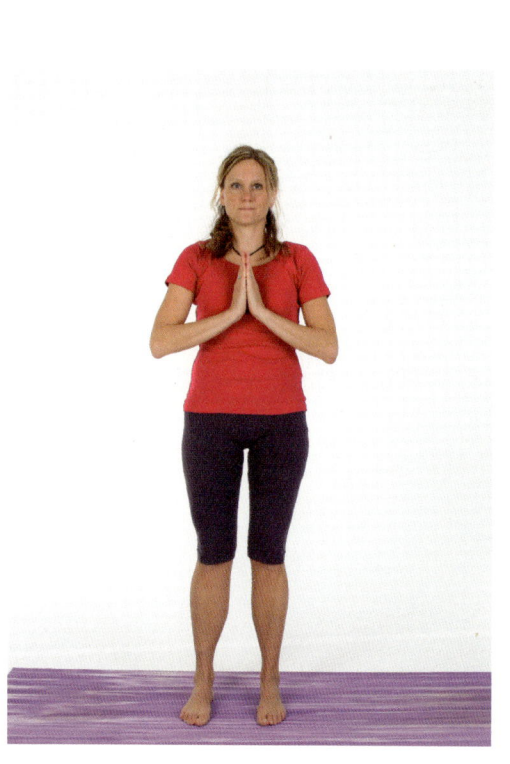

12) *Der Oberkörper richtet sich wieder auf und die Arme streben nach oben (einatmen).*

13) *Die Ausgangshaltung wird eingenommen (ausatmen).*

Dauer: 6 Wiederholungen der Bewegungsreihe.

Kleiner Sonnengruß

Diese Bewegungsreihe ist eine Vereinfachung des »großen Sonnengrußes«. Die Vereinfachung besteht darin, dass auf den Mittelteil, der einige anspruchsvollere Stützhaltungen enthält, verzichtet wird.

Ausführung

1) *Die Grußhaltung wird eingenommen (Ausgangshaltung).*

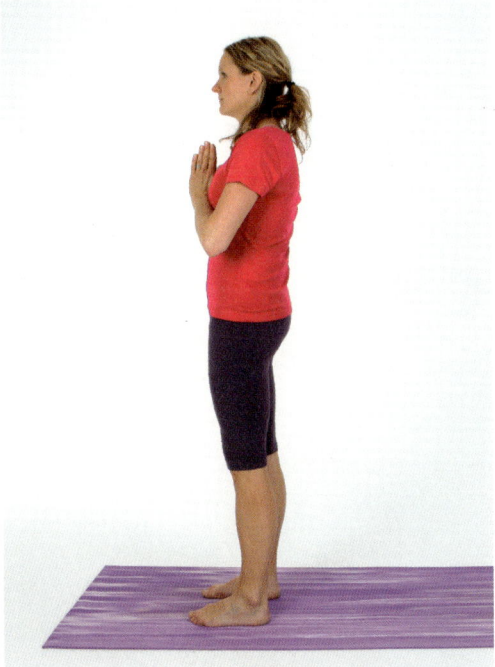

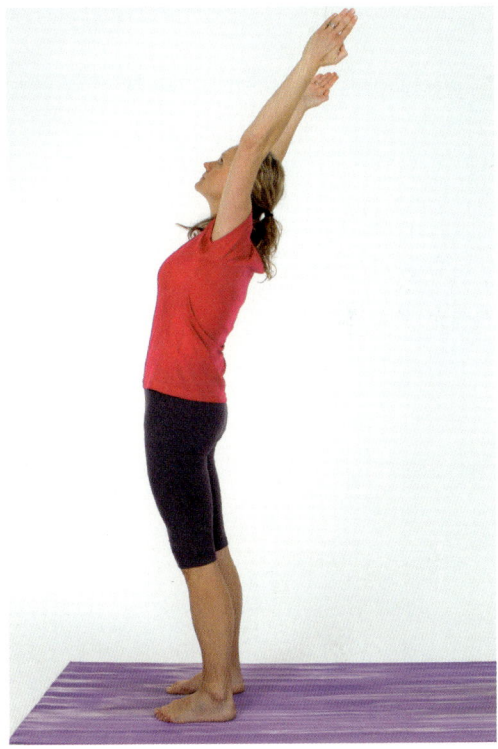

2) *Die Arme streben nach oben und der Oberkörper kommt in eine leichte Rückneige (einatmen).*

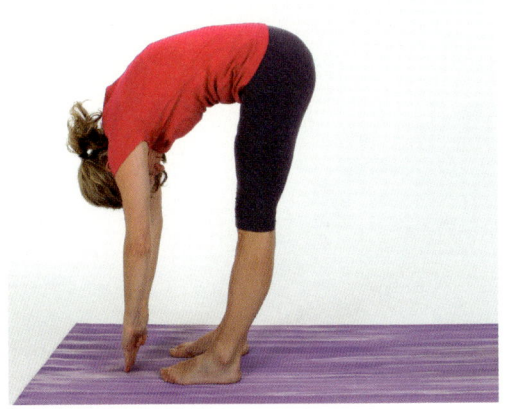

3) *Der Oberkörper kommt bei gestreckter Beinhaltung in eine Vorneige (ausatmen).*

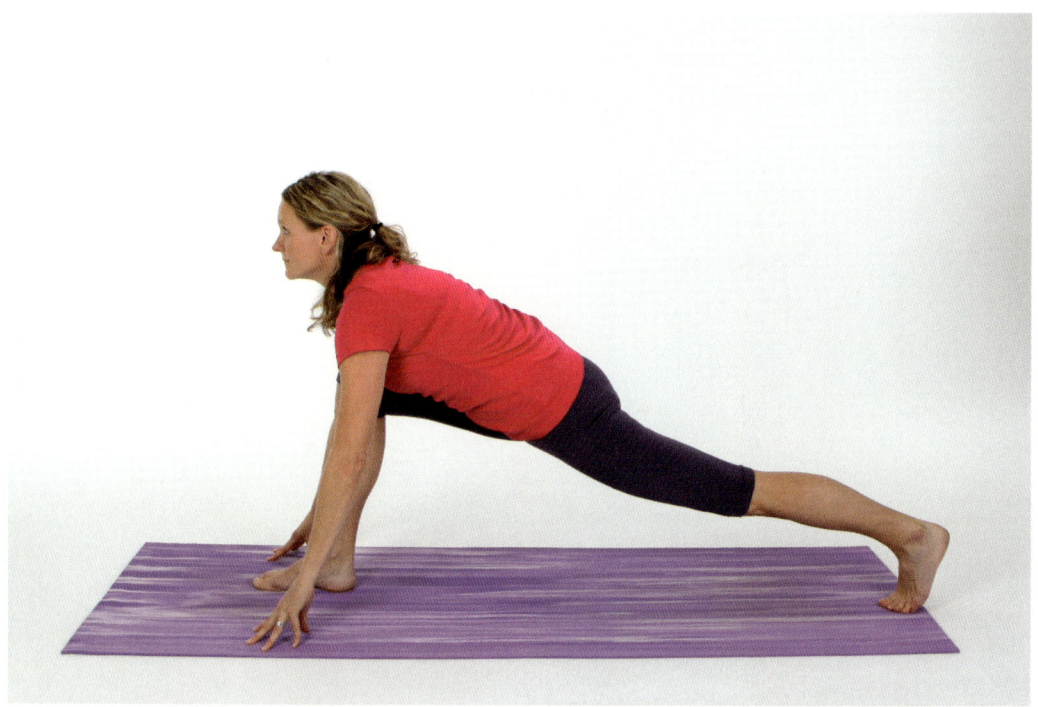

4) Die Hände setzen außen neben den Füßen auf, das linke Bein wird weit zurückgeführt,

der linke Vorderfuß wird aufgesetzt und der Kopf richtet sich auf (einatmen).

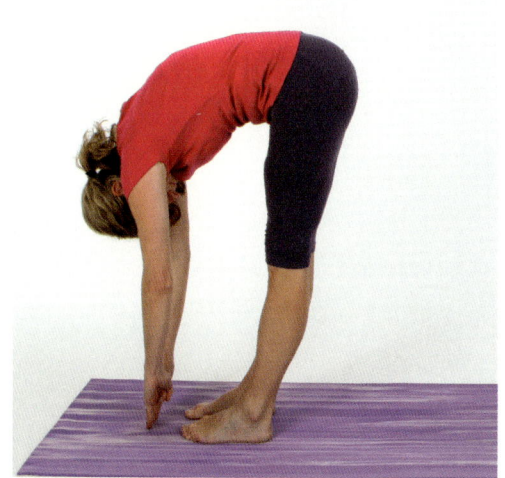

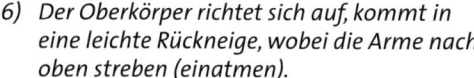

5) Der linke Fuß wird wieder nach vorne geführt und der Körper kommt in die tiefe Vorneige (ausatmen).

6) Der Oberkörper richtet sich auf, kommt in eine leichte Rückneige, wobei die Arme nach oben streben (einatmen).

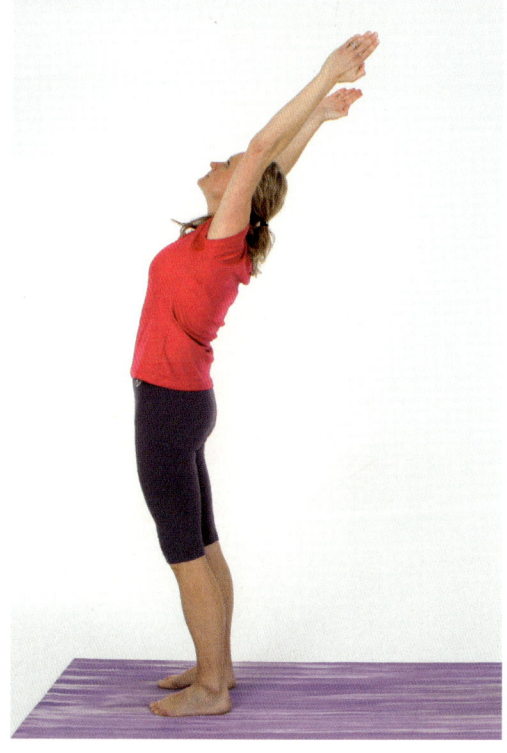

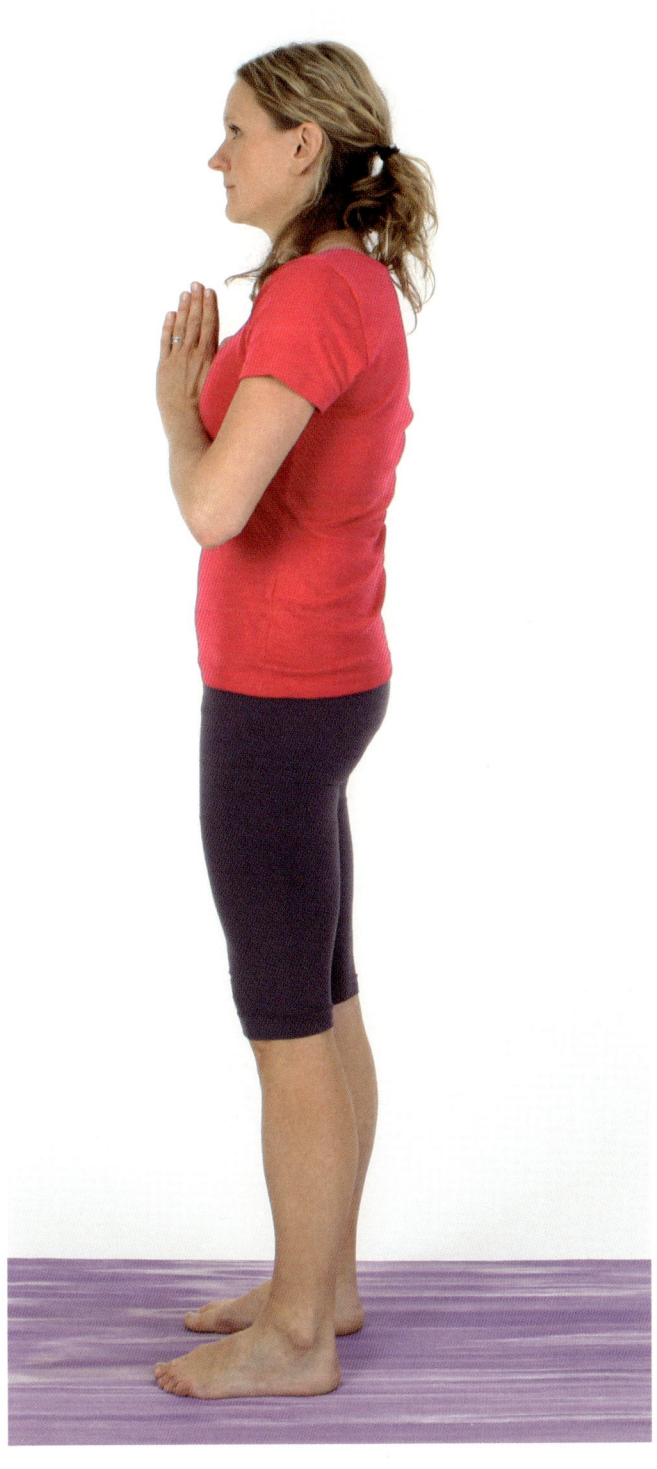

7) *Die Ausgangshaltung wird eingenommen (ausatmen).*

Die Bewegungsreihe wird anschließend mit Seitenwechsel wiederholt.

Dauer: 4 Wiederholungen auf jeder Seite.

Mondgruß

Bei dieser Bewegungsreihe kommt es zusätzlich zu der vorbereitenden Mobilisation der Wirbelsäule zu einer Vordehnung und -kräftigung der Beinmuskulatur.

Ausführung

1) *Die Grußhaltung wird eingenommen (Ausgangshaltung).*

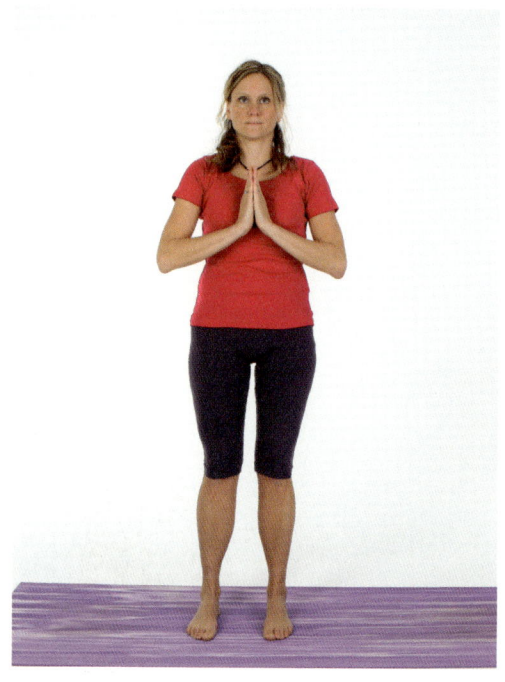

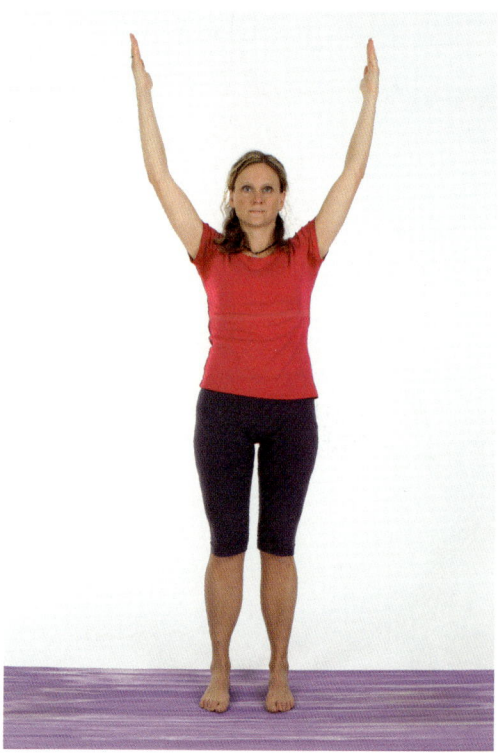

2) *Die Arme streben nach oben (einatmen).*

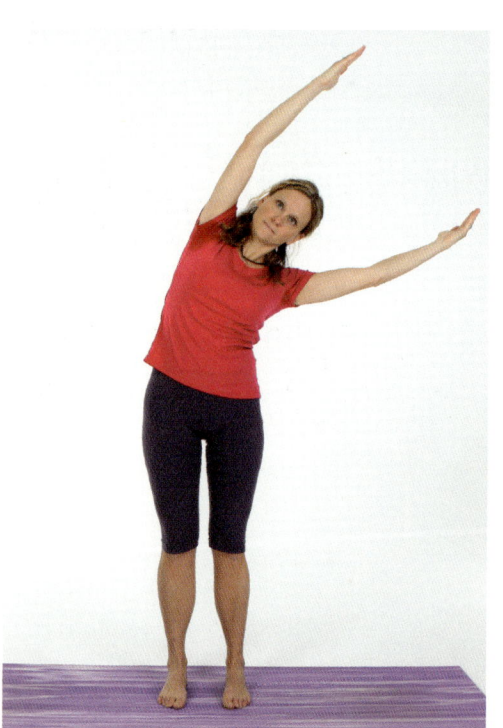

3) *Der Oberkörper neigt nach links (ausatmen).*

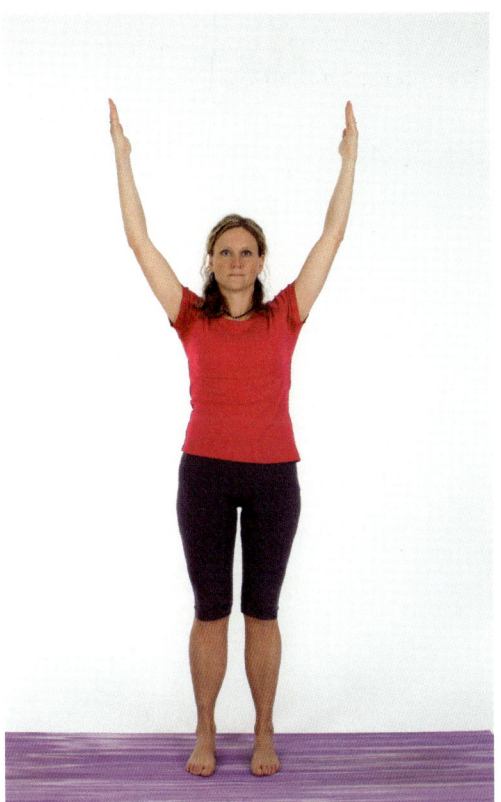

4) Der Oberkörper kommt zurück zur Mitte (einatmen).

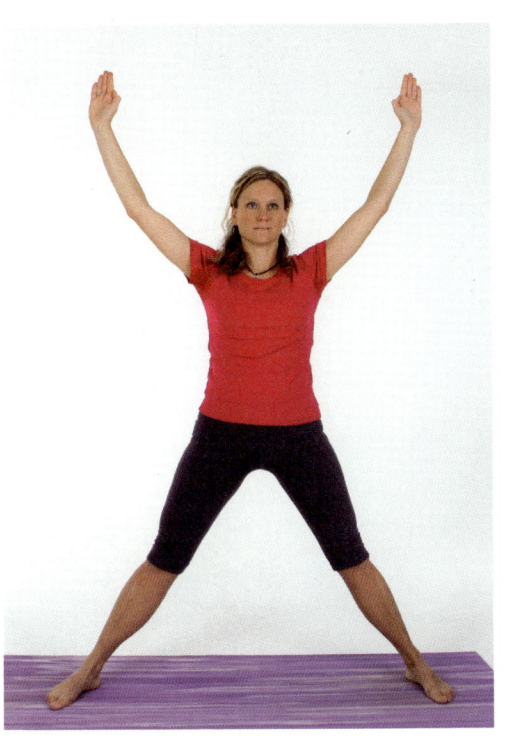

5) Der linke Fuß setzt weiter links auf. Das linke Bein wird gebeugt, der Oberkörper neigt nach rechts und der Blick geht zu der rechten Hand (ausatmen).

6) Das linke Bein wird wieder gestreckt und der Oberkörper richtet sich nach oben aus (einatmen).

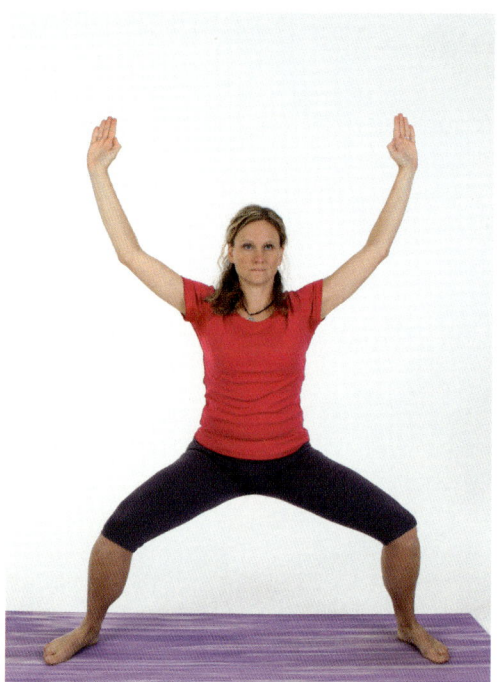

7) *Beide Beine beugen (ausatmen).*

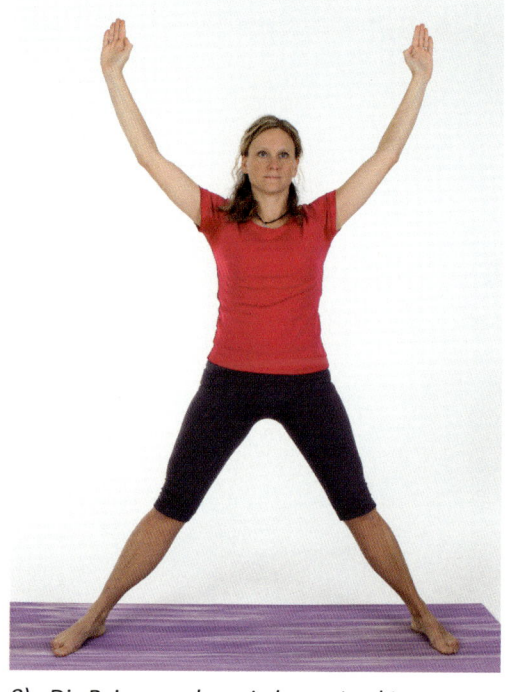

8) *Die Beine werden wieder gestreckt (einatmen).*

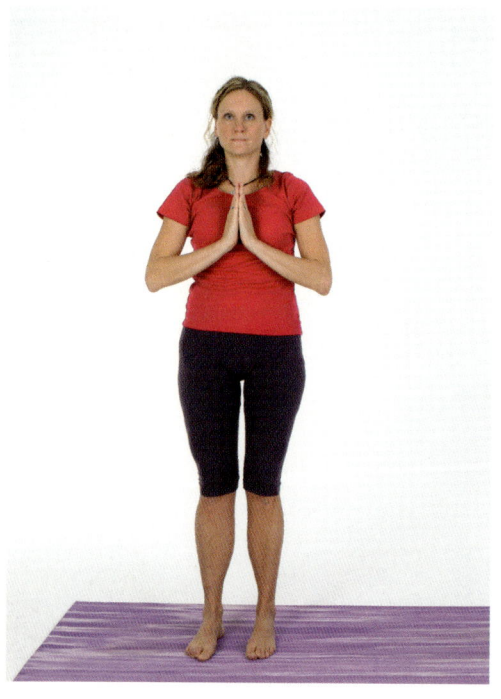

9) *Der linke Fuß stellt sich zurück und die Ausgangshaltung wird eingenommen (ausatmen).*

Die Bewegungsreihe wird anschließend mit Seitenwechsel wiederholt.

Dauer: 4 Wiederholungen auf jeder Seite.

Komplexere Bewegungsreihen

Großer Morgengruß

Bei dieser Bewegungsreihe handelt es sich um eine Erweiterung des kleinen Morgengrußes. Es werden zwei Heldenhaltungen mit eingebaut, wodurch es zusätzlich zur Mobilisation der Wirbelsäule, zu einer Öffnung des Brustraums und zu einer Vordehnung der Bein- und Hüftmuskulatur kommt.

Ausführung

1) *Die Grußhaltung wird eingenommen (Ausgangshaltung).*

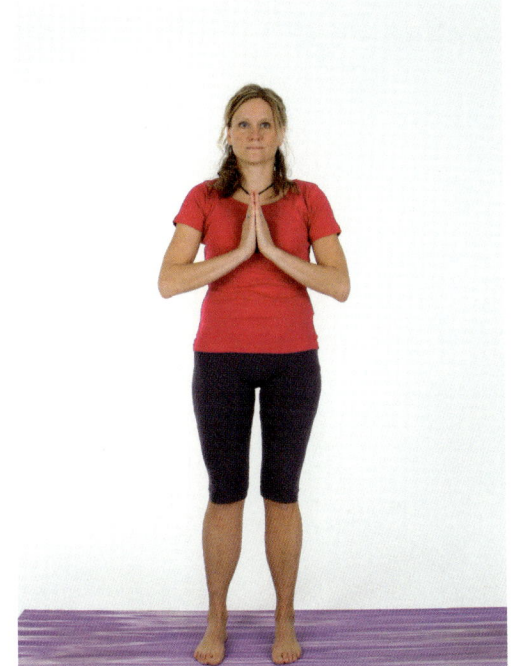

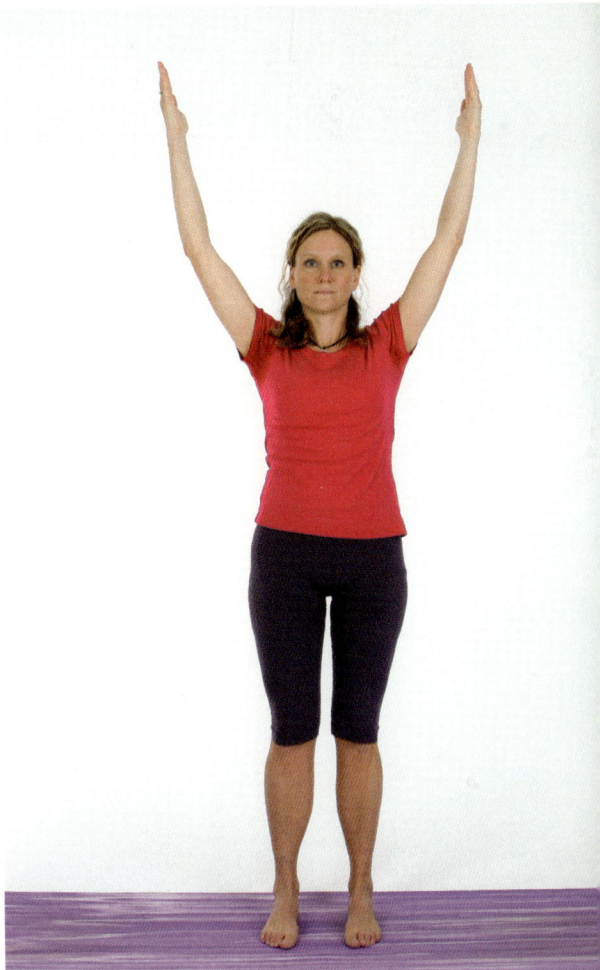

2) *Die Arme streben nach oben (einatmen).*

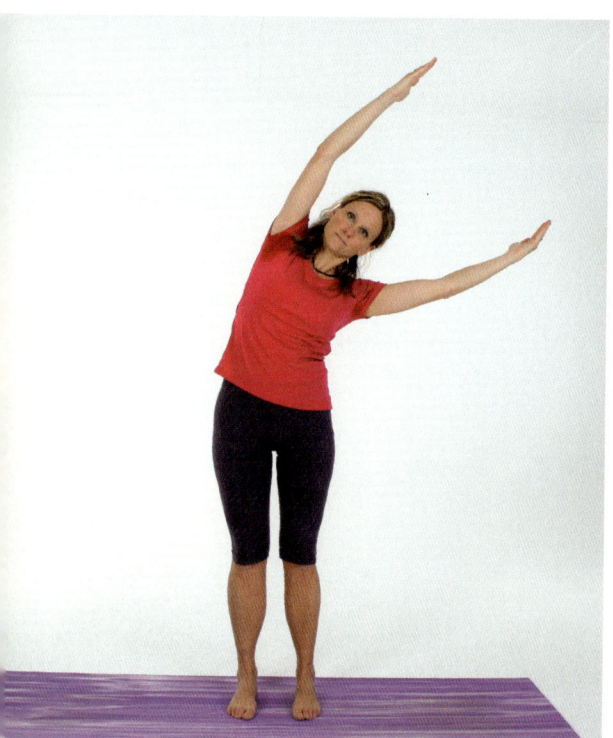

3) Der Oberkörper neigt nach links (ausatmen).

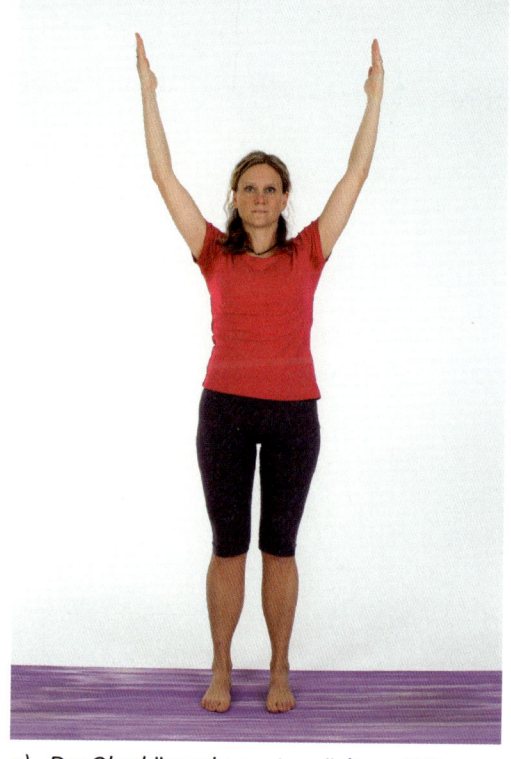

4) Der Oberkörper kommt zurück zur Mitte (einatmen).

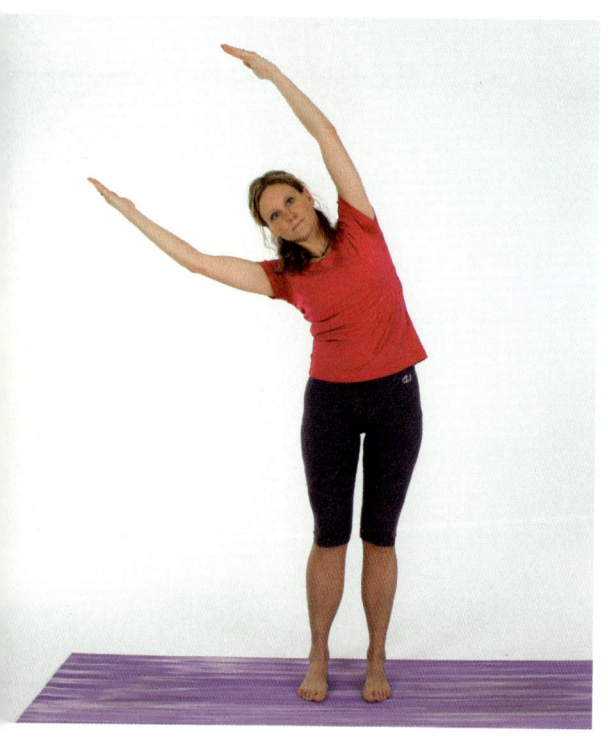

5) Der Oberkörper neigt nach rechts (ausatmen).

6) *Der Oberkörper kommt zurück zur Mitte und die Arme werden in die Seithalte gebracht (einatmen).*

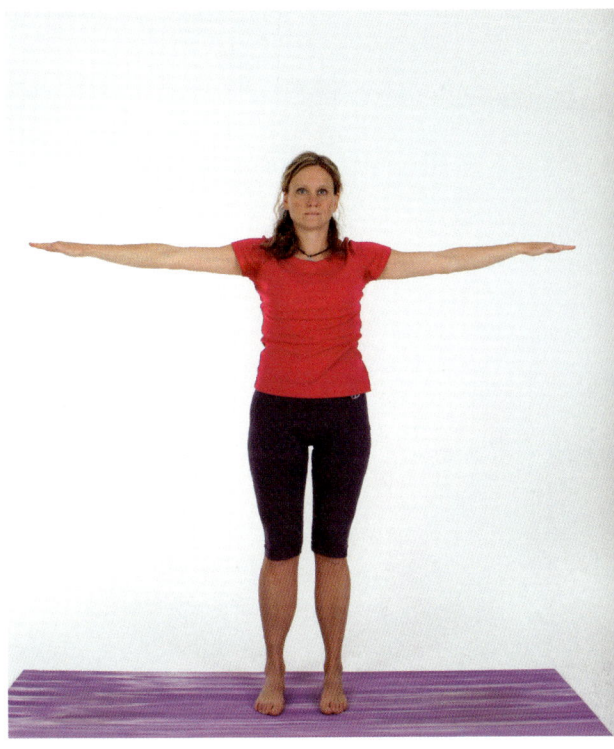

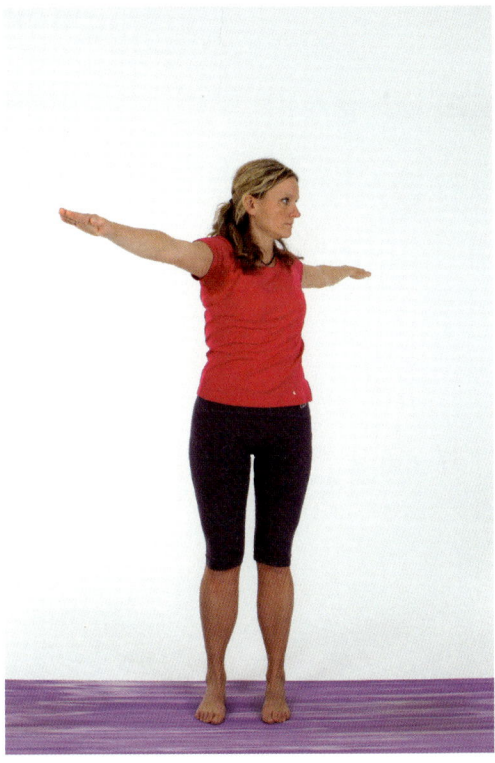

7) *Der Oberkörper dreht nach links (ausatmen).*

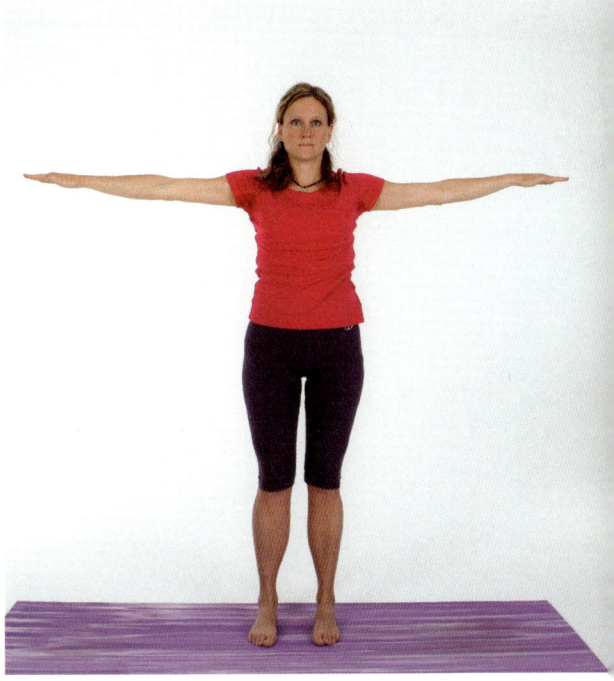

8) *Der Oberkörper kommt zurück zur Mitte (einatmen).*

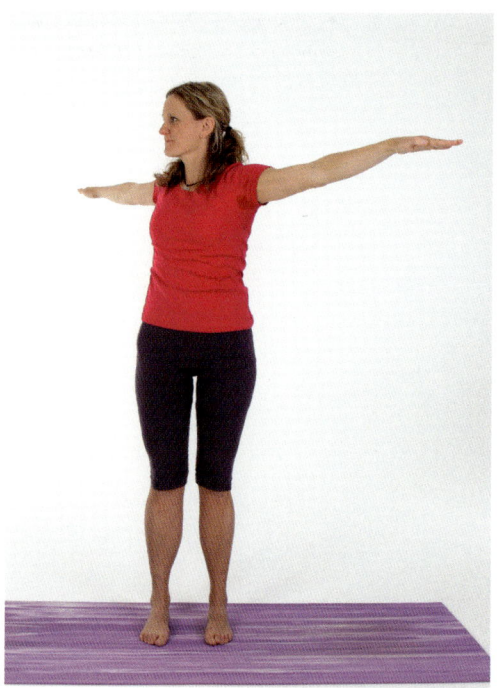

9) Der Oberkörper dreht nach rechts (ausatmen).

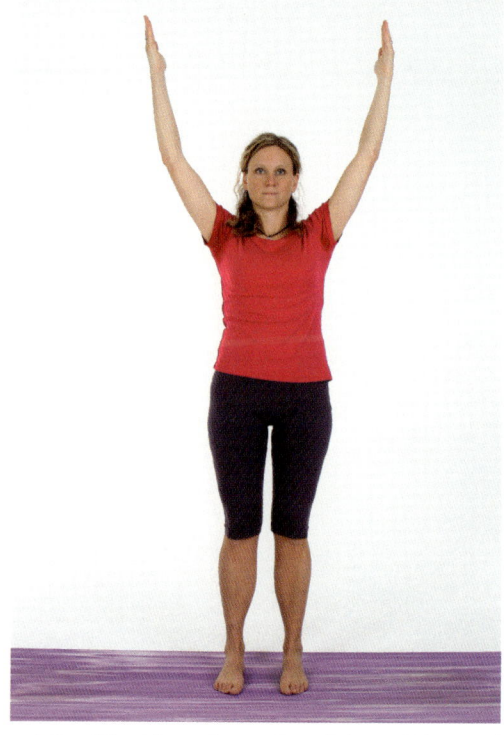

10) Der Oberkörper kommt zurück zur Mitte und die Arme streben nach oben (einatmen).

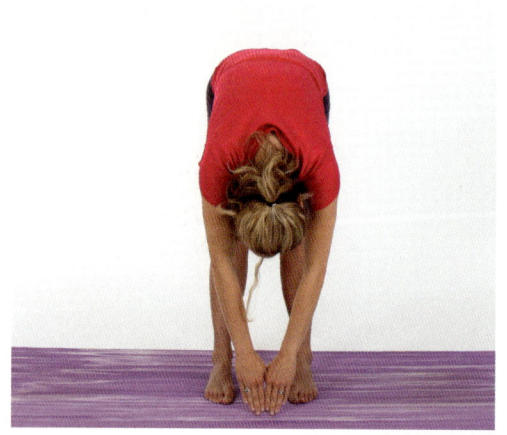

11) Der Oberkörper kommt in die Vorneige (ausatmen).

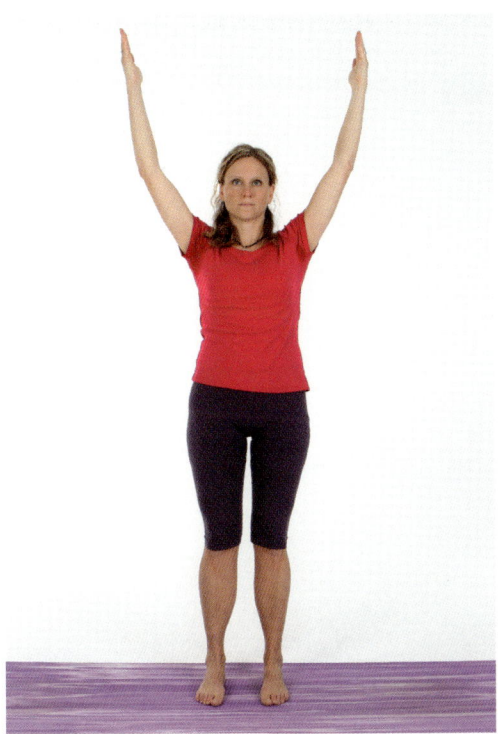

12) Der Oberkörper richtet sich wieder auf und die Arme streben nach oben (einatmen).

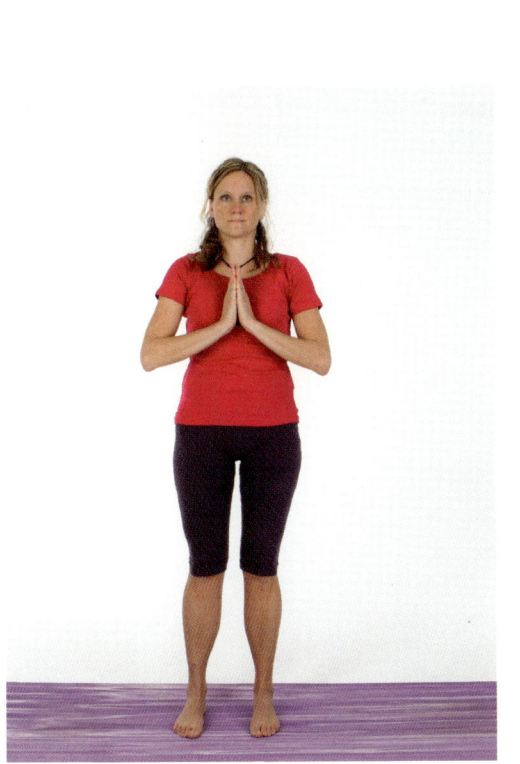

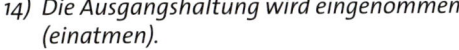

13) Der linke Fuß setzt weiter seitlich auf und das linke Bein wird gebeugt. Die Arme werden parallel zum Boden gehalten und der Blick geht zur linken Hand (ausatmen).

14) Die Ausgangshaltung wird eingenommen (einatmen).

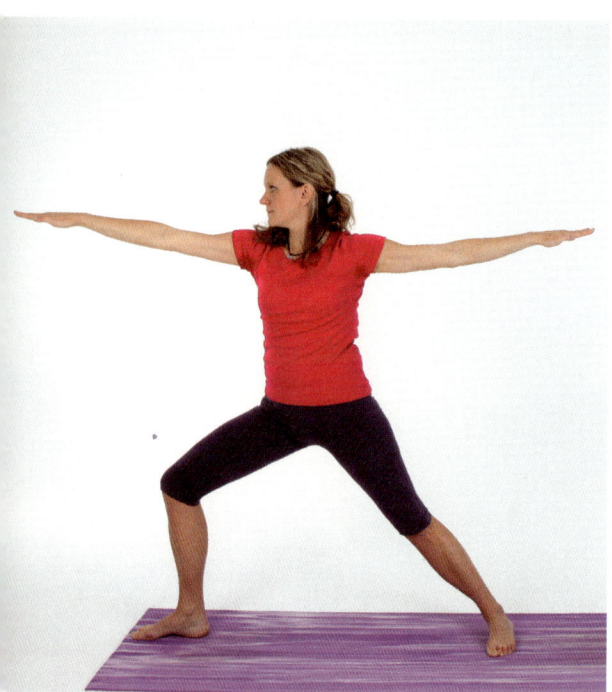

15) Der rechte Fuß setzt weiter seitlich auf und das rechte Bein wird gebeugt. Die Arme werden parallel zum Boden gehalten un der Blick geht zur rechten Hand (ausatmen).

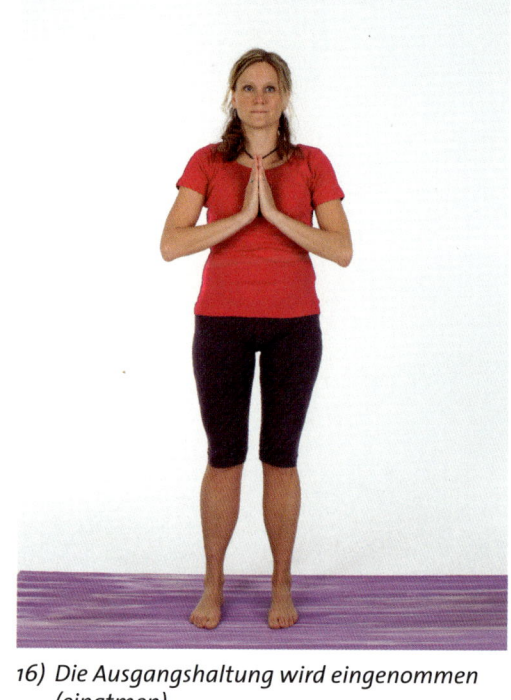

16) Die Ausgangshaltung wird eingenommen (einatmen).

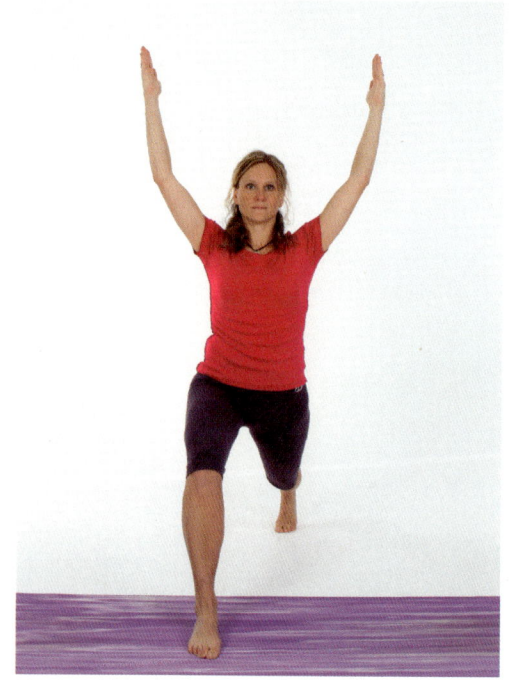

17) Der rechte Fuß setzt weiter vorne auf, das rechte Bein beugt und die Arme streben nach oben (ausatmen).

18) Die Ausgangshaltung wird eingenommen
     (ausatmen).

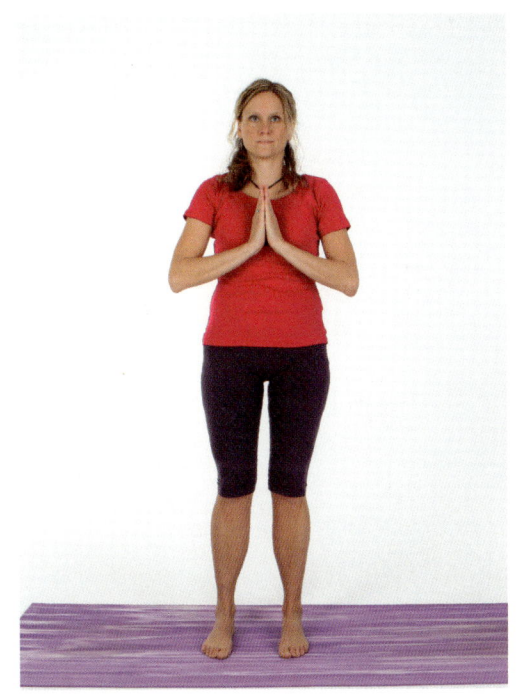

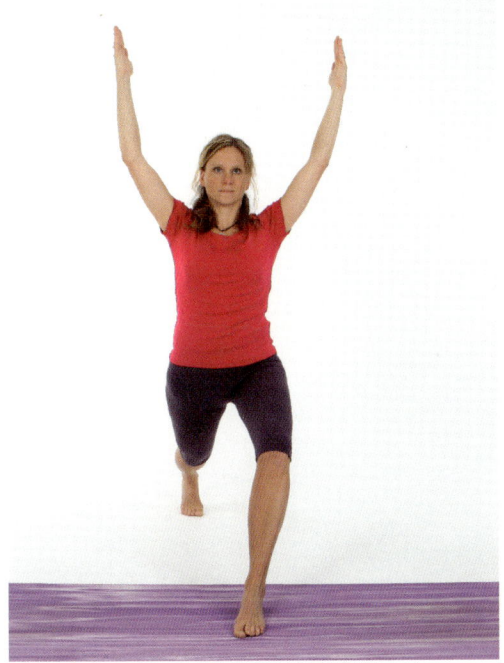

19) Der linke Fuß setzt weiter vorne auf, das
     linke Bein beugt und die Arme streben nach
     oben (ausatmen).

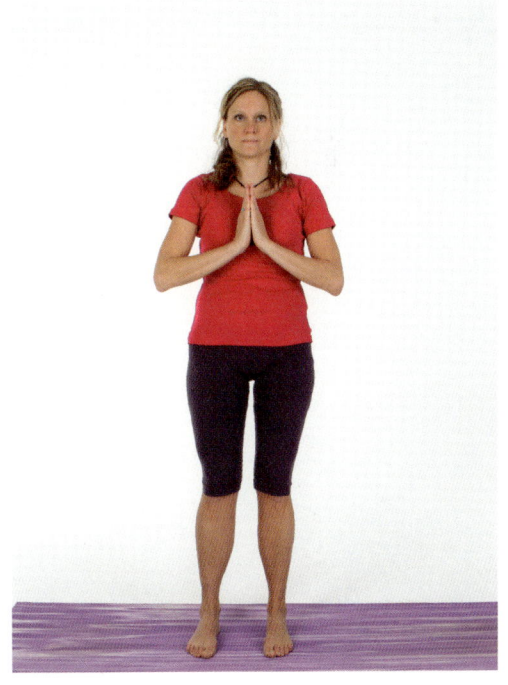

20) Die Ausgangshaltung wird eingenommen
     (ausatmen).

Dauer: 6 Wiederholungen der Bewegungsreihe.

Sonnengruß

Der weithin bekannte Sonnengruß sollte hinsichtlich seiner Komplexität nicht unterschätzt werden. Eine gute Körperspannung und eine gewisse Beweglichkeit sollte vorausgesetzt werden. Im Gegensatz zu den zuvor aufgeführten Bewegungsreihen werden auch Haltungen ausgeführt, bei denen die Hände aufgesetzt werden, so dass eine Kräftigung des Oberkörpers erfolgt.

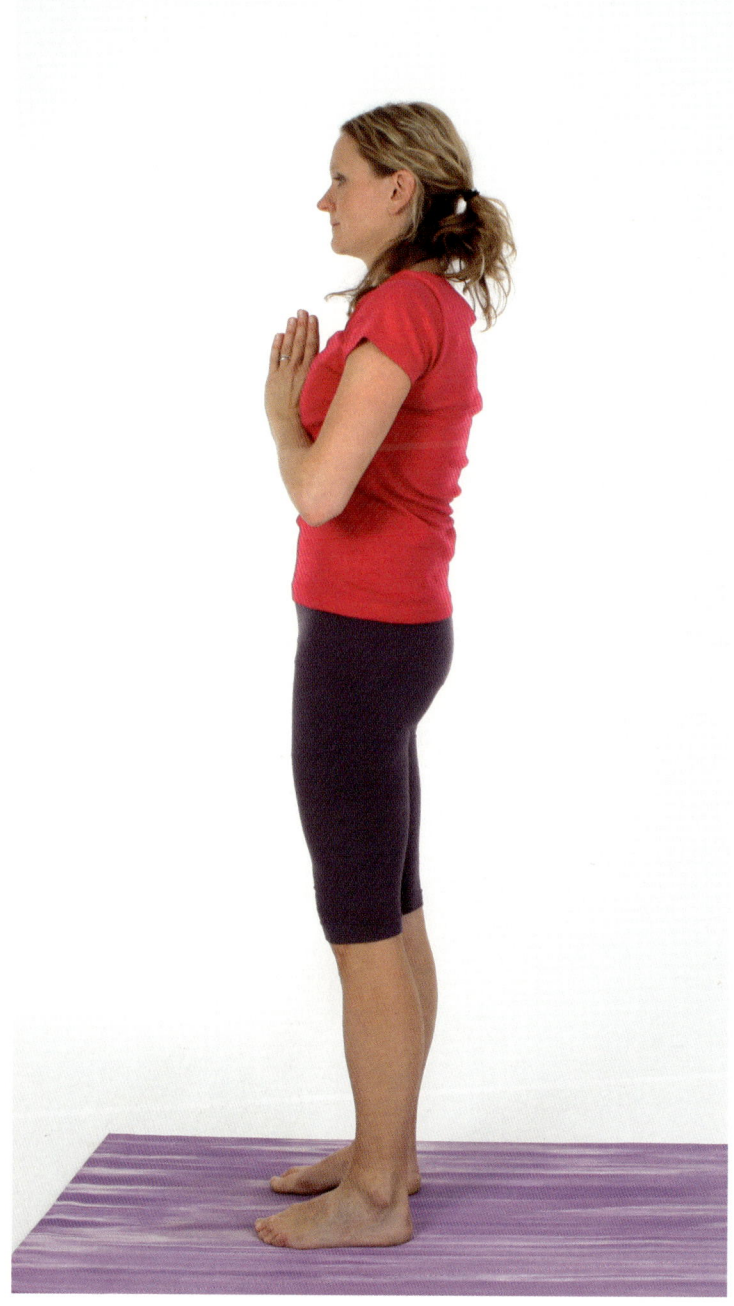

Ausführung

1) *Die Grußhaltung wird eingenommen (Ausgangshaltung).*

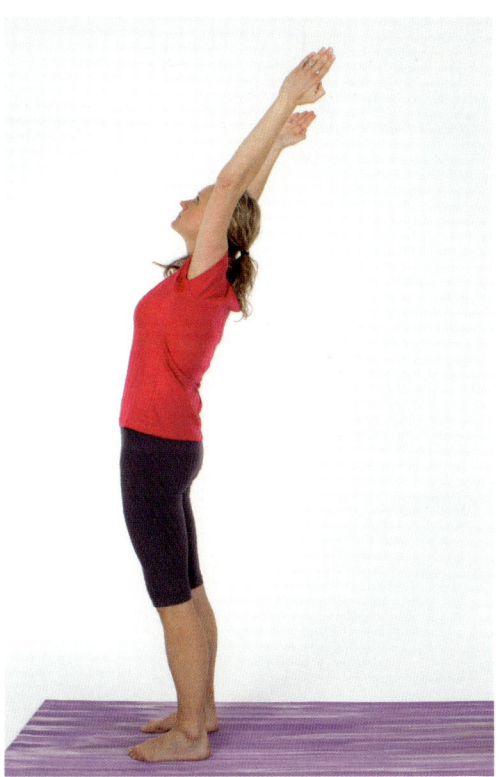

2) Die Arme streben nach oben und der
    Oberkörper kommt in eine leichte
    Rückneige (einatmen).

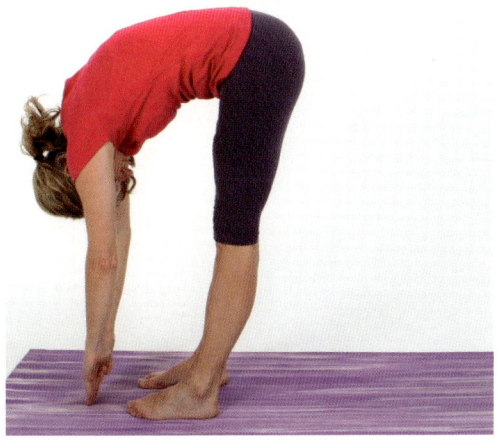

3) Der Oberkörper
    kommt bei gestreckter
    Beinhaltung in eine
    Vorneige (ausatmen).

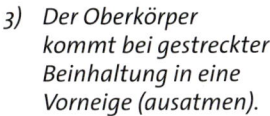

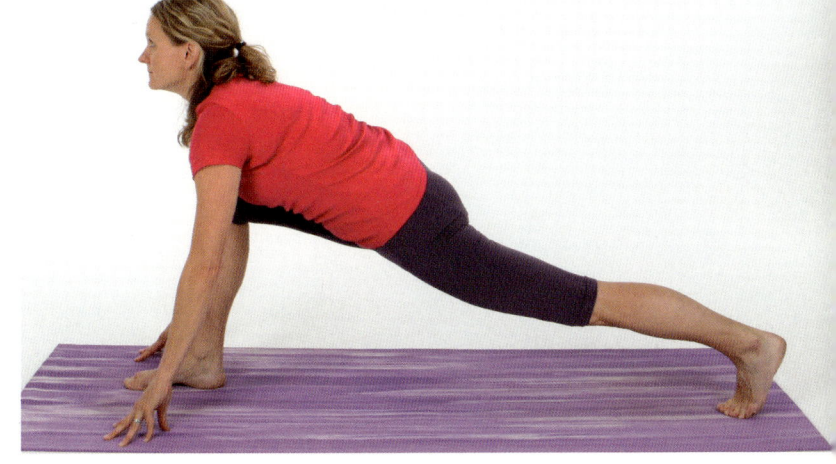

4) Die Hände setzen außen
    neben den Füßen auf,
    das linke Bein wird weit
    zurück geführt, der linke
    Vorderfuß wird aufge-
    setzt und der Kopf rich-
    tet sich auf (einatmen).

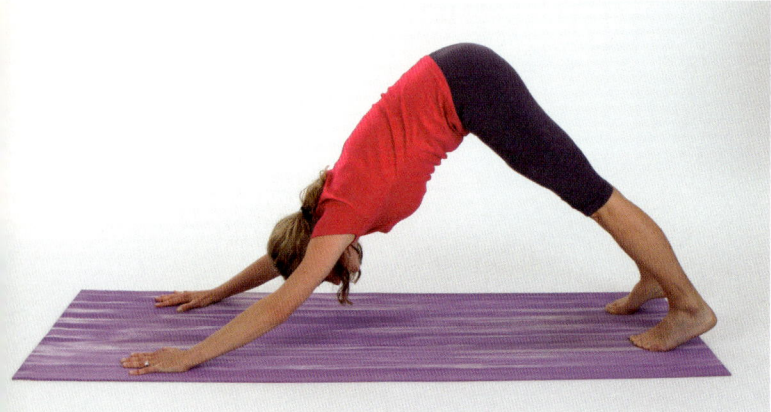

5) Das rechte Bein wird zurückgeführt, die Knie werden
gestreckt, wobei sich das
Gesäß nach oben-hinten
schiebt und der Kopf
zwischen die Arme gebracht
wird. Die Fersen streben
zum Boden (ausatmen).

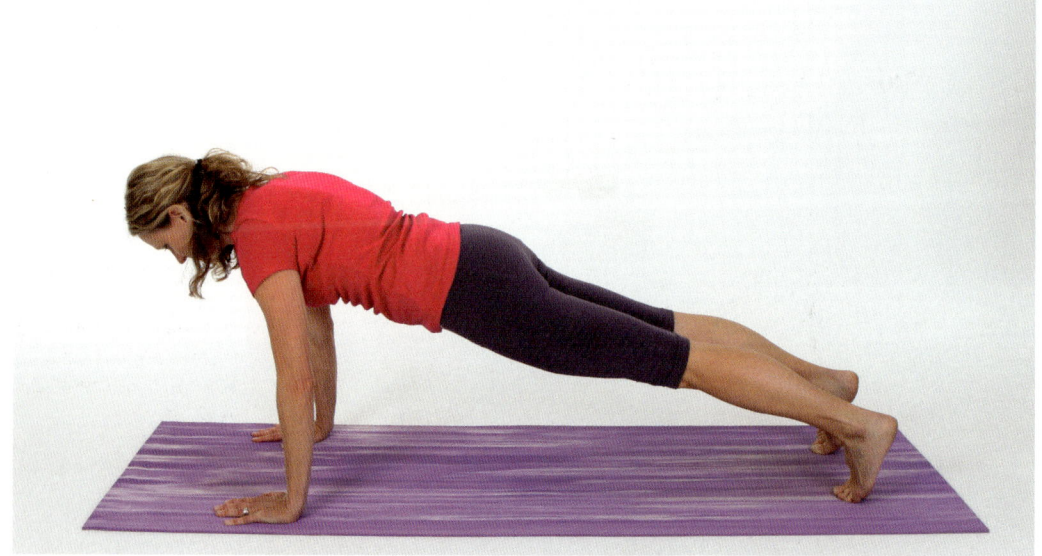

6) Das Gesäß wird so weit nach unten geführt,
dass der Körper von den Fersen bis zum Kopf
eine schiefe Ebene bildet (ausatmen).

7) Die Bauchlage wird eingenommen
(ausatmen).

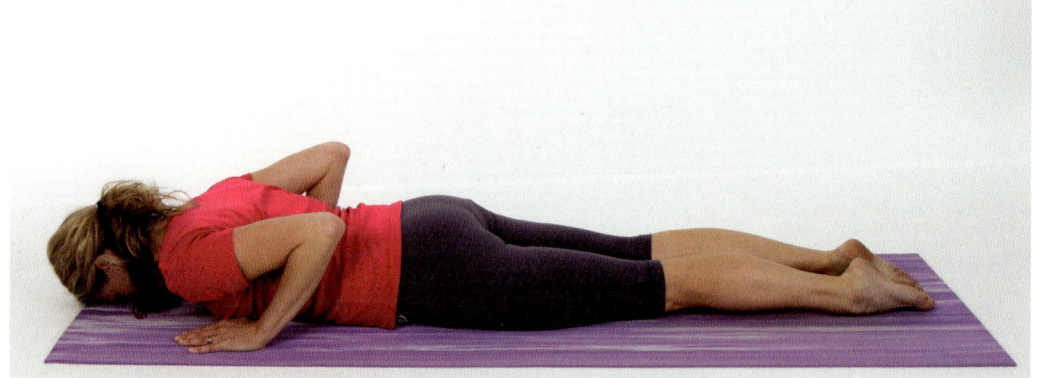

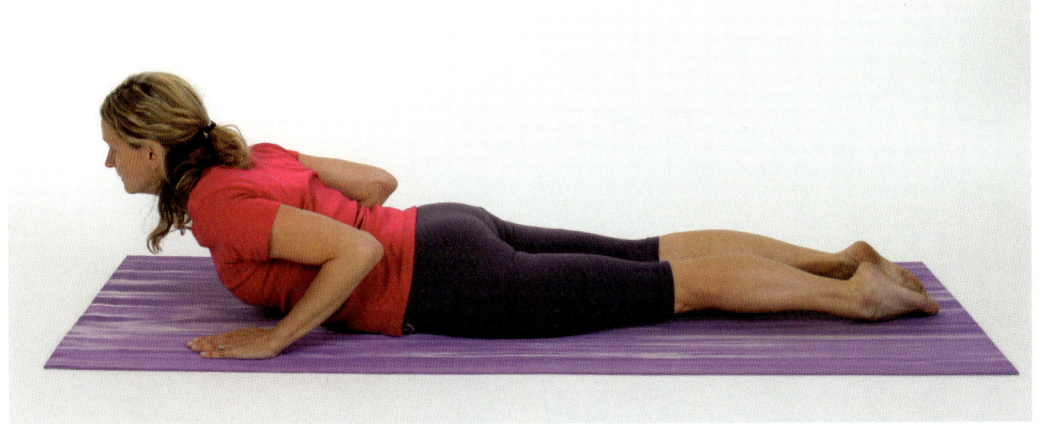

8) Der Oberkörper richtet sich aus der Kraft des Rückens auf (einatmen).

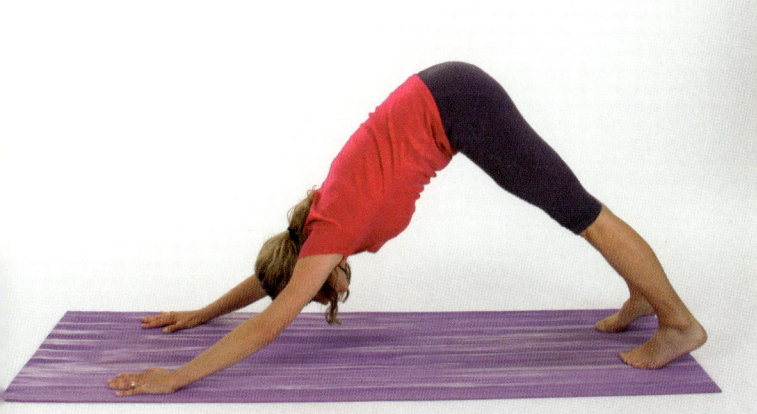

9) Der Körper wird hochgestützt, das Gesäß strebt nach oben-hinten und der Kopf wird zwischen die Arme gebracht (ausatmen).

10) Das linke Bein wird nach vorne geführt, der linke Fuß setzt zwischen den Hände auf und der Kopf richtet sich auf (einatmen).

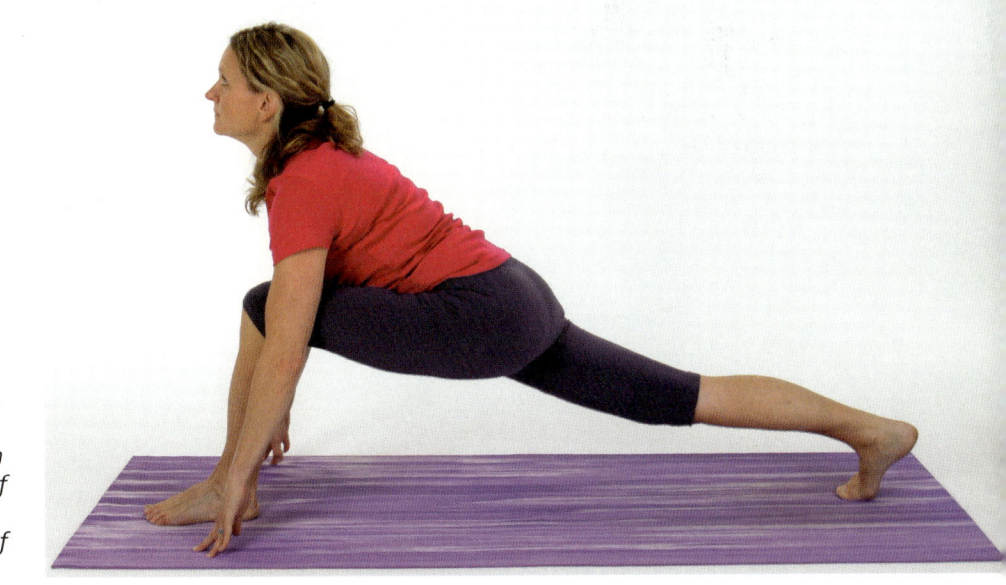

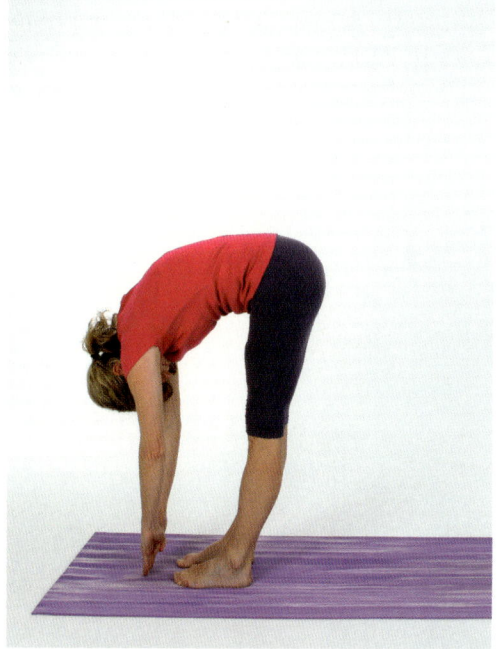

11) Der rechte Fuß wird neben den linken geführt und der Körper kommt wieder in die tiefe Vorneige (ausatmen).

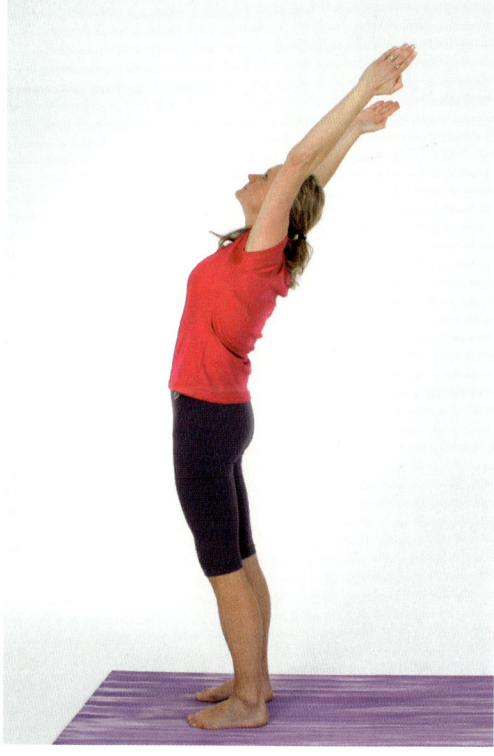

12) Der Oberkörper richtet sich auf und die Arme streben nach oben (einatmen).

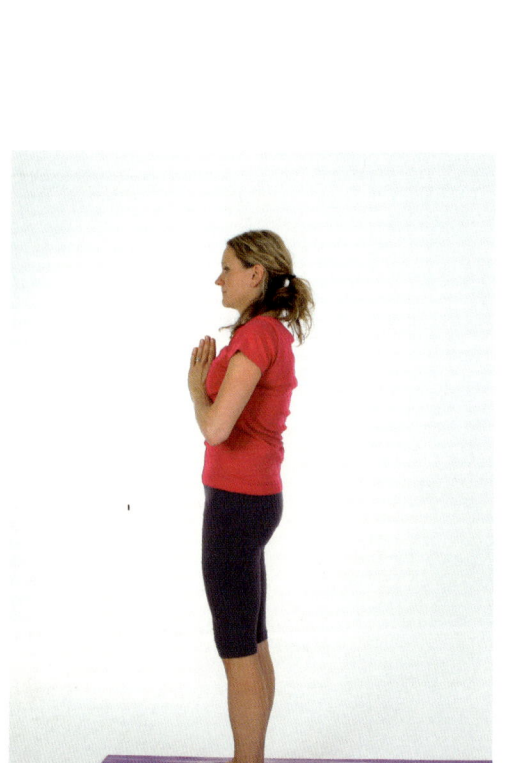

13) Die Ausgangshaltung wird eingenommen (ausatmen).

Die Bewegungsreihe wird anschließend mit Seitenwechsel wiederholt.

Dauer: ca. 4 Wiederholungen auf jeder Seite.

Von der Spinne in den ersten Helden

Diese Bewegungsreihe besteht im Grunde genommen aus der Verknüpfung zweier Haltungen, einer Haltung aus dem Kniestand heraus sowie einer Standhaltung. Die Schwierigkeit an dieser Bewegungsreihe besteht darin, dass für den Übergang in die Standhaltung sehr viel Kraft und ein guter Gleichgewichtssinn benötigt werden.

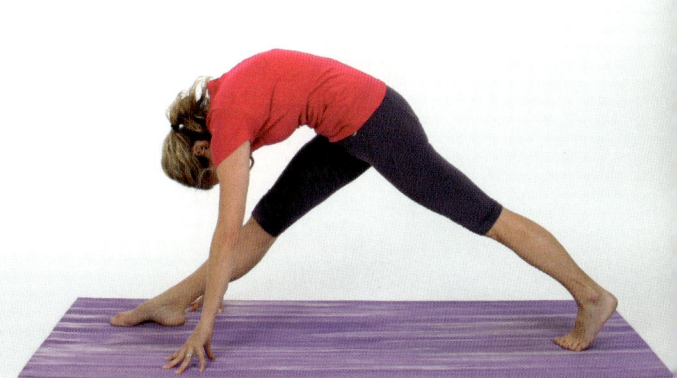

Ausführung

1) *Aus dem Kniestand heraus wird das rechte Bein gestreckt nach vorne aufgestellt. Die Hände setzen bei tief gehaltenem Oberkörper auf, wobei das hintere, linke Knie vom Boden gelöst ist (Ausgangshaltung).*

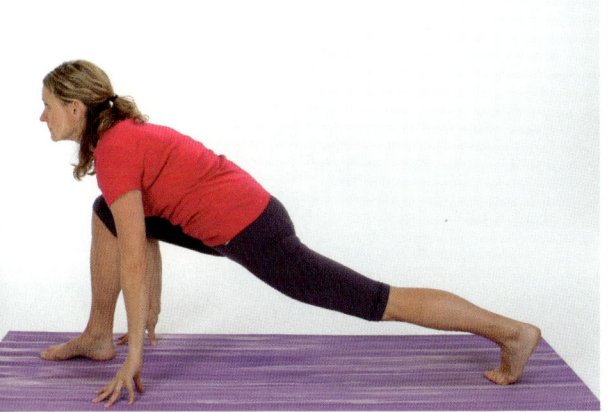

2) *Das vordere Bein wird gebeugt und der Kopf wird aufgerichtet (einatmen).*

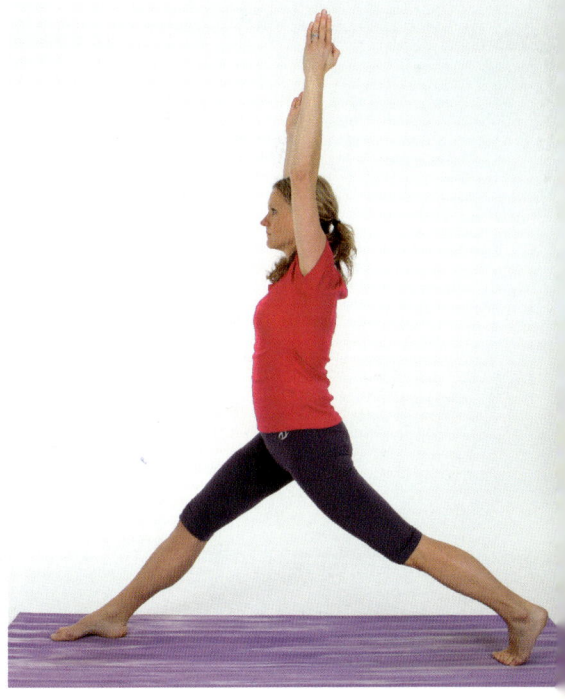

3) *Der Oberkörper richtet sich auf, das vordere Bein wird gestreckt und die Arme streben nach oben (einatmen).*

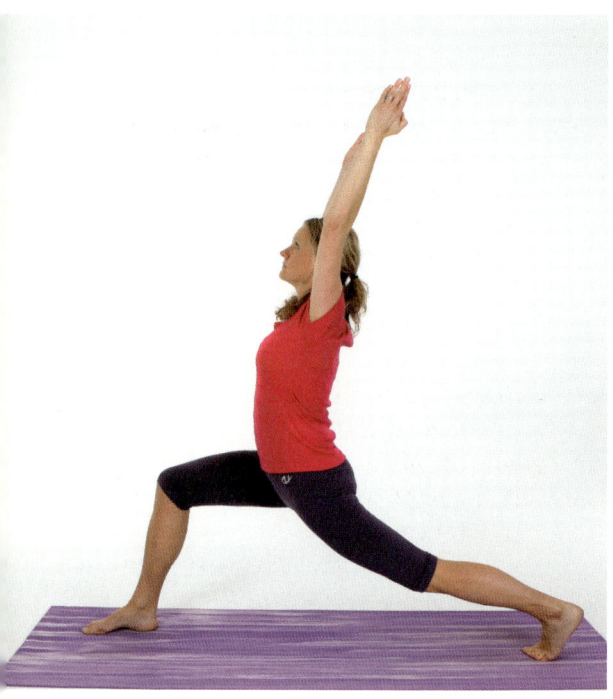

4) Das vordere Bein wird stärker gebeugt und der Oberkörper kommt in eine leichte Rückneige (ausatmen).

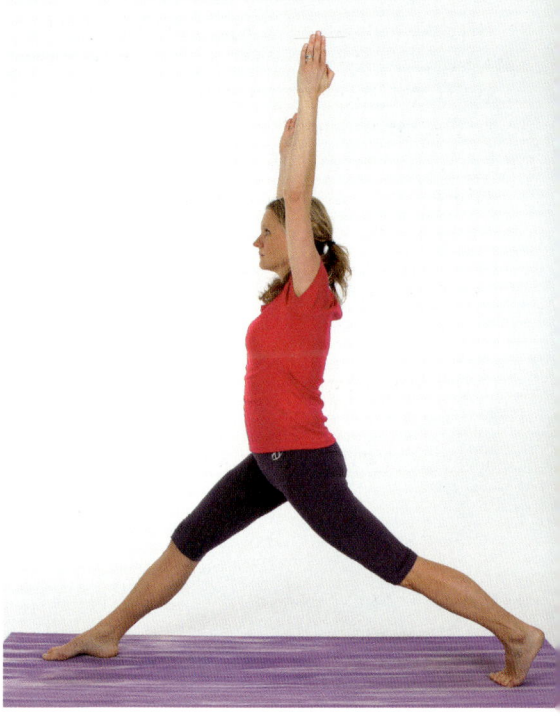

5) Das vordere Bein wird wieder gestreckt (einatmen).

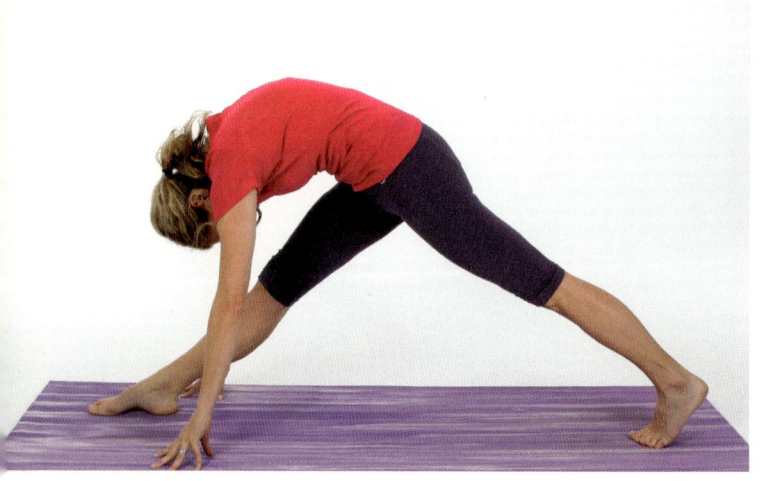

6) Die Ausgangshaltung wird eingenommen (ausatmen).

Die Bewegungsreihe wird nach mehrmaliger Wiederholung auf der anderen Körperseite ausgeführt.

Dauer: ca. 8 Wiederholungen auf jeder Seite.

Körperübungsprogramme

Die im Folgenden beschriebenen Programme wurden hinsichtlich der einzunehmenden Ausgangsposition der Zielübung eingeordnet. Innerhalb dieser Gruppierungen wurde jedes Programm in eine von zwei Schwierigkeitsstufen eingestuft.

Bei den Haltungen, die eine Körperseite begünstigen, sollte darauf geachtet werden, dass sie im Anschluss auf der anderen Seite ausgeführt werden (bei den Übungsbeschreibungen wird nicht gesondert darauf hingewiesen!).

Die zusätzliche Kennzeichnung der Übungsbeschreibungen erfolgt nach folgenden Gesichtspunkten:

(V) = Vorübung;

(Z) = Zielübung;

(A) = Ausgleichshaltung

Fast allen Haltungen geht eine Beschreibung der Ausgangshaltung (»Vorbereitung«) voraus, von der aus die gewünschte Endposition gut aufgebaut werden kann. Sie ist als eine Art Vorstufe zu sehen, in der sich der Übende mental auf die folgende Haltung vorbereiten kann. Nach der Haltephase kehrt der Übende wieder in diese Ausgangsposition zurück, bevor er sich einer neuen Übung zuwendet. Bei einigen Haltungen, die weniger anspruchsvoll sind und eine eher entspannende Wirkung haben, kann auf das Einnehmen der Ausgangshaltung verzichtet werden.

Bei den meisten Übungen handelt es sich um Körperhaltungen, das heißt der Körper wird in eine Endposition gebracht, die über einen selbst gewählten Zeitraum gehalten wird, bevor die Position aufgelöst wird. Vereinzelt finden sich jedoch auch dynamische Übungen, die dem Atemfluss angepasst werden.

Leichte bis mittelschwere Standhaltungen

Das Ausführen der Standhaltungen hat aus körperlicher Sicht in erster Linie Einfluss auf die Körperhaltung. Durch das Innehalten in einer Standhaltung mit der bewussten Aufrichtung prägt sich das Bild einer guten Körperhaltung ein. So wird auch langfristig durch Verinnerlichung und ggf. Korrektur im Alltag eine gute Aufrichtung und Haltung durch das Üben der Standhaltungen sichtbar.

Weiterhin haben die Übungen Auswirkungen auf das Selbstbewusstsein. Mit festem Boden unter den Füßen und somit einer guten Erdung wird die Persönlichkeitsentwicklung unterstützt. Die im Folgenden dargestellten Haltungen zeigen ganz unterschiedliche körperliche Ausrichtungen, aber immer mit festem Bodenkontakt.

Stehende Vorneige mit Drehung

In dieser Haltung kommt der Oberkörper aus dem aufrechten Stand heraus bei gestreckter Beinhaltung in eine tiefe Vorneige, wodurch die Beinbeuger intensiv gedehnt werden. Ein zusätzlicher Wirkungsschwerpunkt ergibt sich durch die Drehung aus der Brustwirbelsäule heraus, die von dem nach oben strebenden Arm eingeleitet wird.

Wirkungen

- Mobilisation der Brustwirbelsäule/Schultergelenke
- Dehnung der Beinbeuger
- Kräftigung der oberen Rückenmuskulatur
- Aktivierung des Kreislaufs
- Entspannung des unteren Rückens

Langfristige Wirkungen

- Linderung einer verstärkten Kyphose der Brustwirbelsäule
- Positiver Einfluss auf das Atem- und Herz-Kreislauf-System
- Intensive Erweiterung der Dehn- und Kontraktionskraft der Beinmuskulatur
- Positiver Einfluss auf Bauchorgane

Gedankliche Ausrichtung

In der stehenden Vorneige wird das Sichtfeld durch die Vorneige eingeschränkt. In der Drehung richtet sich der Oberkörper zur Seite aus und der Blick wird wieder frei. So wird ein Perspektivenwechsel vorgenommen. In der Haltung spürt der Übende die eigene körperliche Flexibilität insbesondere im Bereich des Rumpfes. Die Öffnung aus der geschlossenen Haltung heraus kann zudem das Gefühl der Weite hervorrufen. Folgende Fragen können selbstreflektierend beantwortet werden:

- Bin ich offen für andere Perspektiven?
- Bin ich bereit, auch andere Lösungswege zuzulassen?
- Kann ich erkennen, dass aus einer Krise heraus etwas Positives wachsen kann?

Übungsbeschreibung

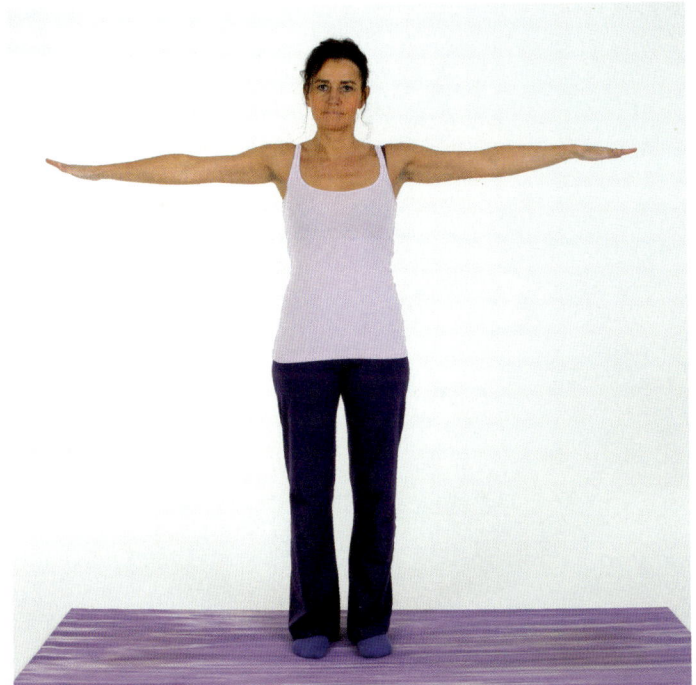

Berghaltung mit Drehung
Vorbereitung: *Der aufrechte Stand wird eingenommen. Die Arme werden seitlich angehoben.*

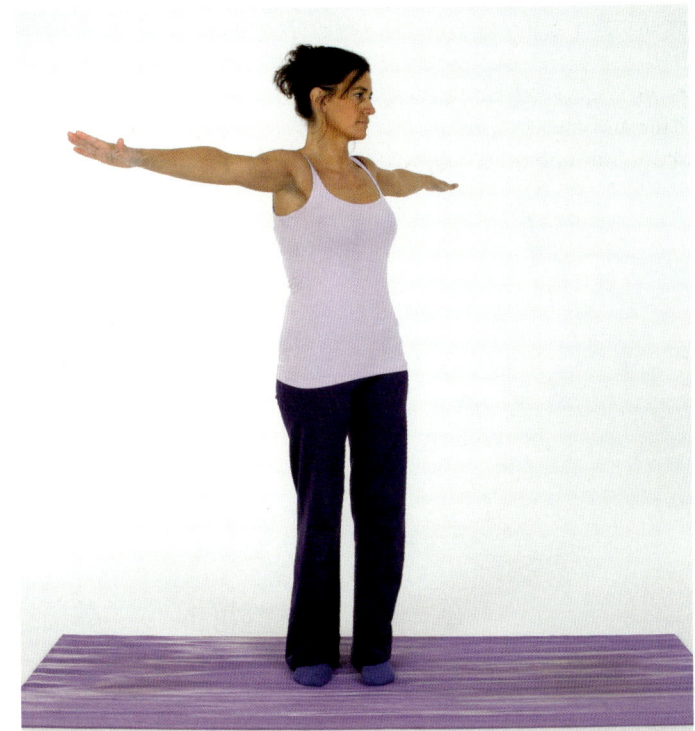

Ausführung: *Der Oberkörper dreht aus der Brustwirbelsäule heraus zu einer Seite.*

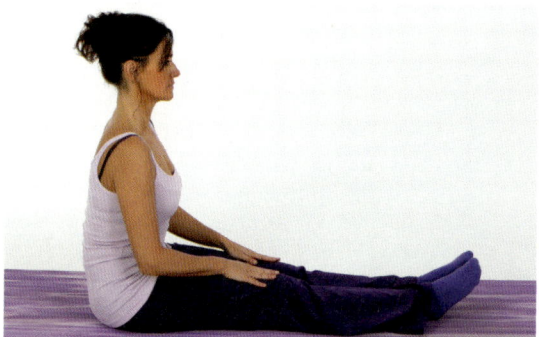

Zange
Vorbereitung: Im aufrechten Langsitz liegen die Hände entspannt auf den Oberschenkeln.

Ausführung: Die Arme werden nach oben gestreckt. Der Oberkörper neigt sich weit vor, wobei darauf geachtet wird, dass der untere Rücken gestreckt bleibt. Die Hände finden in Abhängigkeit der Dehnbarkeit einen Platz an den Schienbeinen oder greifen die Fußsohlen.

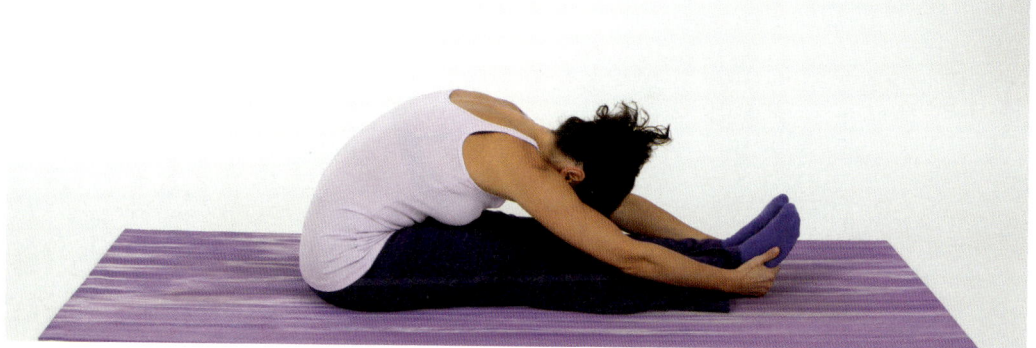

Mobilisation der Brustwirbelsäule
Ausgangshaltung: In der Seitlage liegen die Hände bei gestreckter, im rechten Winkel zum Rumpf befindlicher, Armhaltung übereinander.

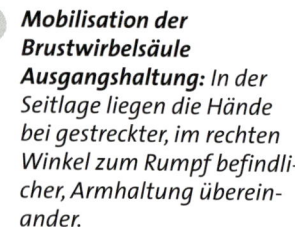

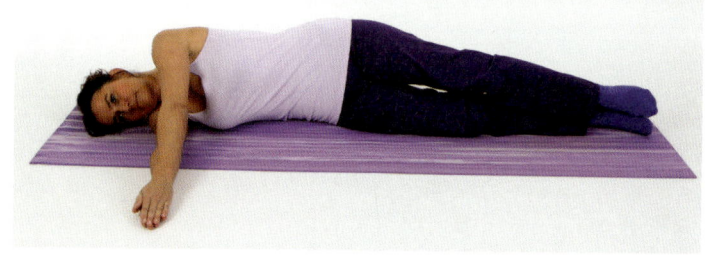

Einatmen: Der Arm wird unter Drehung der Brustwirbelsäule halbkreisförmig zur anderen Seite geführt.
Ausatmen: Der Arm kommt zurück in die Ausgangshaltung.

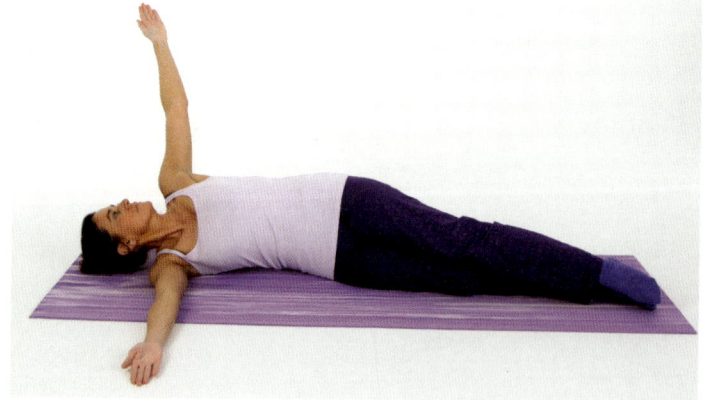

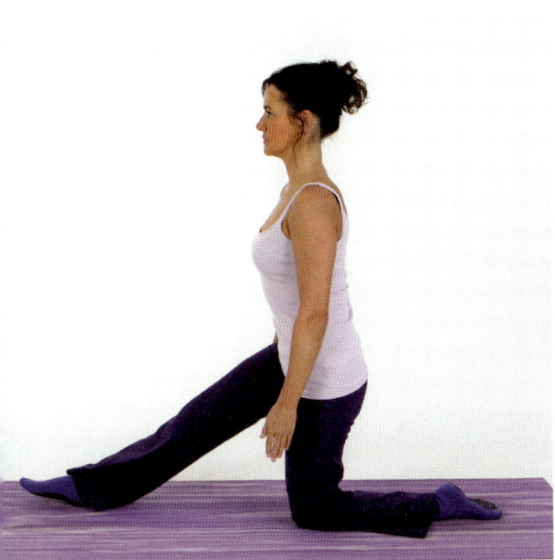

Spinne

Vorbereitung: Aus dem Kniestand heraus setzt
ein Fuß nach vorn gestreckt auf dem Boden auf.
Ausführung: Der Oberkörper neigt sich vor und
die Hände werden auf dem Boden neben dem
gestreckten Bein aufgesetzt.

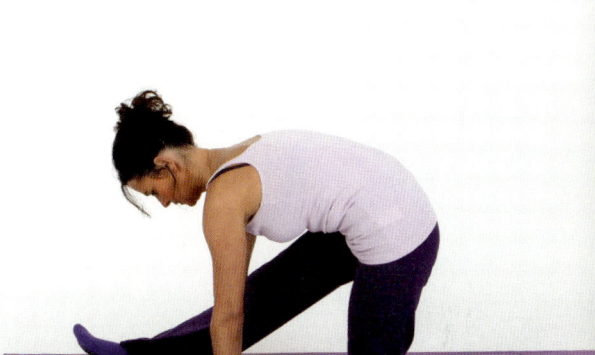

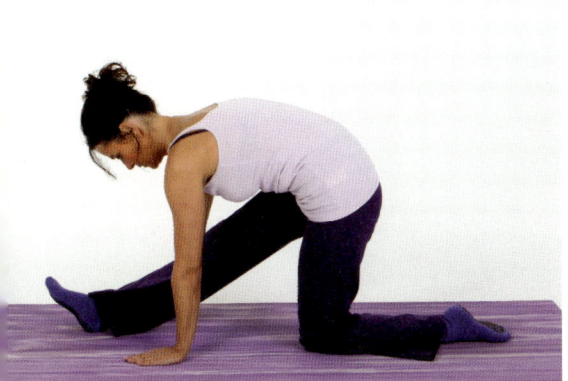

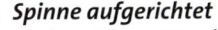

Spinne aufgerichtet

Vorbereitung: Die oben beschriebene »Spinne«
wird erneut ausgeführt.
Ausführung: Das hintere Knie löst sich vom
Boden und das Bein ebenfalls zur Streckung
gebracht.

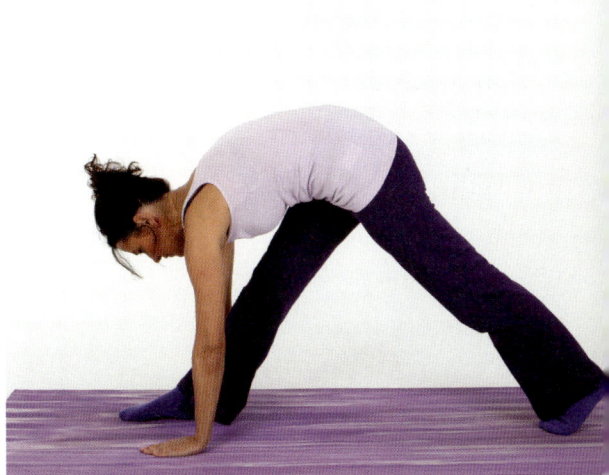

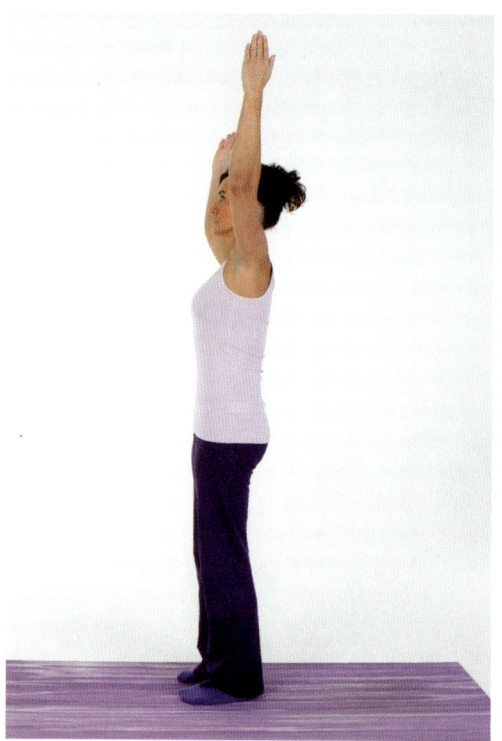

Stehende Vorneige
Vorbereitung: *Im aufrechten Stand streben die Arme nach oben.*
Ausführung: *Bei gestreckten Beinen kommt der Oberkörper in eine tiefe Vorneige.*

V 6

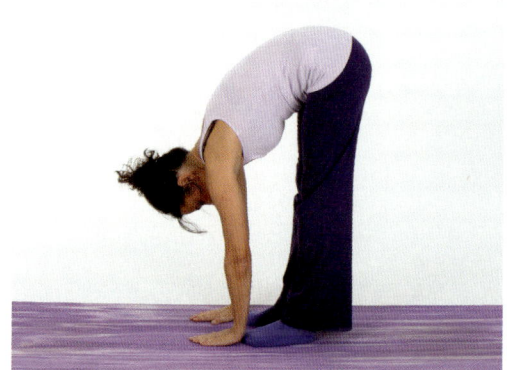

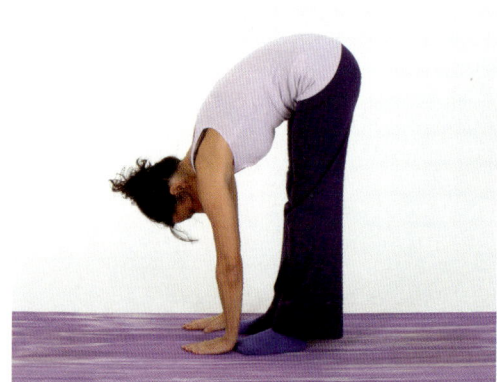

z **Stehende Vorneige mit Drehung**
Vorbereitung: *Die oben beschriebene »stehende Vorneige« wird erneut ausgeführt.*
Ausführung: *Die rechte Hand stützt sich an der Außenseite des linken Unterschenkels ab während der Oberkörper aus der Brustwirbelsäule heraus nach links dreht, wobei der linke Arm nach oben strebt. Der Blick geht zur linken Hand.*

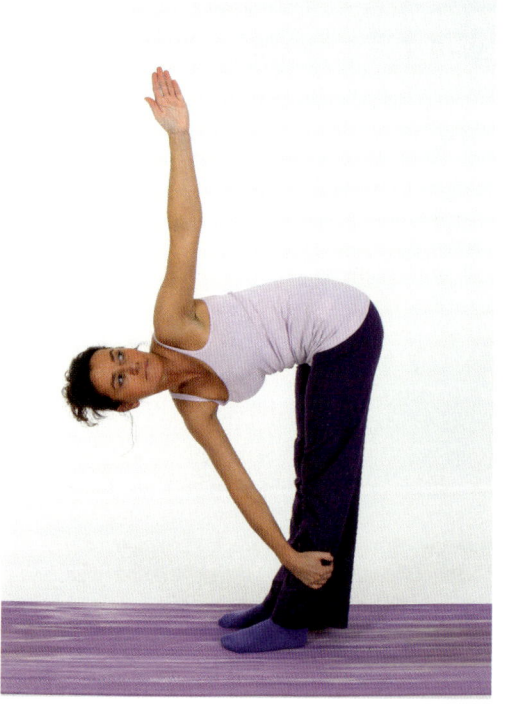

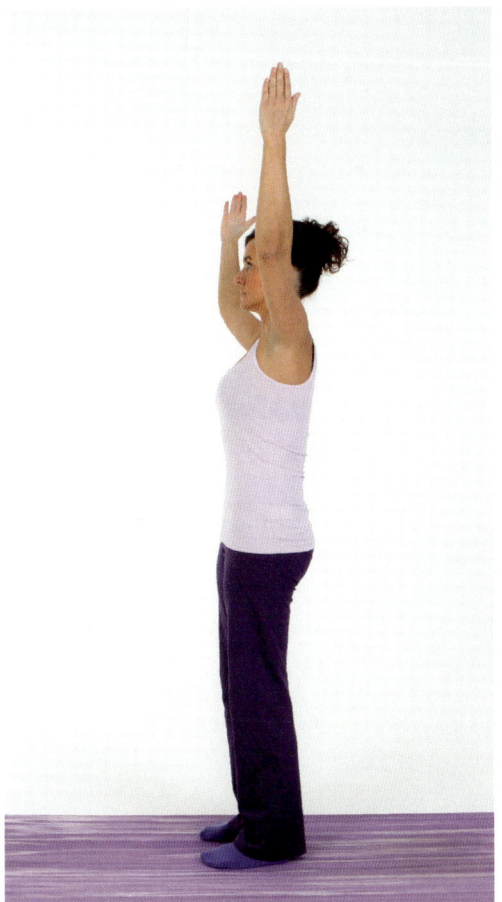

Berghaltung im Zehenstand
Vorbereitung: *Der aufrechte*
Stand mit erhobenen Armen
wird eingenommen.

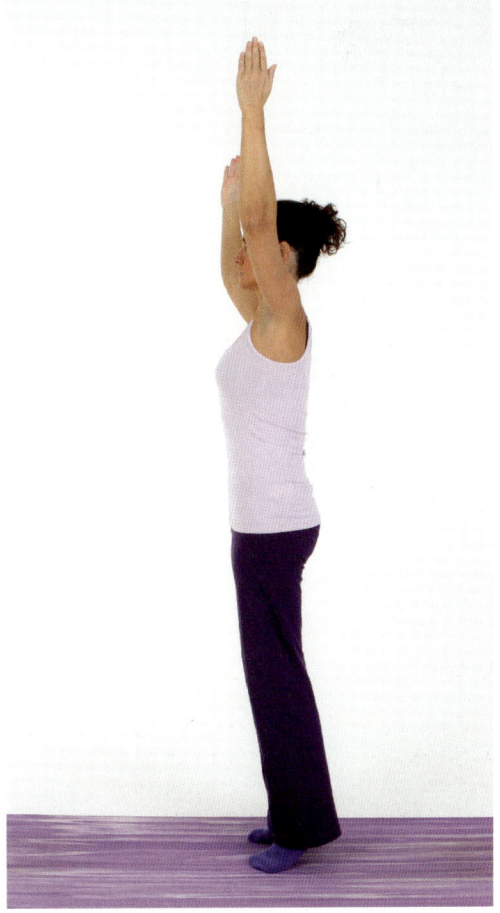

Ausführung: *Die Fersen werden angehoben.*

»Adler« mit Drehung

Bei der »Adlerhaltung« kommt der Oberkörper aus dem aufrechten Stand heraus bei Beugung der Beine in eine Vorneige, wobei die Arme parallel zum Boden seitlich ausgestreckt werden. Die Hauptwirkung liegt hierbei in der Kräftigung der Beinstrecker. In der Variation ergibt sich ein zusätzlicher Wirkungsschwerpunkt, indem aus der bekannten Adlerhaltung heraus der Oberkörper zu einer Seite gedreht wird, wodurch die Brustwirbelsäule eine Mobilisation erfährt.

Wirkungen

- Öffnung des Brustraums
- Kräftigung der Beinstrecker und der oberen Rückenmuskulatur
- Mobilisation der Brustwirbelsäule und der Schultergelenke
- Aktivierung des Kreislaufs

Langfristige Wirkungen

- Linderung einer verstärkten Kyphose der Brustwirbelsäule
- Positiver Einfluss auf das Atem- und Herz-Kreislauf-System
- Positiver Einfluss auf Bauchorgane

Gedankliche Ausrichtung/Symbolik

Der Adler symbolisiert durch seinen »erhabenen« Flug in der Unendlichkeit des Himmels das Streben zum freien Schwung des gelösten Geistes, der sich ungebunden wie ein Vogel öffnen sollte, um offen zu sein für neue Erfahrungen. In der Haltung, die länger gehalten sehr anstrengend ist, spürt der Übende insbesondere seine eigene Kraft und wird sich seines Durchhaltevermögens bewusst.

Folgende Fragen können selbstreflektierend beantwortet werden:

- Wie offen bin ich für neue Erfahrungen?
- Wie groß ist mein Streben hin zu einem gelösten Geist?
- Wie wichtig ist mir Sicherheit und Erdverbundenheit im Leben?

Übungsbeschreibung

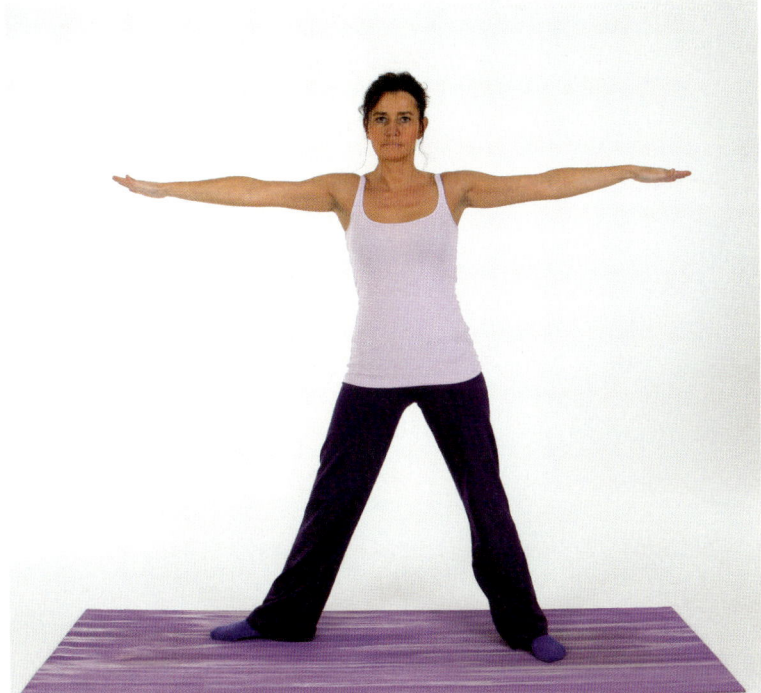

Held 2
Vorbereitung: *In der Grätschhaltung wird der rechte Fuß nach außen gedreht. Beide Arme werden parallel zum Boden gehalten.*

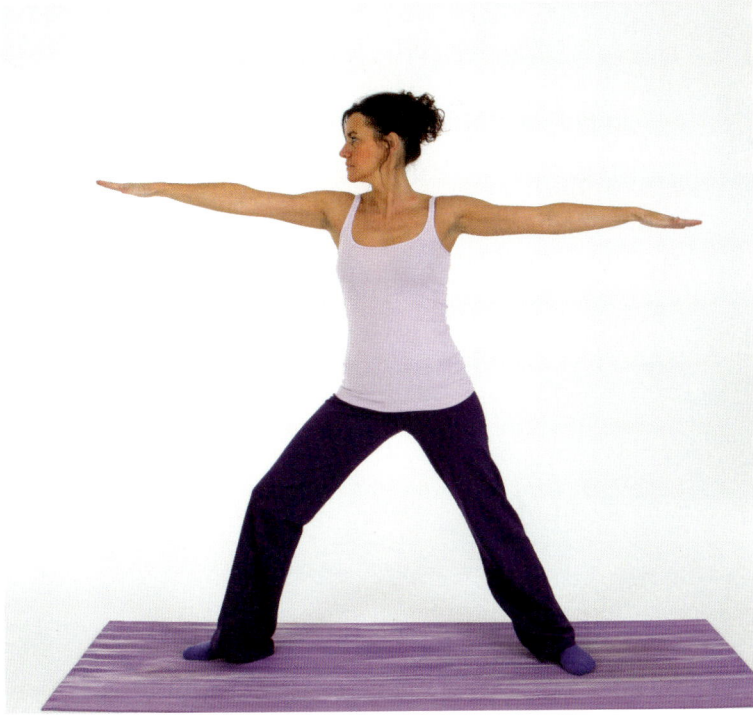

Ausführung: *Der Blick geht über die rechte Hand hinaus in die Ferne. Das rechte Bein wird gebeugt.*

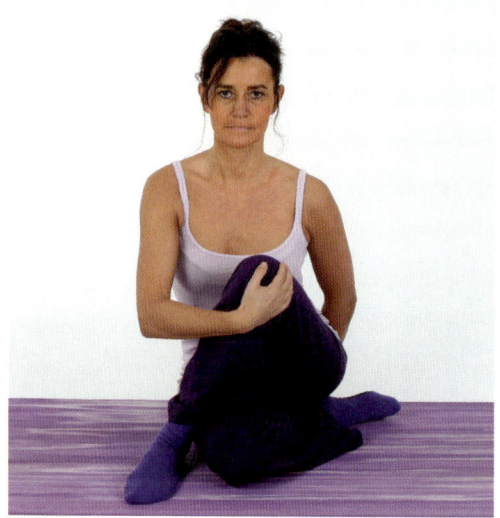

Drehsitz
Vorbereitung: *Im Langsitz wird das linke Bein gebeugt und der linke Fuß wird an der Außenseite des rechten Knies/Oberschenkels aufgesetzt. Die rechte Hand fasst das linke Knie und stabilisiert die Haltung. Das rechte Bein wird gebeugt.*

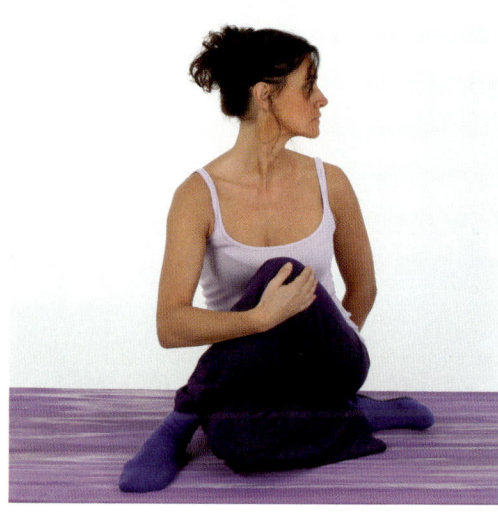

Ausführung: *Die linke Hand stützt sich hinter dem Gesäß ab. Langsam dreht nun die Wirbelsäule gegen das Becken nach links.*

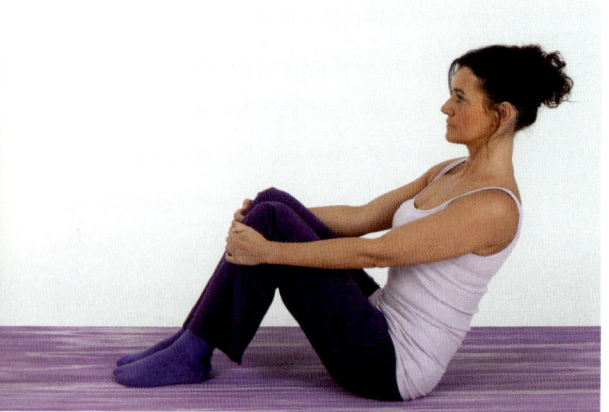

Boot
Vorbereitung: *Im Sitz mit aufgestellten Füßen fassen die Hände die Knie. Das Gewicht des Oberkörpers verlagert sich bei geradem Rücken nach hinten, ohne dass der Kontakt mit den Sitzknochen verloren geht. Die Arme werden hierbei langsam zur Streckung gebracht.*
Ausführung: *Die Füße lösen sich vom Boden, die Hände von den Knien, wobei die Arme parallel zum Boden gehalten werden.*

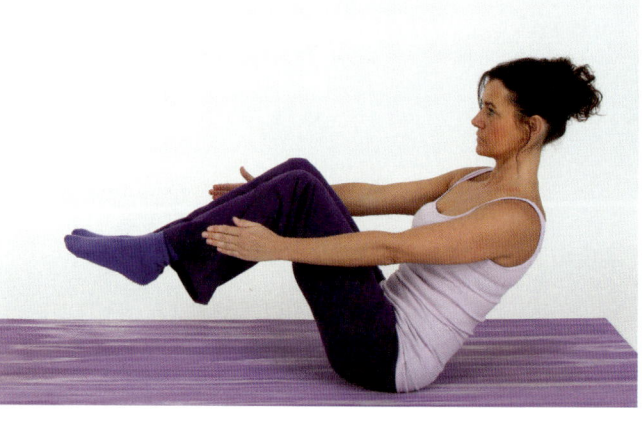

Mobilisation der Brustwirbelsäule
Ausgangshaltung: *In der Seitlage liegen die Hände bei gestreckter, im rechten Winkel zum Rumpf befindlicher Armhaltung übereinander.*

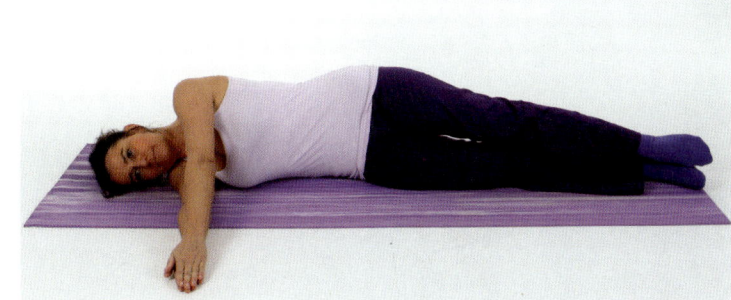

Einatmen: *Der Arm wird unter Drehung der Brustwirbelsäule halbkreisförmig zur anderen Seite geführt.*
Ausatmen: *Der Arm kommt zurück in die Ausgangshaltung.*

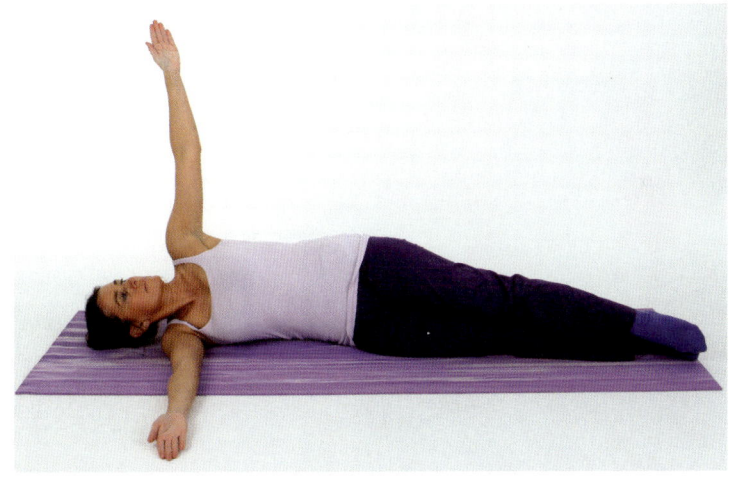

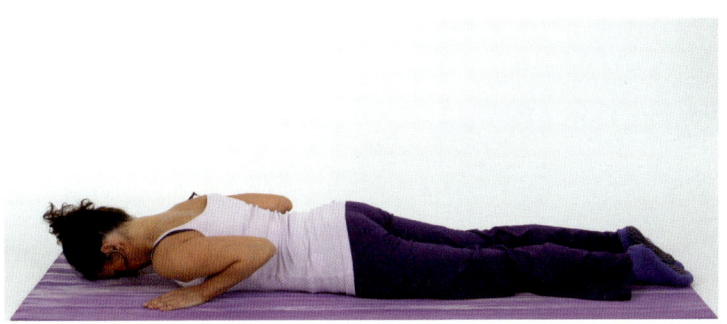

Kobra
Vorbereitung: *In der Bauchlage ruht die Stirn auf dem Boden. Die Hände befinden sich unterhalb der Schultern und die Ellbogen weisen nach oben.*

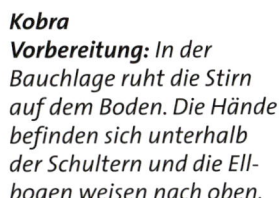

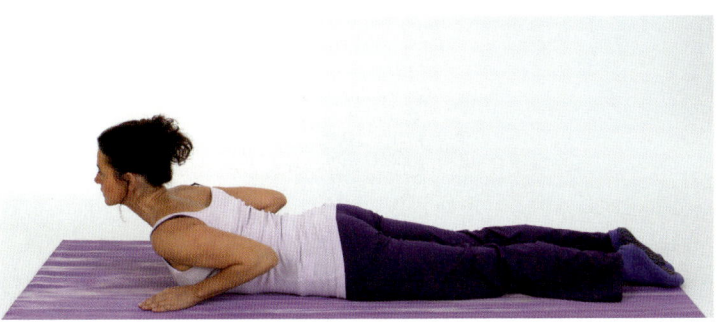

Ausführung: *Der Beckenboden wird aktiviert und die Beine drücken gegeneinander. Mit der Kraft aus dem Rücken richtet sich der Oberkörper auf.*

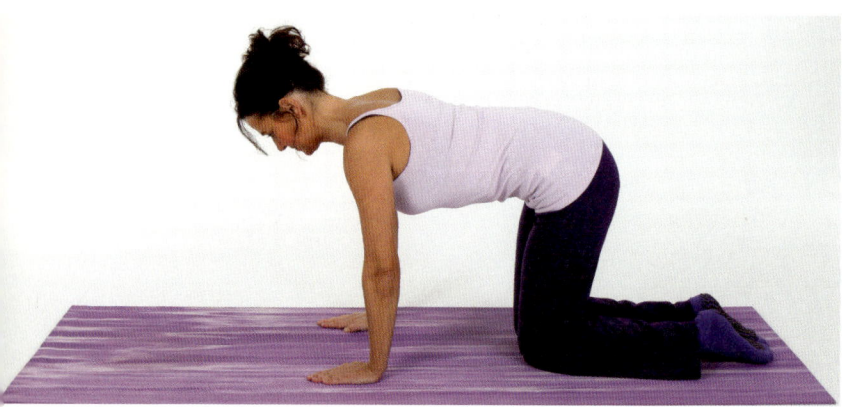

Lang gedehnte Drehung
Vorbereitung: *Im Vierfüßlerstand mit aufgesetzten Knien wird der Rücken neutral gehalten.*

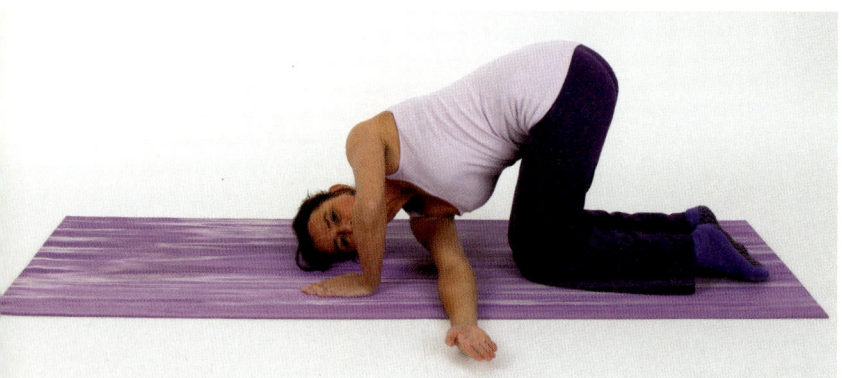

Ausführung: *Die rechte Hand wird mit dem Handrücken nach unten zwischen Knien und linker Hand aufgesetzt. Die rechte Hand schiebt unter dem linken Arm hindurch zur Seite. Der linke Arm wird dabei gebeugt und das rechte Ohr legt sich auf den Boden.*

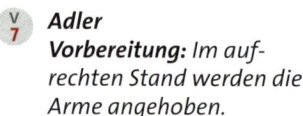

Adler
Vorbereitung: *Im aufrechten Stand werden die Arme angehoben.*

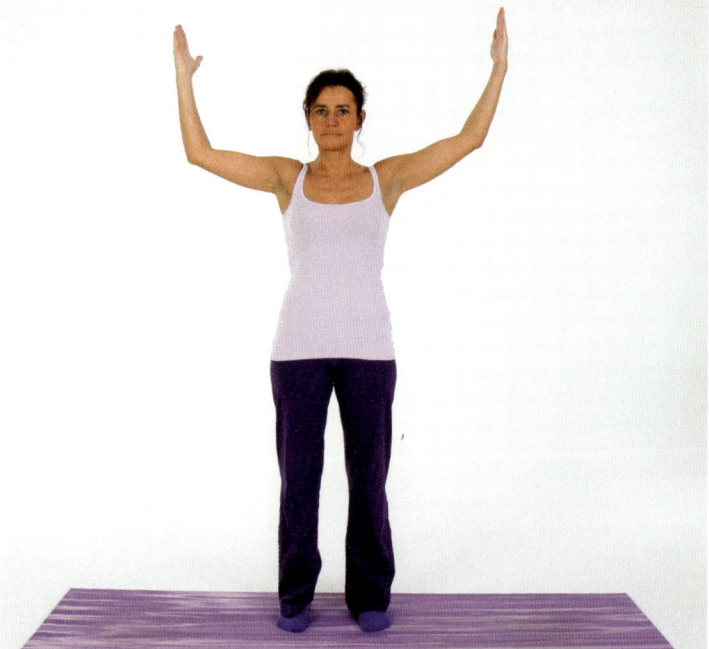

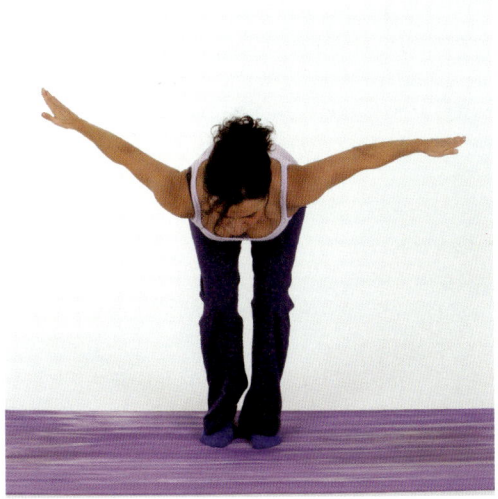

Ausführung: *Die Beine werden gebeugt und das Gesäß strebt nach hinten-unten. Der Oberkörper kommt in die Vorneige und die Arme breiten sich seitlich aus.*

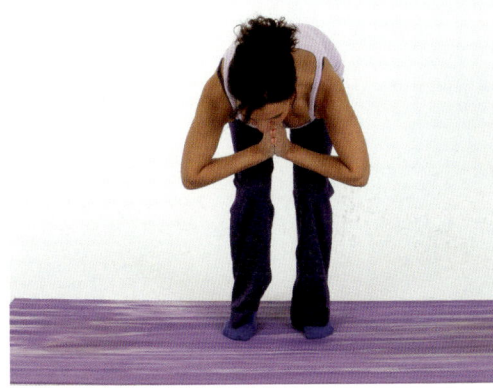

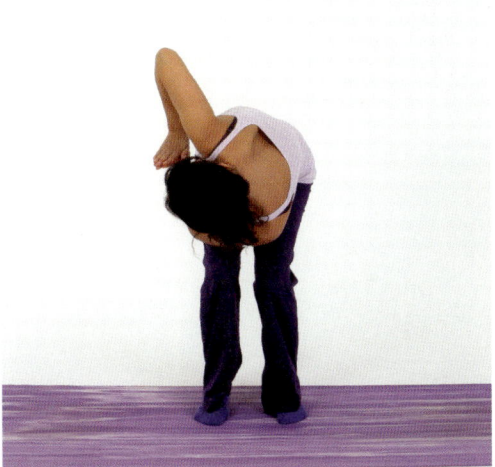

Adler mit Drehung

Vorbereitung: *Im aufrechten Stand streben die Arme nach oben. Die Beine werden gebeugt und die Arme kommen in die Grußhaltung.*

Ausführung: *Der Oberkörper wird nach rechts gedreht, so dass sich der linke Ellbogen am rechten Knie abstützen kann. Der Blick geht über den rechten Ellbogen hinaus.*

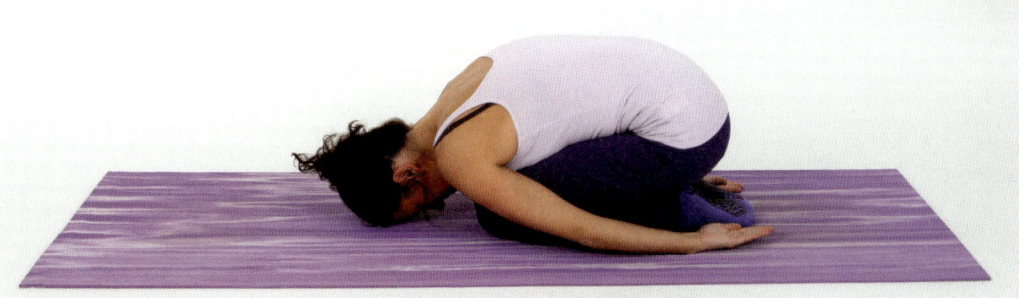

Stellung des Kindes

Im Fersensitz wird der Rumpf auf die Oberschen-kel abgelegt. Die Stirn berührt den Boden und die Arme werden nach hinten abgelegt.

»Baum« mit Seitneigung

In der bekannten »Baumhaltung« kommt man durch das Auflegen der Sohle eines Fußes an der Innenseite des Standbeins in einen Einbeinstand, wodurch eine hohe Anforderung an die Gleichgewichtsfähigkeit gestellt wird. Das Knie des angehobenen Beines führt das Bein in eine Auswärtsbewegung und die Arme werden über den Kopf gebracht. In der hier vorgestellten Variation erfährt der Körper eine zusätzliche Flankendehnung durch eine intensive Seitneigung des Oberkörpers.

Wirkungen

- Mobilisation der Hüftgelenke
- Kräftigung der Fuß-, Bein-, Schulter- und Nackenmuskulatur
- Kräftigung der rumpfaufrichtenden Muskulatur
- Stärkung des Gleichgewichtsinns
- Dehnung der Flanken

Langfristige Wirkungen

- Linderung bei Fehlstellungen des Fußes
- Verbesserung der Konzentrationsfähigkeit

Gedankliche Ausrichtung/Symbolik

Der Baum steht fest verwurzelt in der Erde und symbolisiert die Bedeutung der Erdung, um wachsen und Lebenskraft entwickeln zu können. Der Stamm kann als Zeichen des Lebensweges gesehen werden. Auch wenn er unterschiedlich in seiner Ausprägung ist, so beschreibt er dennoch einen Weg mit ganz individuellem Charakter. Die Verzweigung der Äste symbolisiert die Offenheit nach außen. In dieser Haltung kann der Übende seine Konzentration auf den Kontakt zur Erde legen und die Vorstellung aufbauen, Kraft und Energie aus der Erdung zu erhalten.

Folgende Fragen können selbstreflektierend beantwortet werden:

- Wie offen bin ich für neue Erfahrungen? Wie weit verzweigt sind meine »Äste«?
- Wie wichtig ist mir Sicherheit und Erdverbundenheit im Leben? Wie fest bin ich verwurzelt?
- Wie sieht mein Lebensweg bisher aus? Welche Beschaffenheit und Ausprägung hat mein »Baumstamm«?

Übungsbeschreibung

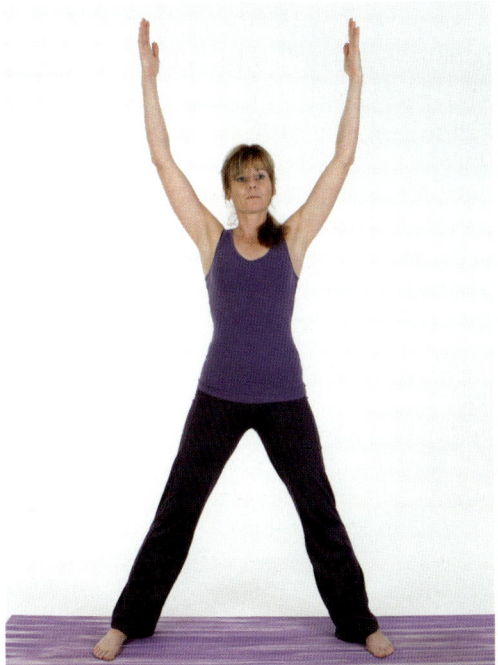

Regenbogen
Vorbereitung: *Im Grätschstand streben die Arme nach oben.*

Ausführung: *Das linke Bein wird gebeugt, der Oberkörper neigt sich über das rechte Bein und der Blick geht zu der unteren, rechten Hand.*

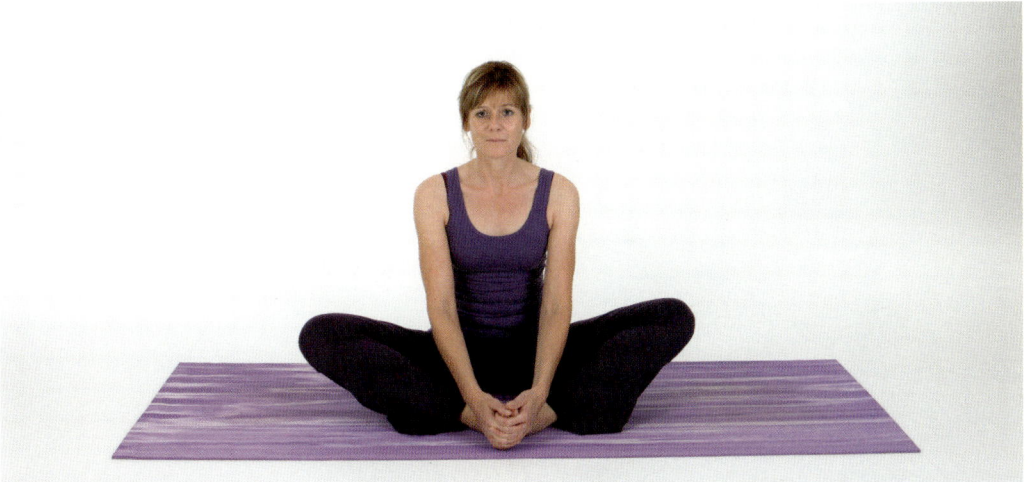

Winkel geschlossen
Der aufrechte Sitz wird eingenommen. Die Fußsohlen werden aneinandergelegt. Die Füße werden mit den Händen nahe zum Körper herangezogen, gleichzeitig sinken die Knie nach außen-unten.

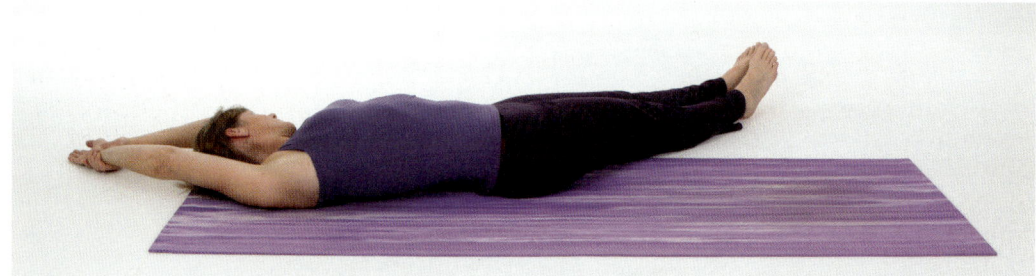

V3 **_Flankendehnung in der Rückenlage_**
In der Rückenlage werden die Beine so seitlich nach links aneinandergeschmiegt abgelegt, dass das Gesäß weiterhin festen Bodenkontakt behält. Auch die Schultergelenke werden seitlich nach links geführt, ohne dass die Schulterblätter den Kontakt zum Boden verlieren. Die Arme werden hinten abgelegt und die linke Hand fasst das rechte Handgelenk. Durch leichten Zug am Handgelenk wird die Dehnung intensiviert.

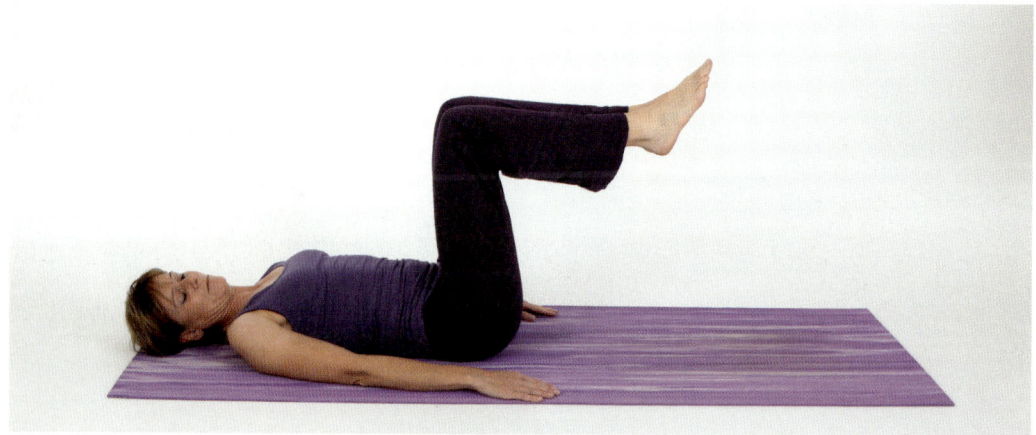

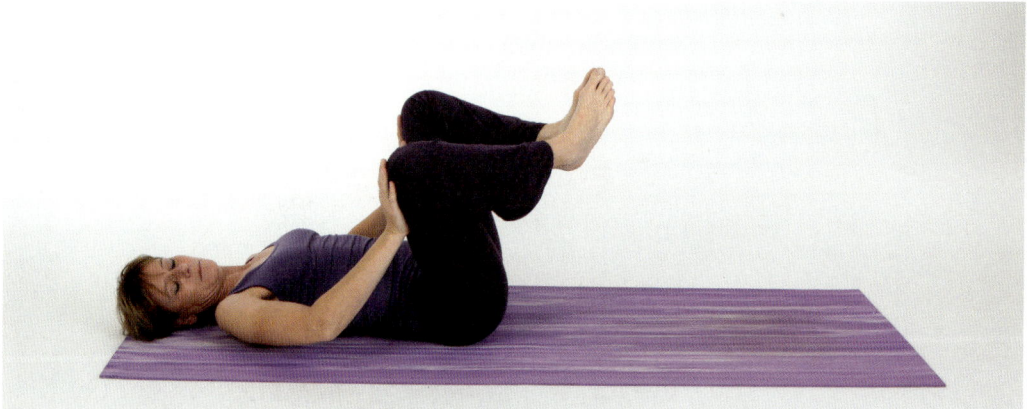

V4 **_Geschlossener Winkel in der Rückenlage mit Bauchkräftigung_**
Vorbereitung: In der Rückenlage werden die Beine gebeugt so angehoben, dass ein rechter Winkel in den Knie- und Hüftgelenken entsteht.
Ausführung: Die Füße bleiben in Kontakt, während die Knie auseinandergeführt werden. Die Hände drücken gegen die Knie.

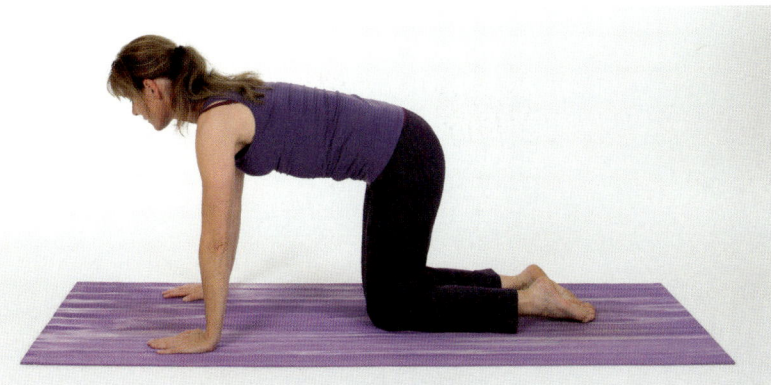

Waage
Vorbereitung: *Im Vierfüßlerstand mit aufgesetzten Knien wird der Rücken neutral gehalten.*

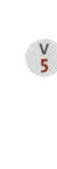

Ausführung: *Der rechte Arm und das linke Bein lösen sich vom Boden und werden in Verlängerung des Rumpfes gestreckt gehalten.*

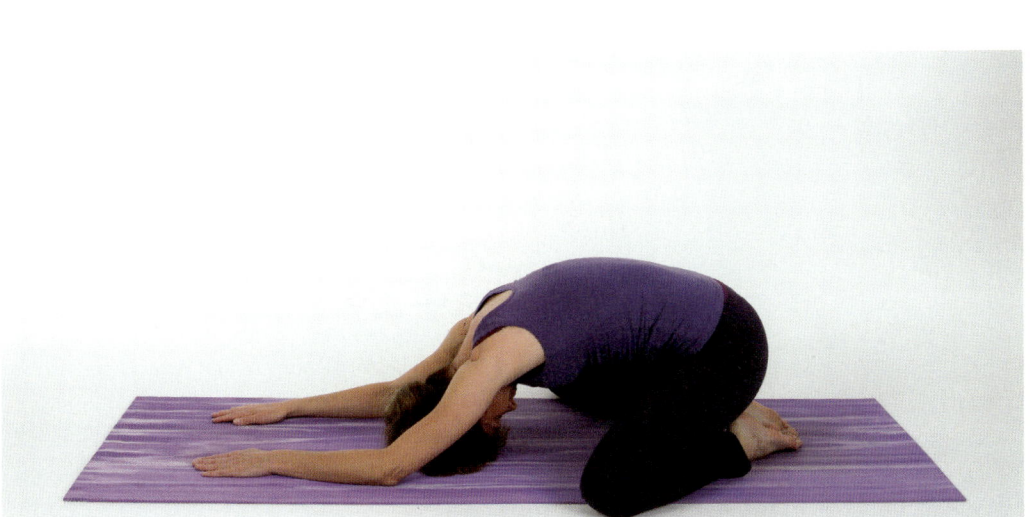

V 6

Frosch

Aus dem Fersensitz heraus gehen die Knie weit auseinander. Der Oberkörper wird nach vorne geneigt und der Kopf wird abgelegt. Die Arme werden vor dem Körper abgelegt.

V
7

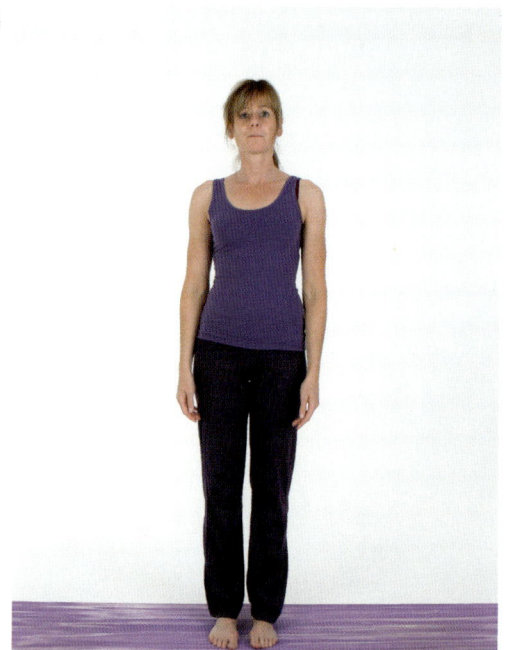

Baum
Vorbereitung: *Der aufrechte Stand wird eingenommen.*

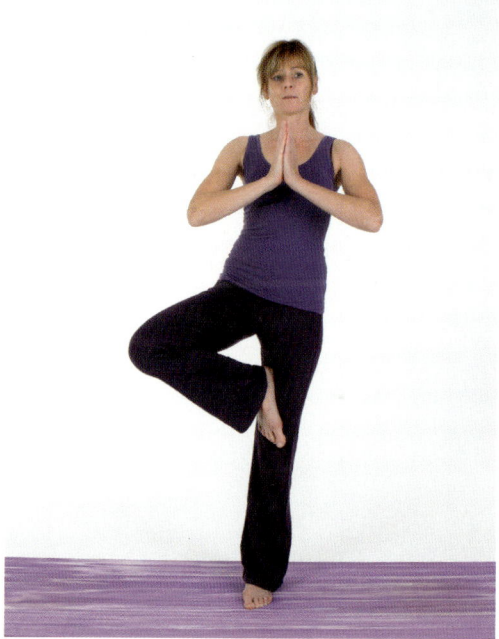

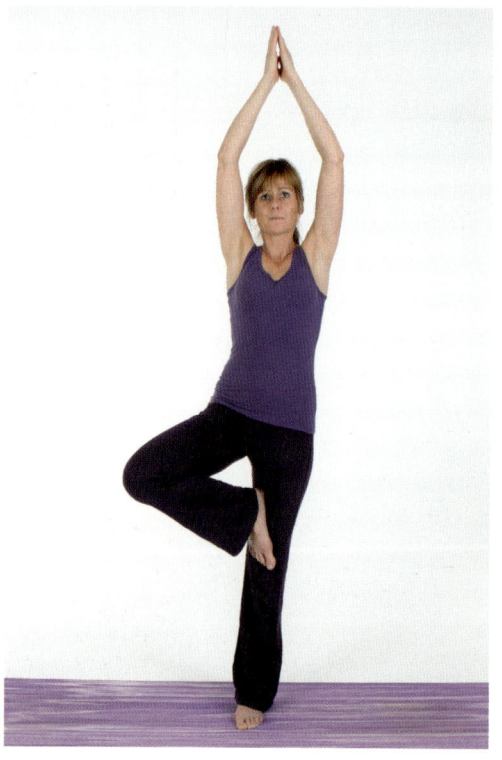

Ausführung: *Der rechte Fuß wird an den Knöchel, die Innenseite des Knies oder den Oberschenkel des Standbeins gesetzt. Das Bein wird durch Drehung im Hüftgelenk nach außen geführt. Die Handflächen werden zur Gruß-haltung aneinandergelegt. Mit zunehmendem Gefühl für das Gleichgewicht werden die Arme nach oben geführt.*

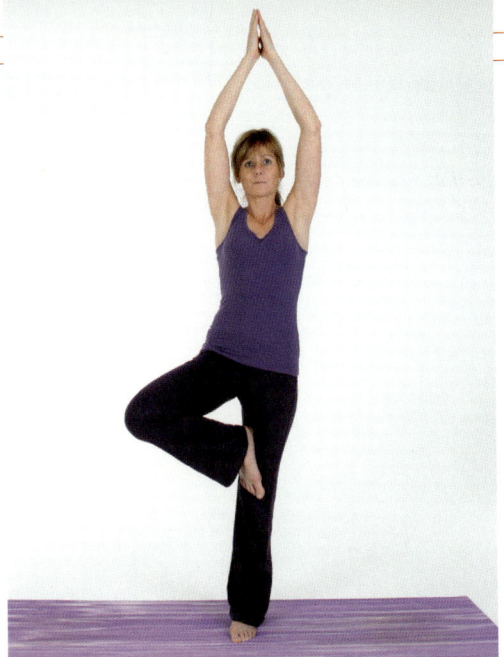

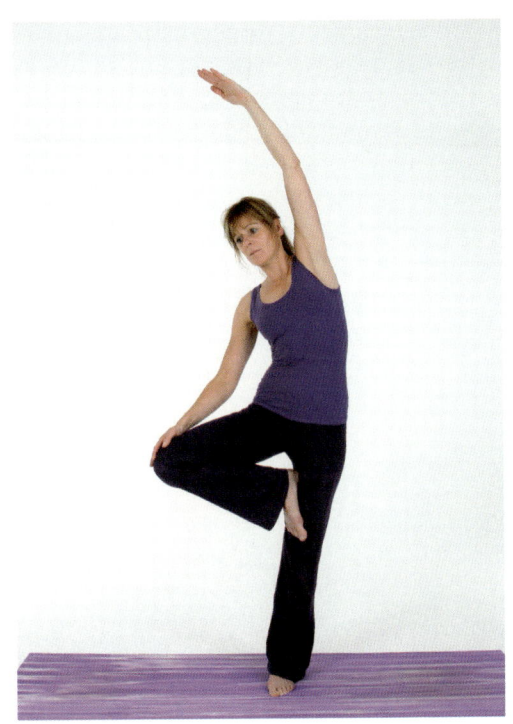

Z **Baum mit Seitneigung**
Vorbereitung: Die zuvor beschriebene »Baumhaltung« wird erneut eingenommen.
Ausführung: Der rechte Arm wird nach unten
geführt und berührt das rechte Bein. Der Oberkörper neigt sich nach rechts.

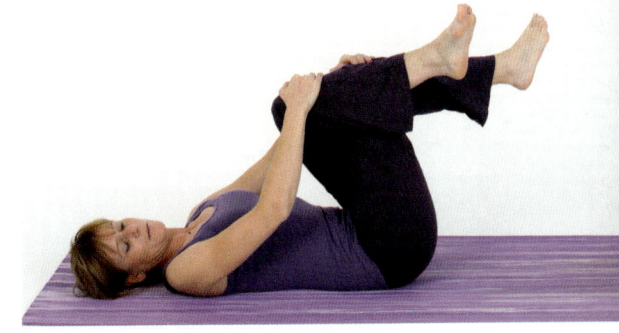

A **Päckchen mit Beinverwringung**
Vorbereitung: In der Rückenlage werden die
gebeugten Beine zum Rumpf gezogen und
im Bereich der Oberschenkel übereinander-
geschlagen.

Ausführung: Die Hände fassen die Knie und ziehen die Beine enger an den Rumpf heran.

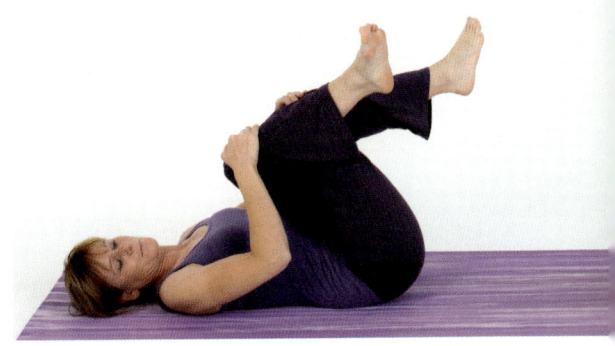

»Giraffe« mit Brustraumerweiterung

In der »Giraffenhaltung« kommt der Oberkörper aus der gegrätschten Standhaltung heraus in eine tiefe Vorneige, wodurch insbesondere die Beinbeuger und Adduktoren gedehnt werden. Im Vergleich zu der bekannten »Giraffenhaltung« greifen die Hände nicht vor dem Körper in die Ellbogen, sondern fassen hinter dem Körper zusammen. Die Arme werden möglichst gestreckt nach oben geführt, wobei der Brustraum zusätzlich eine Dehnung erfährt.

Wirkungen

- Öffnung des Brustraums
- Dehnung der Beinbeuger und Adduktoren
- Mobilisation der Schulter- und Hüftgelenke
- Entspannung des unteren Rückens

Langfristige Wirkungen

- Linderung einer verstärkten Kyphose der Brustwirbelsäule
- Positiver Einfluss auf das Atem- und Herz-Kreislauf-System

Gedankliche Ausrichtung/Symbolik

Die Giraffe hat auf Grund ihrer Größe einen erweiterten Überblick über ihre Umgebung und symbolisiert so das Streben nach Weitsicht und Toleranz. Die Bewegung der Giraffe ist geprägt von Anmut, die eigene Kraft und Energie wird harmonisch umgesetzt. In der Haltung, die von der Vorneige geprägt wird, erfährt der Übende eine Sammlung durch die visuelle Eingrenzung, so dass das Gefühl des Rückzugs und der eigenen Ruhe empfunden werden kann.

Folgende Fragen können selbstreflektierend beantwortet werden:

- Wie tolerant bin ich gegenüber anderen Meinungen/Richtungen?
- Woraus ziehe ich meine Kraft und Energie?
- Wie gehe ich mit meiner Energie um?

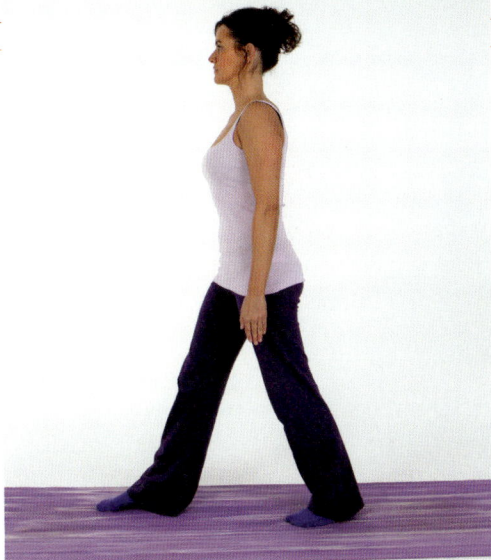

Übungsbeschreibung

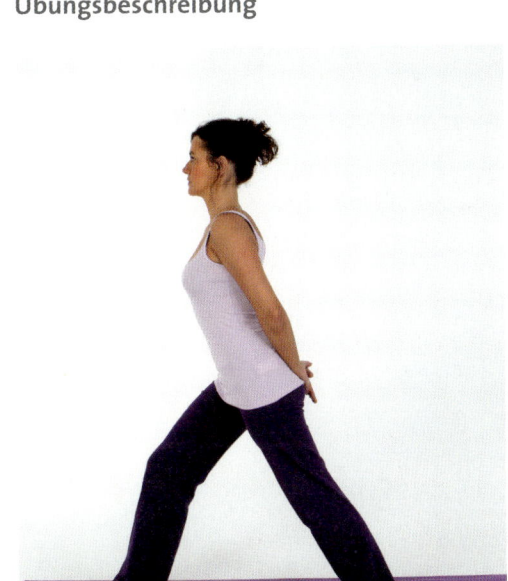

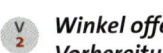
Held 1 mit aufgesetzten Fersen
*Vorbereitung: Eine Schrittstellung wird
eingenommen. Die Beine sind gestreckt.
Ausführung: Das vordere Bein wird gebeugt,
die Hände fassen sich hinter dem Rücken,
wobei die Arme möglichst nach unten gestreckt
werden. Der Brustraum wird geöffnet.*

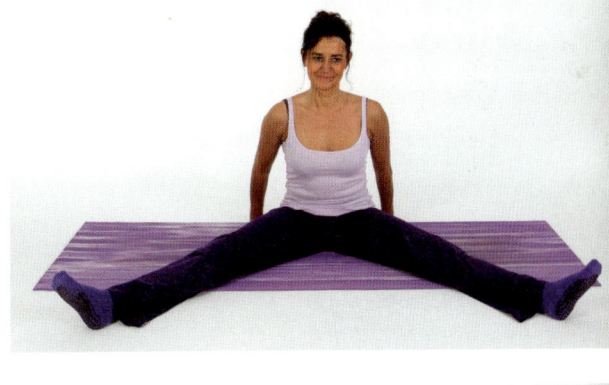

Winkel offen
*Vorbereitung: Im Langsitz werden die Beine
gegrätscht. Die Hände setzen neben dem Becken
auf und der Oberkörper wird aktiv aufgerichtet.*

*Ausführung: Abhängig von der Dehnbarkeit
werden Knie, Schienbeine, Knöchel oder Fußsohlen mit den Händen umfasst und der Oberkörper kommt in die Vorneige.*

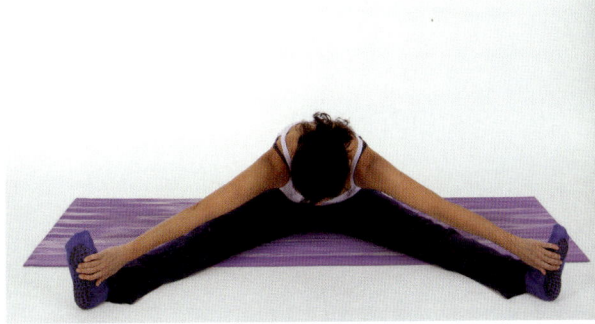

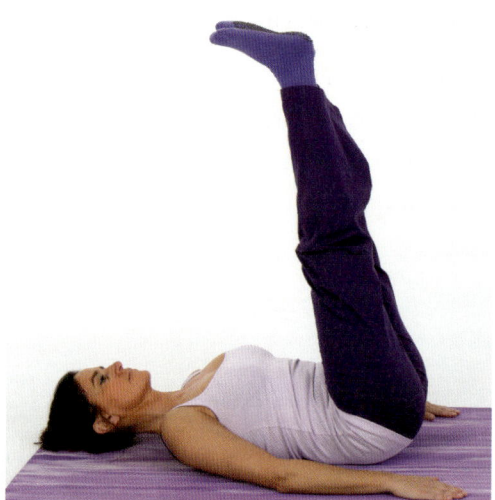

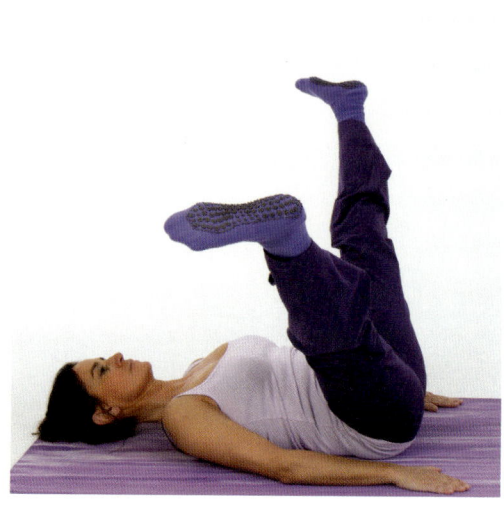

V 3 **Offener Winkel in der Rückenlage**
Vorbereitung: *In der Rückenlage werden die Beine nach oben gestreckt.*

Ausführung: *Die Beine kommen in eine Grätschhaltung.*

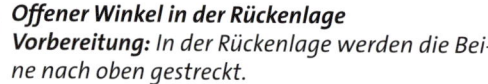

V 4 **Kobra mit Brustraumerweiterung**
Vorbereitung: *In der Bauchlage ruht die Stirn auf dem Boden. Die Hände fassen sich hinter dem Rücken, wobei die Arme möglichst gestreckt werden. Der Brustraum wird geöffnet.*

Ausführung: *Der Beckenboden wird aktiviert und die Beine drücken gegeneinander. Mit der Kraft aus dem Rücken richtet sich der Oberkörper auf.*

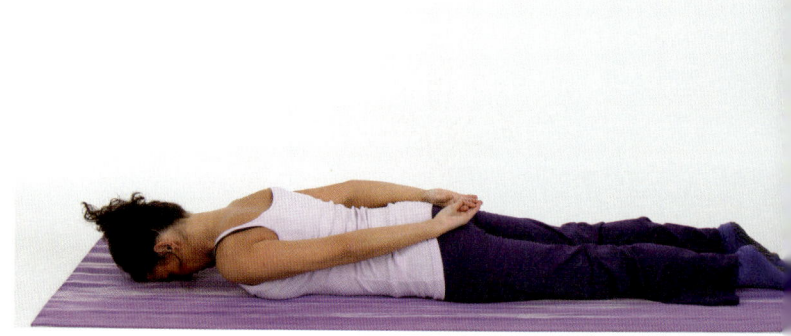

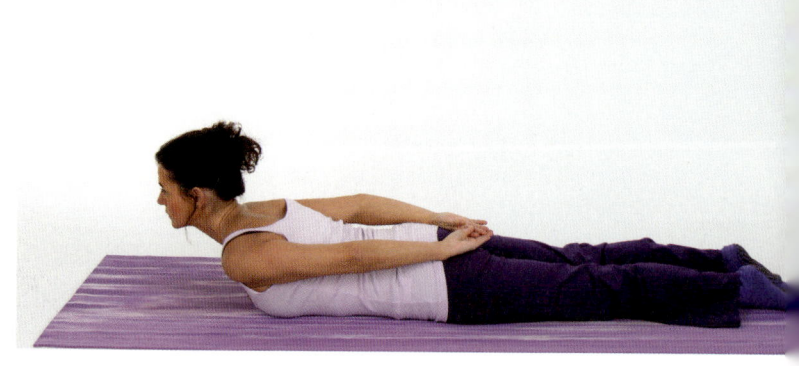

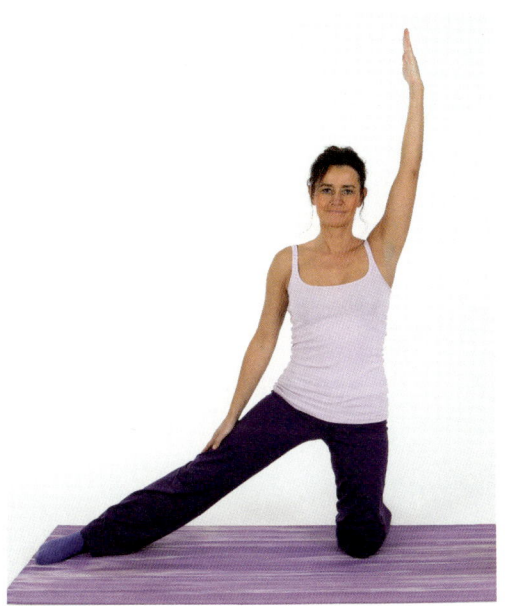

Schranke

Vorbereitung: Aus dem Kniestand heraus wird das rechte Bein seitlich abgespreizt. Der linke Arm wird nach oben gestreckt.

Ausführung: Der Oberkörper wird seitlich über das gestreckte Bein geneigt.

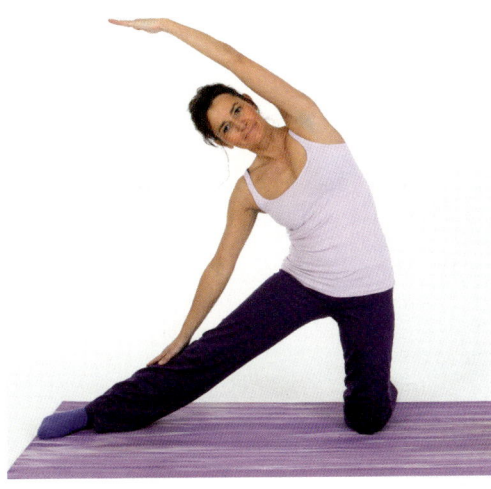

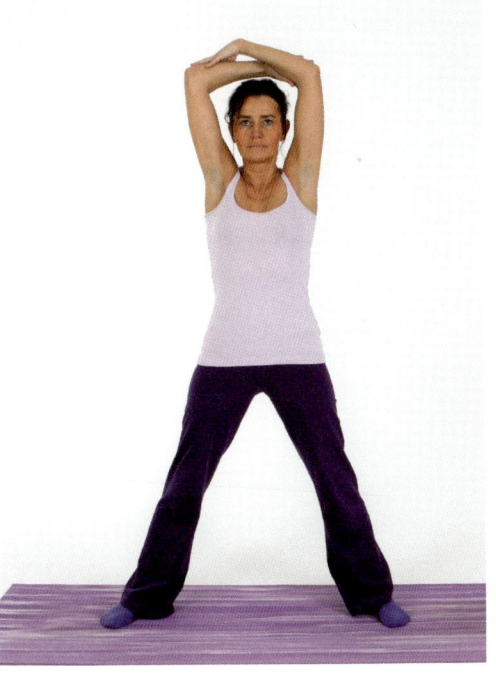

Giraffe

Vorbereitung: Im Grätschstand werden die Arme angehoben und gebeugt. Die Hände umfassen die Unterarme.

Ausführung: Der Oberkörper kommt in die tiefe Vorneige.

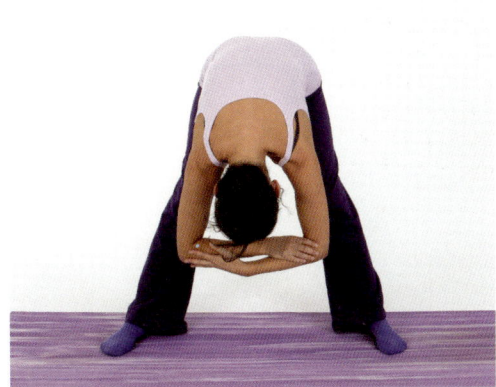

Z   **Giraffe mit intensiver Brustraumdehnung**
Vorbereitung: *Im Grätschstand fassen sich die Hände hinter dem Rücken, wobei die Arme möglichst gestreckt werden. Der Brustraum wird geöffnet.*

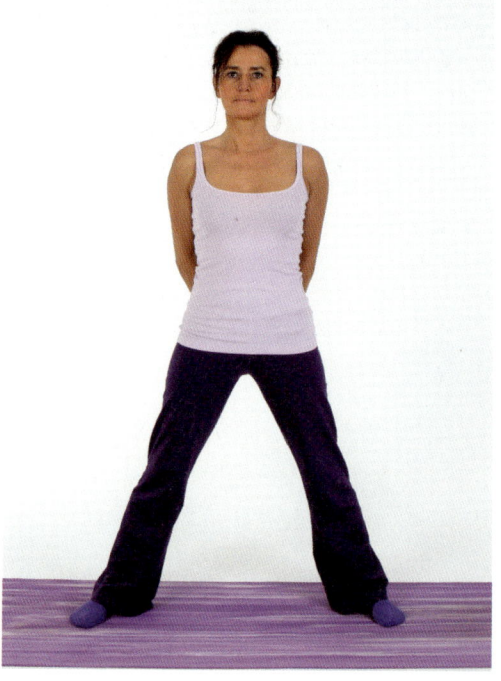

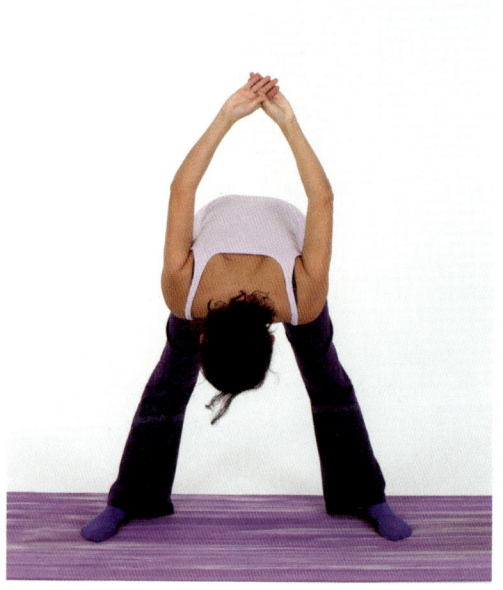

Ausführung: *Der Oberkörper kommt in die tiefe Vorneige und die Arme werden nach hinten-oben geführt.*

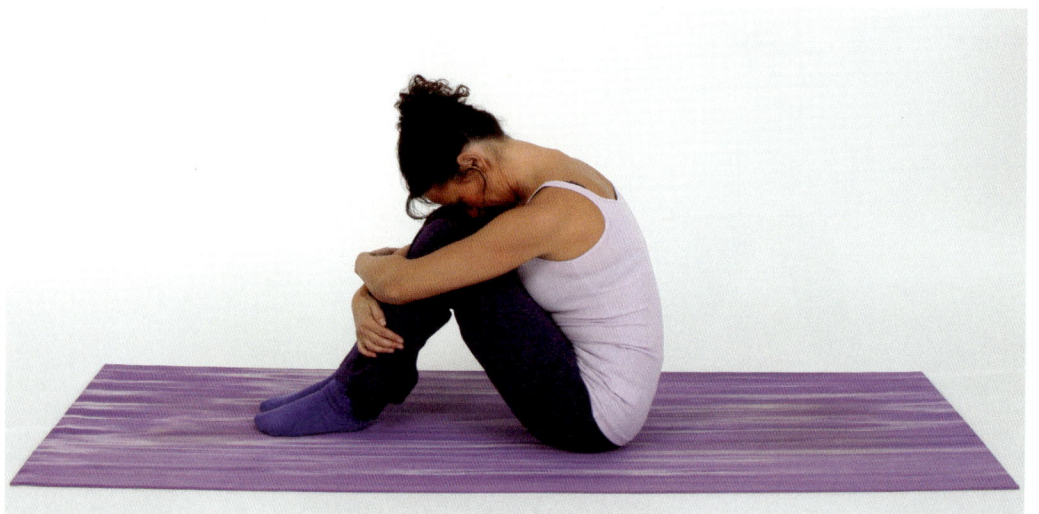

A   **Kutscherhaltung**
Im Sitz mit aufgestellten Füßen neigt sich der Oberkörper vor und die Arme umschlingen die Beine.

Held 1 in tiefer Vorneige
mit Brustraumerweiterung

In der Heldenhaltung wird aus einer weiten Schrittstellung heraus das hintere Bein gestreckt, während das vordere Bein gebeugt wird. Hierbei werden die Hüftbeuger intensiv gedehnt. Bei der hier vorgestellten Variation wird der Oberkörper vorgeneigt und die Arme mit Handfassung hinter dem Rücken gestreckt nach oben geführt, so dass zusätzlich der Brustraum geöffnet wird.

Wirkungen

- Dehnung der Hüftbeuger und Brustmuskulatur
- Kräftigung der rumpfaufrichtenden Muskulatur, Beinstrecker und Gesäßmuskulatur
- Mobilisation der Schultergelenke
- Aktivierung des Kreislaufs

Langfristige Wirkungen

- Linderung einer verstärkten Kyphose der Brustwirbelsäule
- Linderung bei Atemwegserkrankungen
- Intensive Erweiterung der Dehn- und Kontraktionskraft der Beinmuskulatur

Gedankliche Ausrichtung/Symbolik

Als »Held« stehe ich vor der Aufgabe, in einem kontemplativen Dialog zu treten. Das bedeutet, sich von den außen sichtbaren Erscheinungen zu distanzieren, sich zurückzuziehen, um im Innersten die Wahrheit zu erblicken und gemäß der erfahrenen Wahrheit zu handeln.

In der Haltung wird durch die Vorneige in der Schrittstellung zunächst die eigene Kraft spürbar. Im Weiteren kann das Gefühl der »Demut« und der »Dankbarkeit« durch die äußere Form des »Verneigens« entwickelt und wahrgenommen werden.

Folgende Fragen können selbstreflektierend beantwortet werden:
- Höre ich auf meine innere Stimme?
- Kann ich mich von den Meinungen/Ideen meiner Mitmenschen distanzieren?
- Nehme ich meine Lebensaufgaben mutig an?

Übungsbeschreibung

V 1   *Kamel*
Vorbereitung: *Im Kniestand fassen die Hände in die Hüften und die Ellbogen werden nach hinten geführt.*

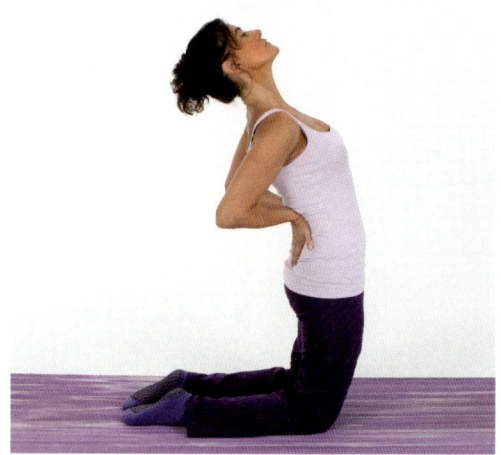

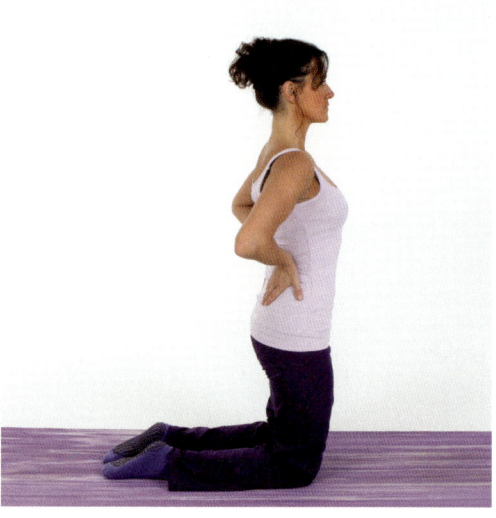

Ausführung: *Der Oberkörper kommt in die Rückneige.*

V 2   *Schulterbrücke dynamisch*
Vorbereitung: *In der Rückenlage Füße aufstellen.*

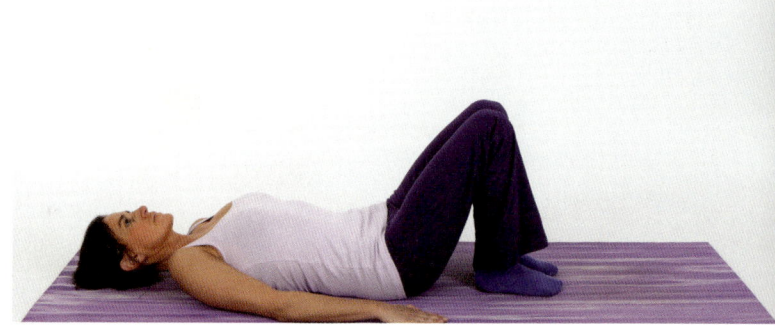

Ausführung: *Der Rücken wird hoch gerollt (einatmen). Der Rücken wird wieder zurück auf die Unterlage gerollt (ausatmen).*

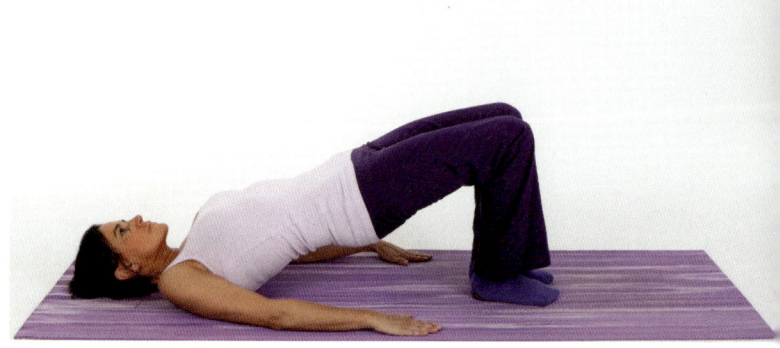

Schulterbrücke
Vorbereitung: *In der Rückenlage Füße aufstellen.*

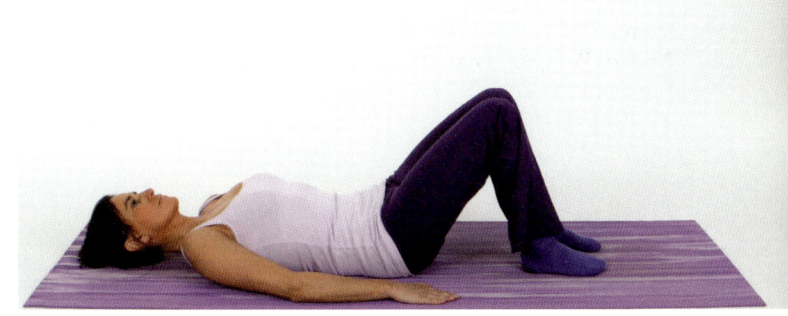

Ausführung: *Der Rücken wird hoch gerollt. Die Hände fassen sich bei gestreckter Armhaltung unter dem Körper.*

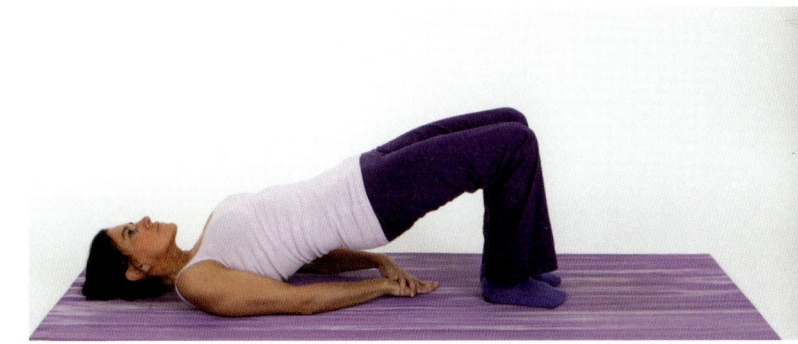

Taube
Vorbereitung: *Im Vierfüßler-stand mit aufgesetzten Knien wird das linke Bein so vor das rechte Bein gelegt, so dass die Knie voreinander liegen. Das rechte Bein wird nun langsam nach hinten geführt. Der Rumpf neigt sich nach vorne und die Stirn wird am Boden aufgesetzt.*

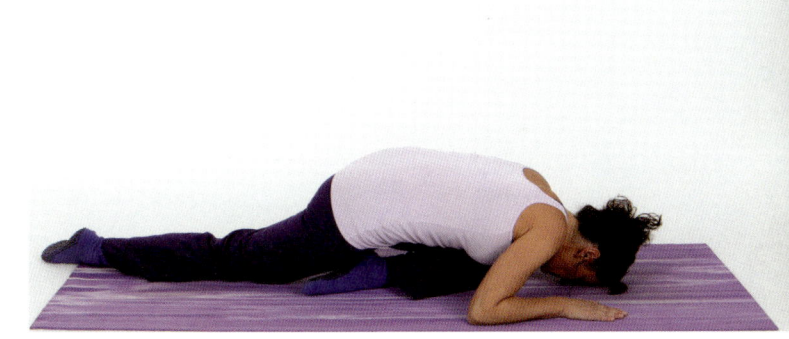

Ausführung: *Die Hände werden neben das vordere Knie auf-gesetzt. Der Oberkörper richtet sich langsam auf, wobei die Hüfte tief gehalten wird. Das Brustbein strebt nach vorne-oben.*

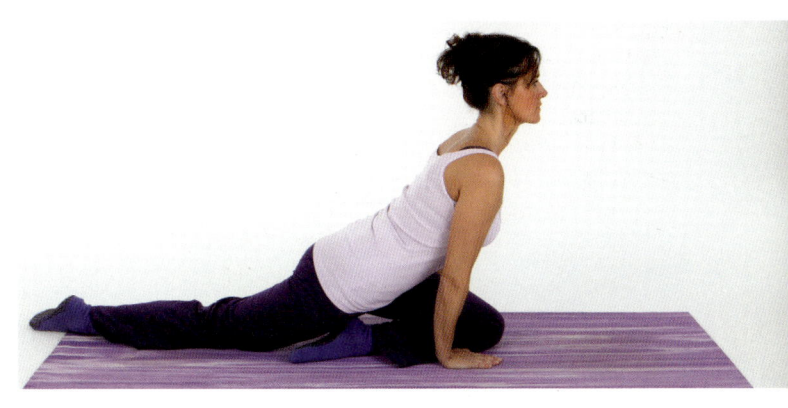

Mobilisation der Schulter
*Ausatmen: Im Sitz fassen sich
die Hände hinter dem Rücken.
Der Kopf wird vorgeneigt und
der Rücken rundet sich.*

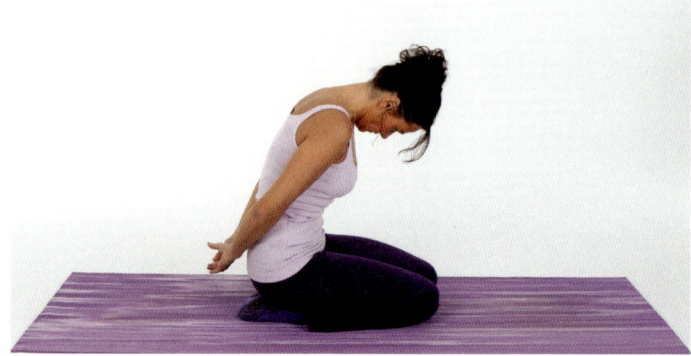

*Einatmen: Das Brustbein
strebt unter Aufrichtung des
Kopfes nach oben, so dass sich
die Wirbelsäule aufrichtet.*

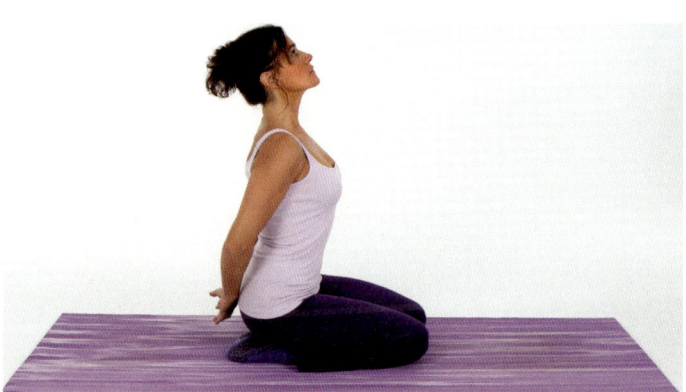

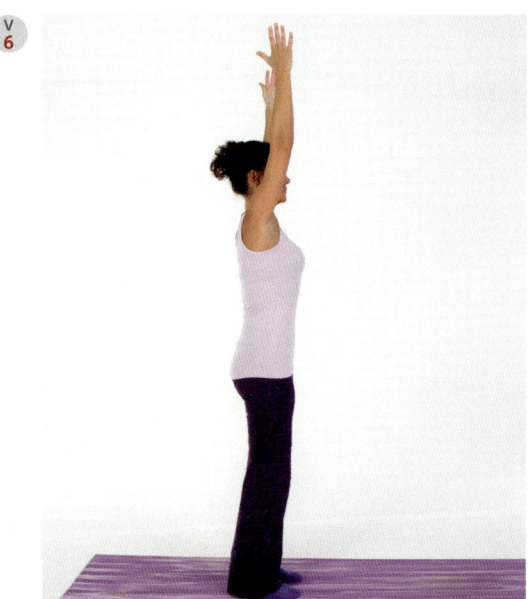

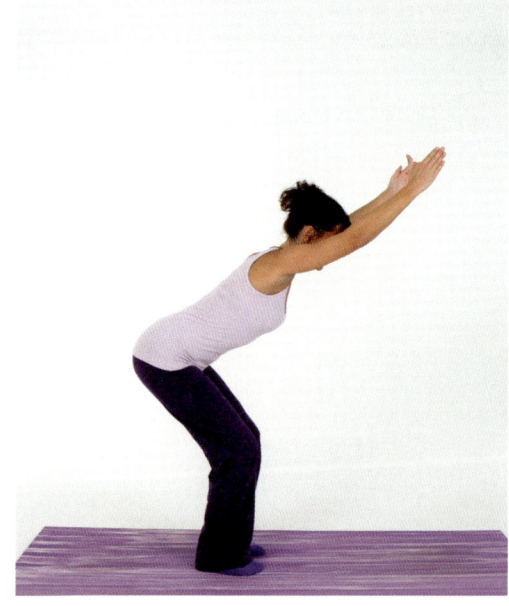

Kraftvolle Haltung
Vorbereitung: *Im aufrechten Stand streben die
Arme nach oben.*

Ausführung: *Die Beine werden gebeugt und das
Gesäß strebt nach hinten-unten. Der Oberkörper
kommt in eine leichte Vorneige.*

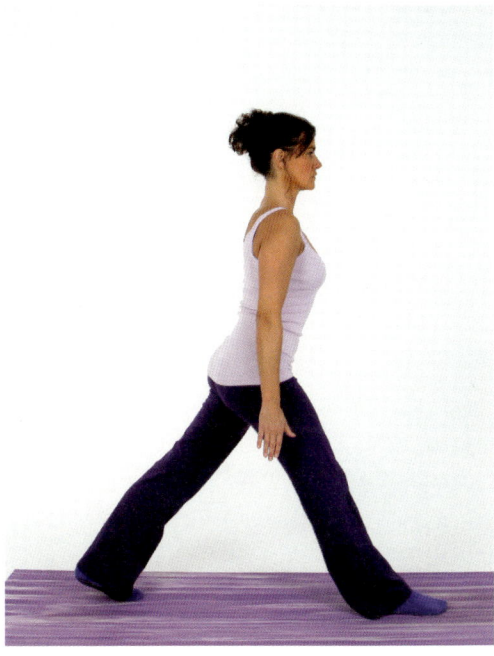
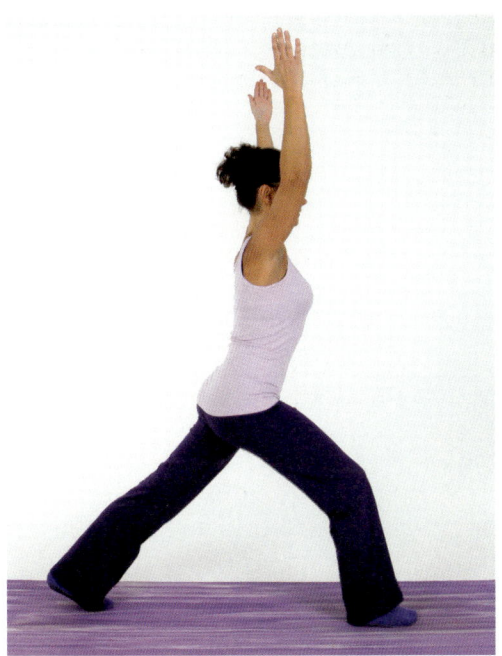

V 7 Held
Vorbereitung: *Eine weite Schrittstellung wird eingenommen. Die Beine sind gestreckt und die hintere Ferse wird vom Boden gelöst.*

Ausführung: *Das vordere Bein wird gebeugt, die Arme streben nach oben.*

z Held 1 in tiefer Vorneige mit Brustraumerweiterung
Vorbereitung: *Eine weite Schrittstellung wird*

eingenommen. Die hintere Ferse löst sich vom Boden. Das vordere Bein wird gebeugt.

Ausführung: *Der Oberkörper wird bei gerader Beckenhaltung nach unten geneigt. Die Arme werden gestreckt mit Handfassung hinter dem Rücken nach oben geführt.*

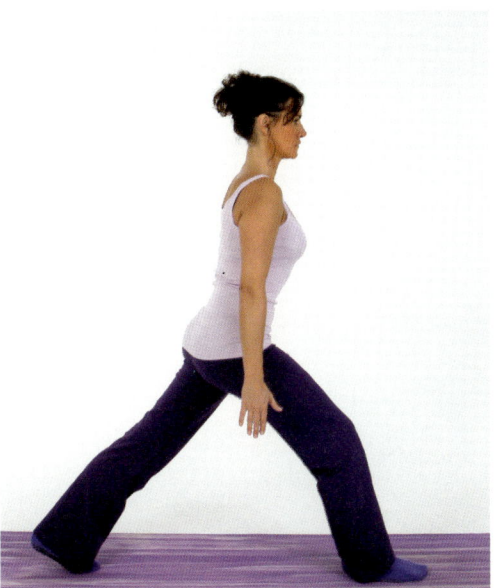
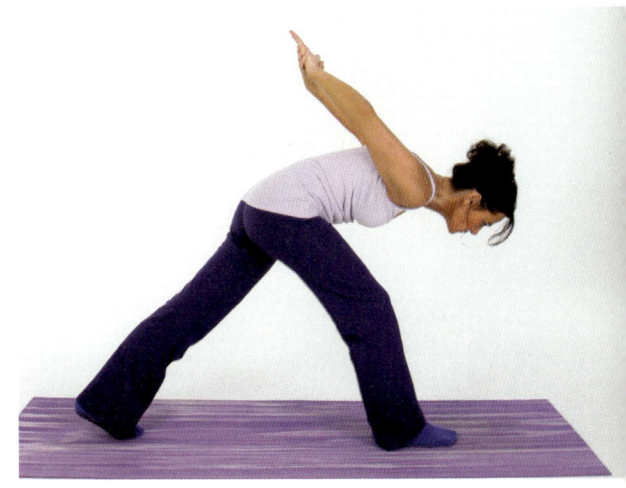

Adler 2
Vorbereitung: *Im aufrechten Stand wird der rechte Fuß auf dem Rist des linken aufgesetzt.*

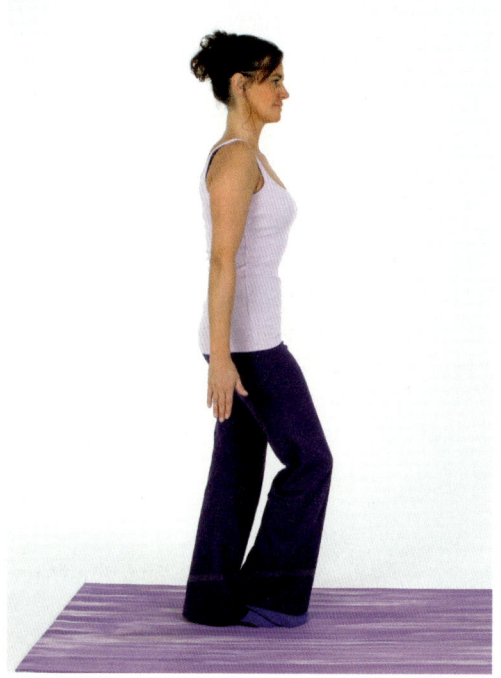

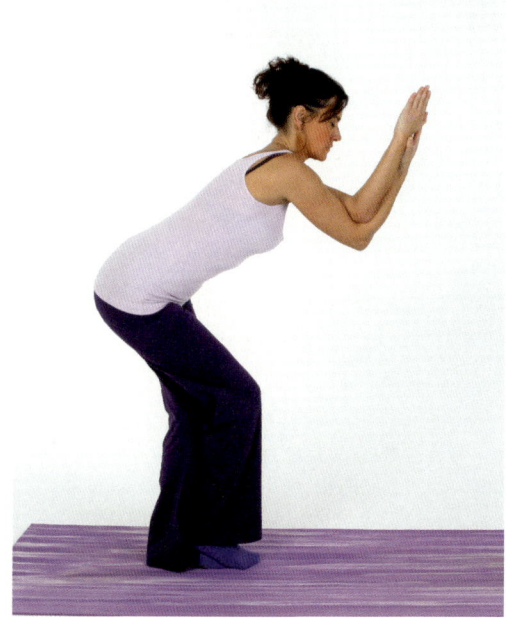

Ausführung: *Die Unterarme werden in der Vorhalte aneinander gelegt. Der linke Ellbogen legt sich in die rechte Armbeuge. Die Unterarme nähern sich wieder an. Mit den Fingern der unteren Hand wird Kontakt zur Handinnenseite der oberen Hand aufgenommen. Die Beine werden gebeugt und schmiegen sich aneinander an. Der Oberkörper kommt in eine leichte Vorneige.*

Reitersitz mit Drehung

Im »Reitersitz« kommt es auf Grund der Beugung der Beine aus dem gegrätschten Stand heraus zu einer Kräftigung und Dehnung der Beinmuskulatur. Bei der hier vorgestellten Variation kommt es durch die Drehung des Oberkörpers zu einer zusätzlichen Mobilisation der Wirbelsäule.

Wirkungen

- Kräftigung der Beinstrecker und Rückenmuskulatur
- Mobilisation der Wirbelsäule, Hüftgelenke und der Schultermuskulatur
- Öffnung des Brustraums
- Dehnung der Adduktoren und Gesäßmuskulatur

Langfristige Wirkungen

- Intensive Erweiterung der Dehn- und Kontraktionskraft der Beinmuskulatur
- Linderung bei Rückenbeschwerden
- Positiver Einfluss auf die Bauchorgane

Gedankliche Ausrichtung/Symbolik

Der Reiter besitzt die Möglichkeit, sich flexibel bewegen zu können. Er geht hierbei eine Verbindung mit einem anderen Wesen ein, welche auf gegenseitigem Vertrauen basiert. Das Vertrauen in die eigenen Fähigkeiten, aber auch das Einlassen auf ein Gegenüber schaffen die Möglichkeit, sich zu bewegen, ohne die eigene Freiheit einbüßen zu müssen.

Im »Reitersitz« befindet sich der Übende in einer stabilen Haltung, die, über einen längeren Zeitraum gehalten, sehr viel Kraft erfordert. Diese Stabilität und Standfestigkeit kann gespürt werden, zudem wird man mit seinem eigenen Durchhaltevermögen konfrontiert.

Folgende Fragen können selbstreflektierend beantwortet werden:

- Besitze ich Vertrauen in meine eigenen Fähigkeiten?
- Welchen Menschen vertraue ich?
- Wie gut kann ich Kontrolle abgeben, loslassen?
- Wie flexibel bin ich?

Übungsbeschreibung

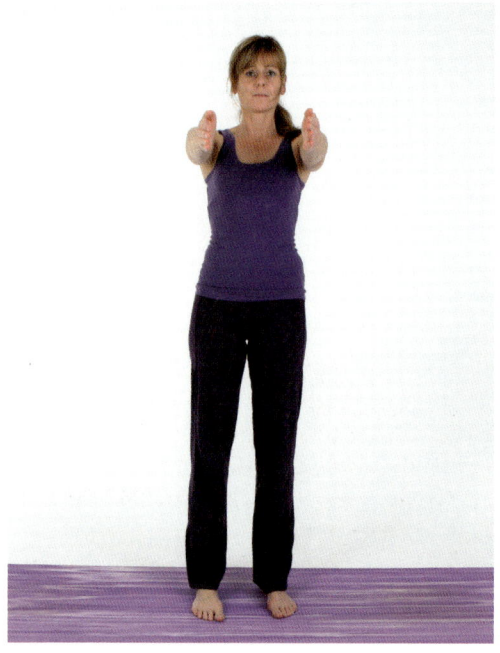

Drehung aus dem Stand
Vorbereitung: *Im aufrechten Stand werden beide Arme in Vorhalte gebracht.*

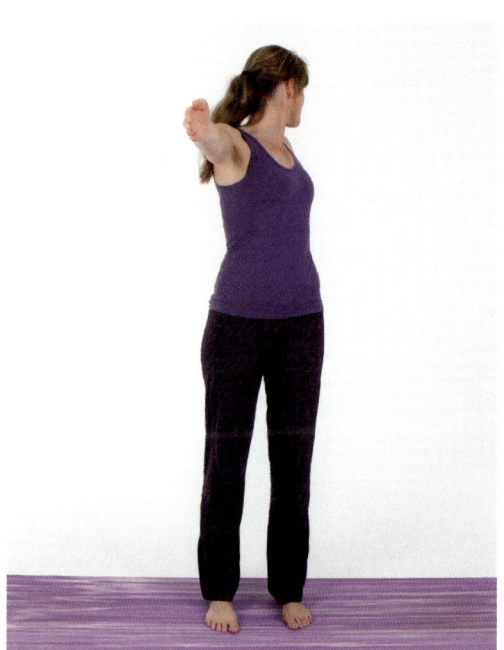

Ausführung: *Der linke Arm wird bei Drehung aus der Brustwirbelsäule heraus über die Seite weit nach hinten geführt.*

Adler
Vorbereitung: *Aus dem aufrechten Stand heraus werden beide Beine gebeugt und der Oberkörper vorgeneigt.*

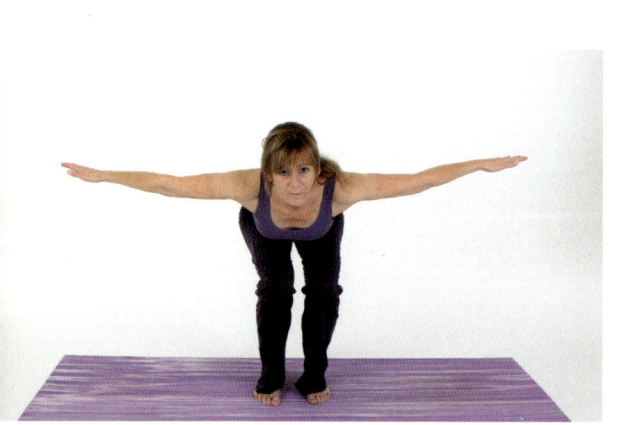

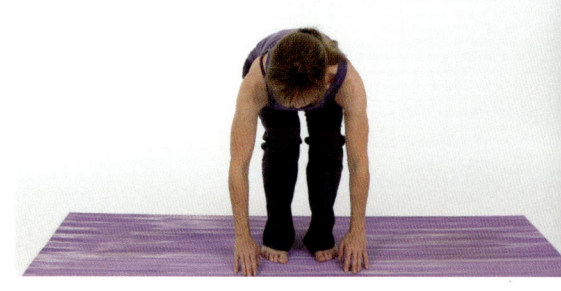

Ausführung: *Die Arme werden seitlich ausgebreitet.*

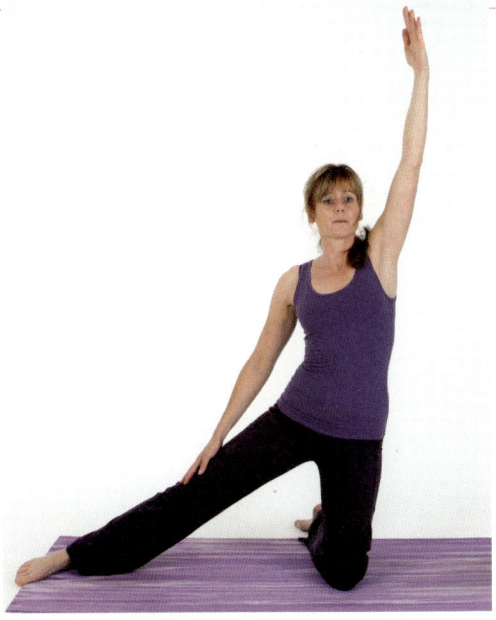
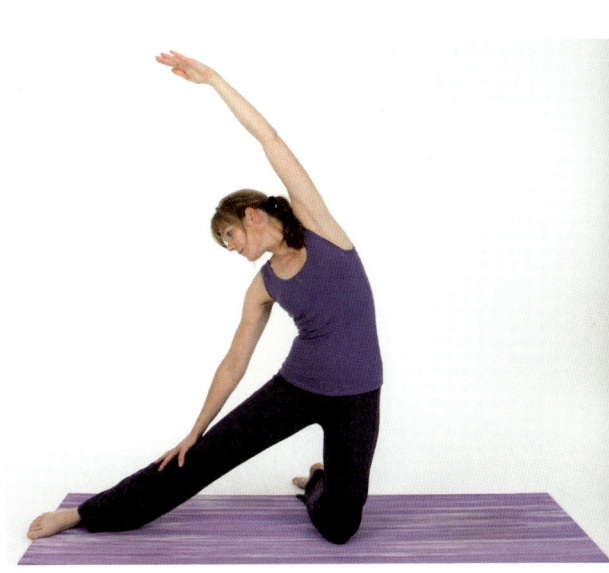

 Schranke
Vorbereitung: *Aus dem Kniestand heraus wird das rechte Bein seitlich gestreckt aufgesetzt. Der linke Arm streckt nach oben.*

Ausführung: *Der Oberkörper wird über das rechte Bein geneigt.*

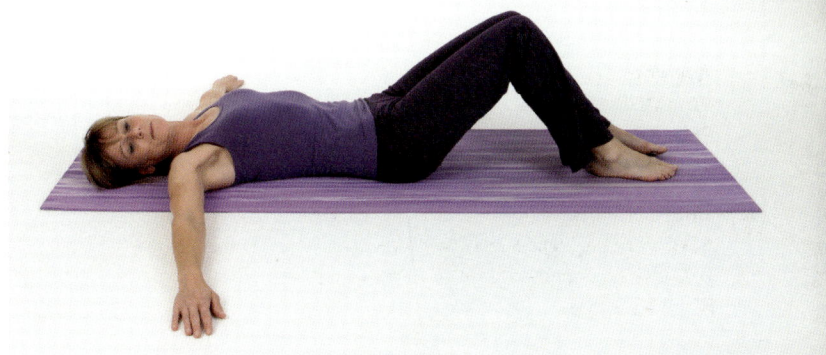

Krokodil mit gebeugten Beinen
Vorbereitung: *In der Rückenlage werden die Füße aufgestellt und die Arme seitlich abgelegt.*

Ausführung: *Die Beine kippen nach rechts, der Kopf dreht nach links.*

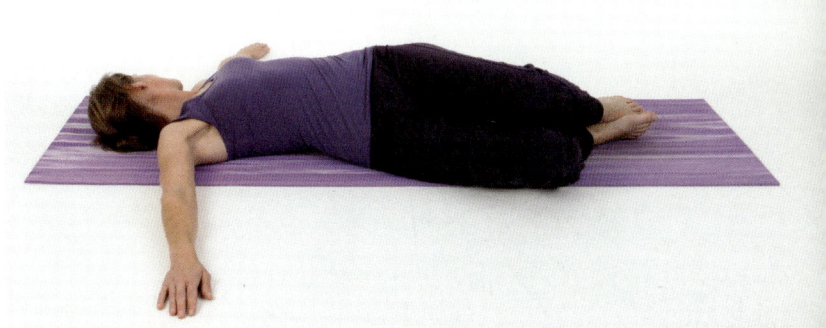

V
5

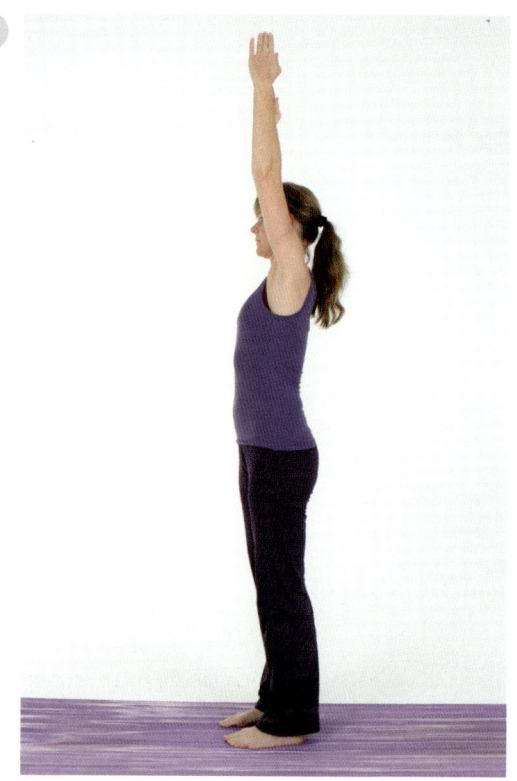

Kraftvolle Haltung

Vorbereitung: *Im aufrechten Stand streben die Arme nach oben.*

Ausführung: *Die Beine werden gebeugt und der Oberkörper kommt in eine leichte Vorneige.*

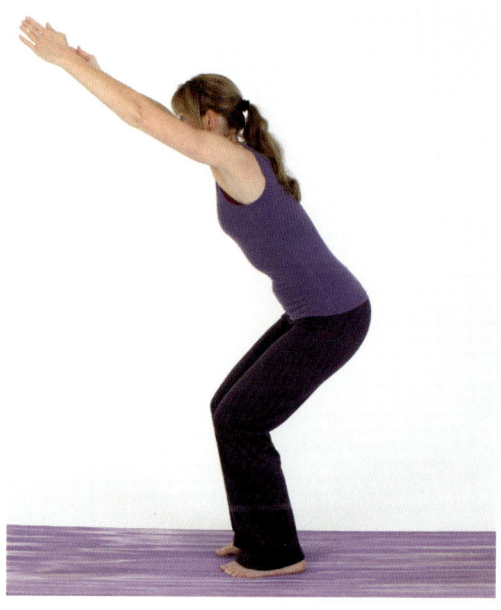

V
6

Reitersitz

Vorbereitung: *Aus dem weiten Grätschstand heraus die Beine beugen, wobei der Oberkörper möglichst aufrecht gehalten wird.*

Ausführung: *Die Arme werden in die Gruß-haltung gebracht.*

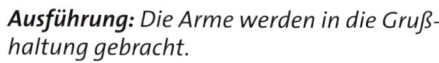

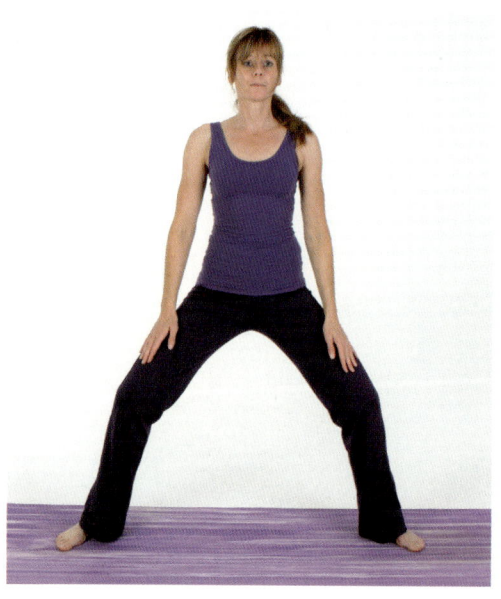

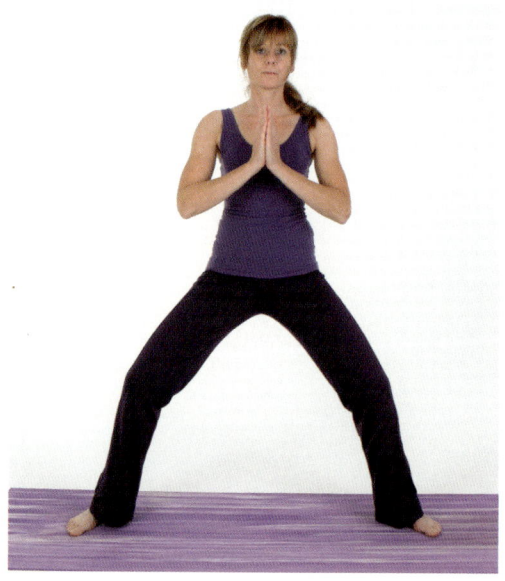

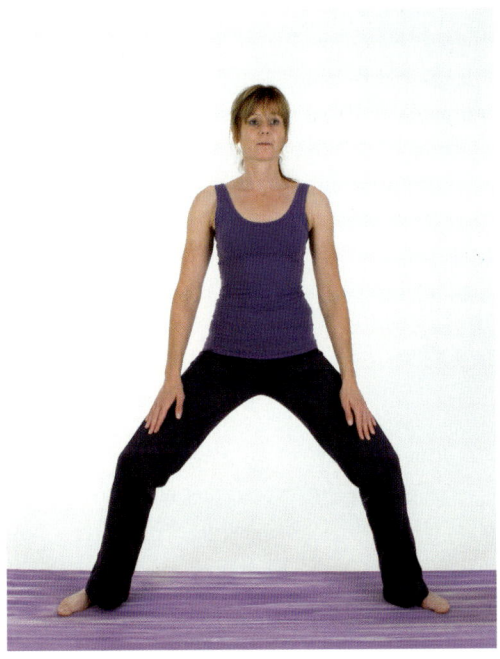

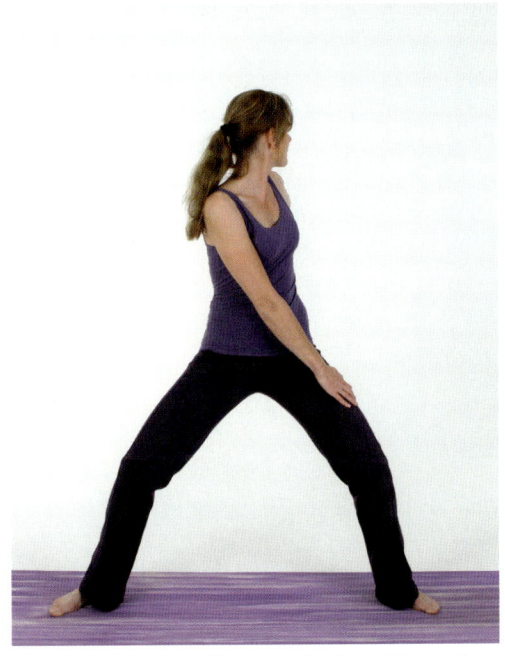

Reitersitz mit Drehung
Vorbereitung: *Aus dem weiten Grätschstand heraus die Beine beugen, wobei der Oberkörper möglichst aufrecht gehalten wird.*

Ausführung: *Die rechte Hand stützt sich an der Außenseite des linken Oberschenkels ab und der Oberkörper dreht nach links.*

Kamel
Vorbereitung: *Der Kniestand wird eingenommen.*

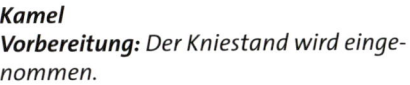

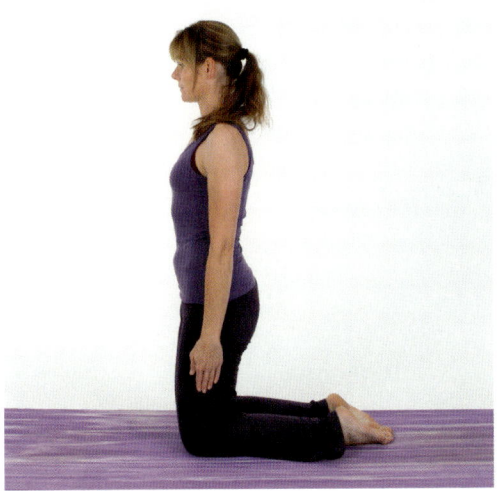

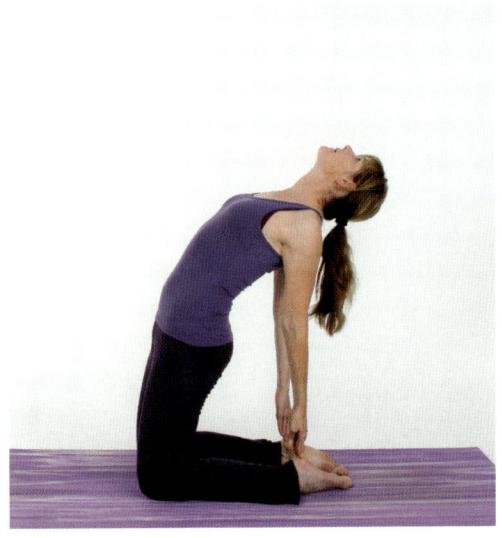

Ausführung: *Der Oberkörper kommt in die Rückneige. Nacheinander umfassen die Hände die Fersen. Der Kopf wird kontrolliert gehalten.*

Anspruchsvolle Standhaltungen

Gedrehtes Dreieck mit angehobenem Bein
Schwerpunkt des gedrehten Dreiecks ist die Drehung des Oberkörpers bei gleichzeitiger, intensiver Dehnung der Beinbeuger. Dadurch, dass bei der hier vorgestellten Variation das hintere Bein angehoben wird, kommt es zu einer zusätzlichen Kräftigung der Beinrückseite bei erhöhter Herausforderung für den Gleichgewichtssinn.

Wirkungen

- Kräftigung der rumpfaufrichtenden Muskulatur
- Dehnung der Beinbeuger
- Kräftigung der Beinbeuger, Fuß- und Gesäßmuskulatur
- Mobilisation der Brustwirbelsäule, Schultergelenke

Langfristige Wirkungen

- Verbesserung der Konzentrationsleistungen
- Linderung bei Fehlstellungen des Fußes
- Intensive Erweiterung der Dehn- und Kontraktionskraft der Beinmuskulatur
- Positiver Einfluss auf die Bauchorgane

Gedankliche Ausrichtung/Symbolik

Im Dreieck formt der Körper diese geometrische Form durch die Bein- und Armhaltung. Die Zahl »drei« weist aber auch im übertragenen Sinne auf das anzustrebende Gleichgewicht zwischen Körper, Geist und Seele hin. In der Haltung liegt die Konzentration zunächst auf das Aufrechterhalten des körperlichen Gleichgewichts, mit fortschreitender Übung wird die Energie gespürt, die durch den gesamten Körper fließt. Das Gefühl der Weite kann sich durch die intensive Öffnung ebenfalls einstellen. Folgende Fragen können selbstreflektierend beantwortet werden:

- Wie gehe ich mit meinem Körper um?
- Fühle ich mich wohl in meinem Körper?
- Bin ich mit den Gedanken und Gefühlen in der Gegenwart?
- Wie äußere ich meine Gefühle auf körperlicher Ebene?

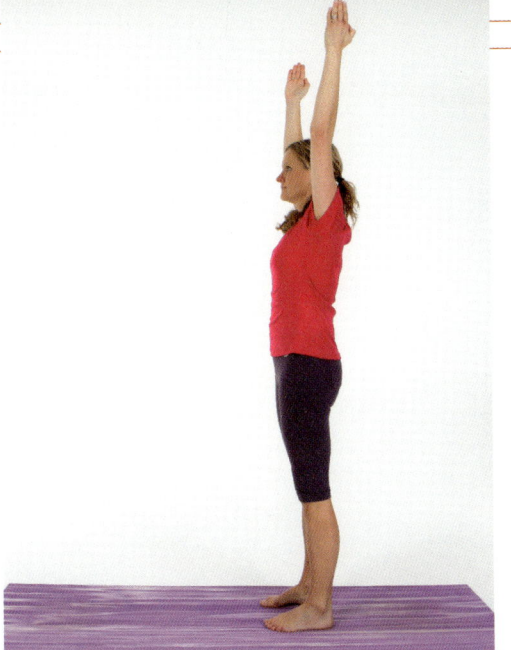

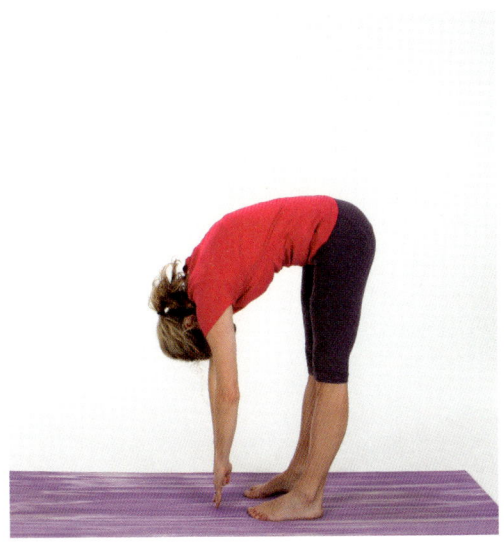

Übungsbeschreibung

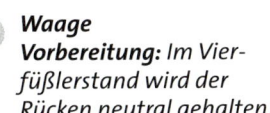
Stehende Vorneige
Vorbereitung: *Im Stand streben die Arme nach oben.*

Ausführung: *Bei gestreckten Beinen kommt der Oberkörper in eine tiefe Vorneige.*

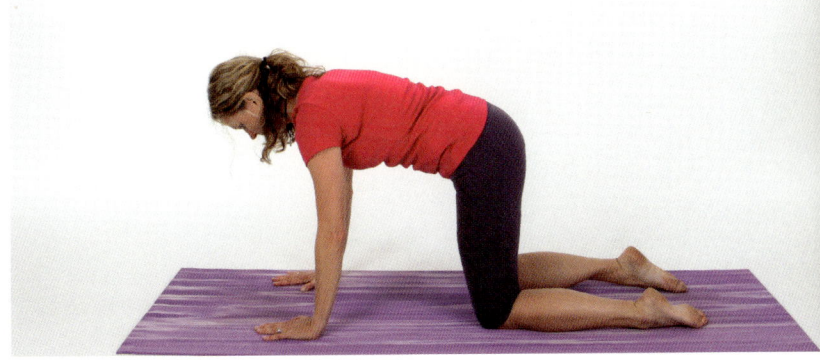

Waage
Vorbereitung: *Im Vierfüßlerstand wird der Rücken neutral gehalten.*

Ausführung: *Der linke Arm und das rechte Bein lösen sich vom Boden und werden in die Waagerechte gebracht.*

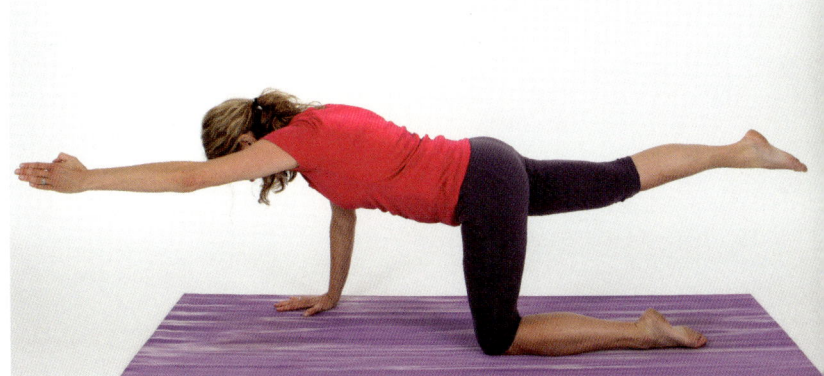

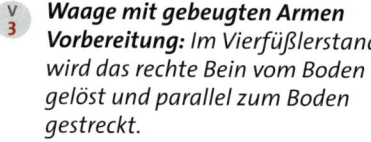

Waage mit gebeugten Armen
Vorbereitung: *Im Vierfüßlerstand wird das rechte Bein vom Boden gelöst und parallel zum Boden gestreckt.*

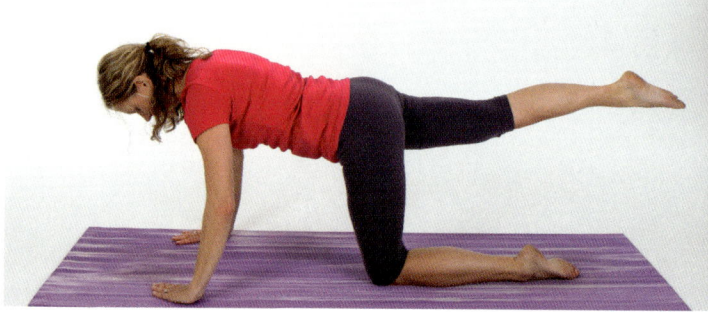

Ausführung: *Die Arme werden gleichmäßig gebeugt und das rechte Bein weiter nach oben geführt.*

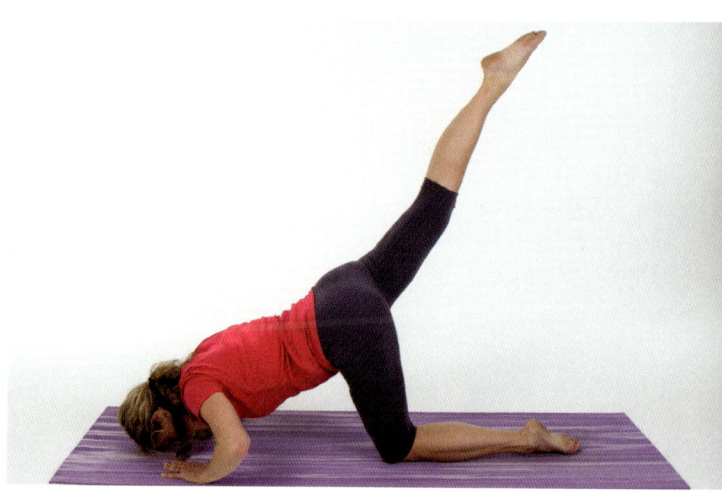

Zange
Vorbereitung: *Im aufrechten Langsitz liegen die Hände entspannt auf den Oberschenkeln.*

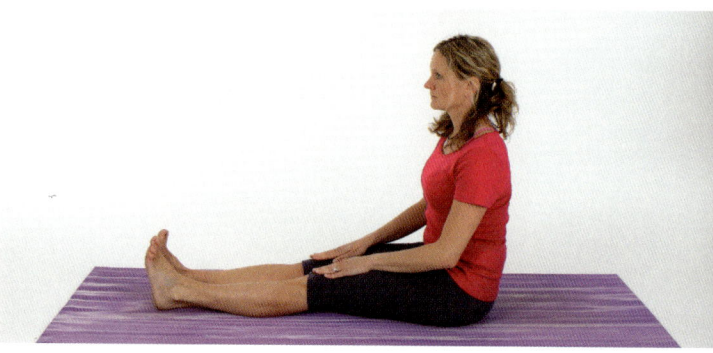

Ausführung: *Die Arme werden nach oben gestreckt. Der Oberkörper neigt sich weit vor und die Hände finden in Abhängigkeit der Dehnbarkeit einen Platz an den Schienbeinen oder fassen die Zehen.*

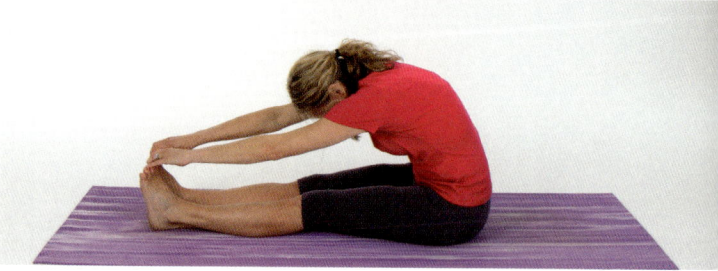

5

***Krokodil mit
gestrecktem Bein
Vorbereitung:*** *In der
Rückenlage werden
die Füße aufgestellt
und die Arme seitlich
abgelegt.*

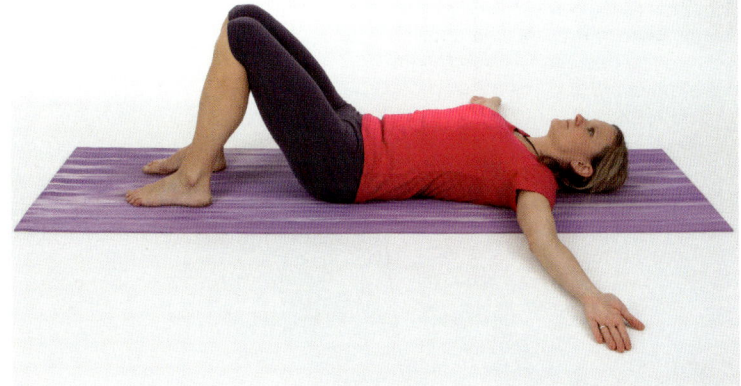

Ausführung: *Die Beine
werden nach rechts
abgelegt. Das linke Bein
wird gestreckt, weiter
nach oben geführt und
abgelegt. Der Kopf wird
nach links gewendet.*

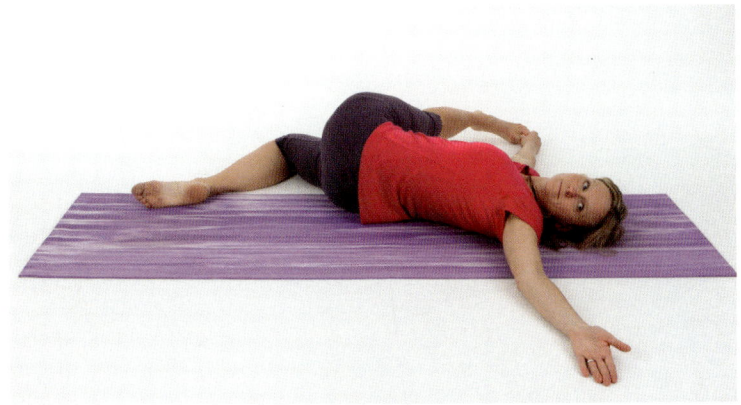

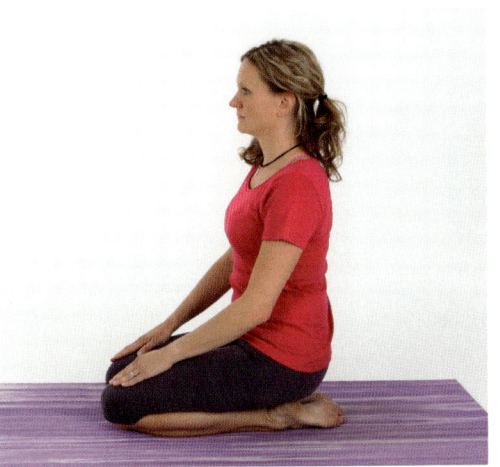

Fersensitz mit Drehung
Vorbereitung: *Im Fersensitz legen sich die
Hände auf die Oberschenkel.*

6

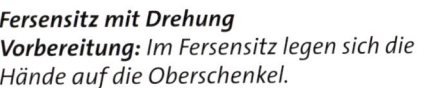

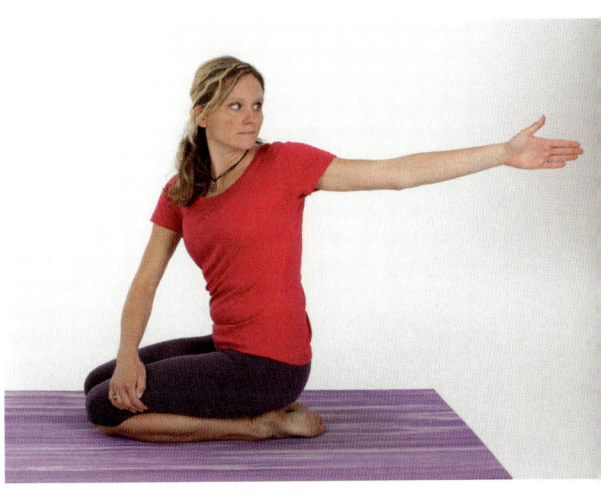

Ausführung: *Der Oberkörper dreht nach links.
Die rechte Hand stützt sich an der Außenseite
des linken Oberschenkels ab, während der linke
Arm über die Seite weiter nach hinten geführt
wird.*

V 7

Gedrehtes Dreieck
Vorbereitung: Das linke Bein geht nach vorne und leitet die Schrittstellung ein. Der Oberkörper kommt bei gestreckter Beinhaltung in die Vorneige, wobei das Becken gerade ausgerichtet bleibt. Die Hände stützen sich am vorderen Oberschenkel ab.

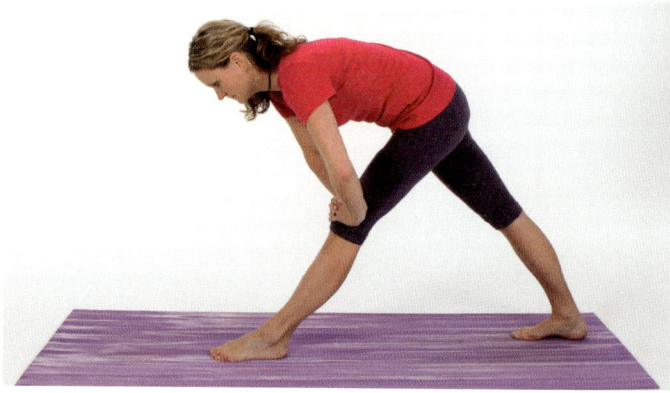

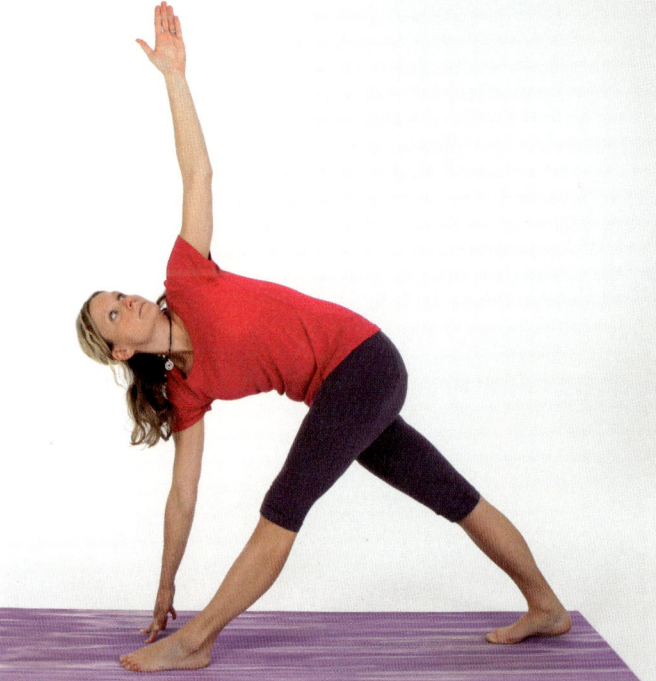

Ausführung: Die Drehung nach links wird eingeleitet, die rechte Hand wird neben dem linken Fuß aufgesetzt. Der linke Arm strebt nach oben.

Z

Gedrehtes Dreieck mit angehobenen Bein
Vorbereitung: Das linke Bein geht nach vorne und leitet die Schrittstellung ein. Der Oberkörper kommt bei gestreckter Beinhaltung in die Vorneige, wobei das Becken gerade ausgerichtet bleibt. Die Hände stützen sich am vorderen Oberschenkel ab.

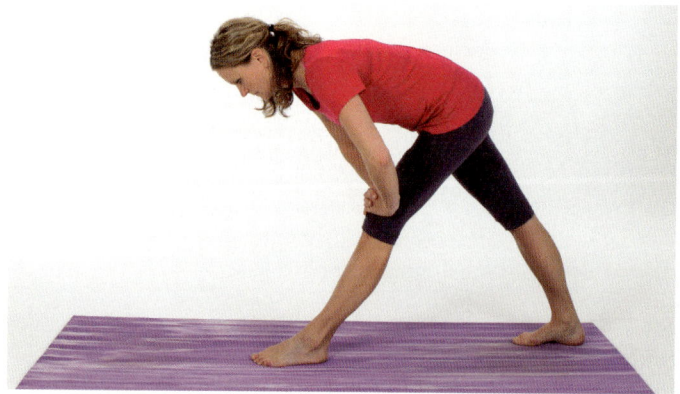

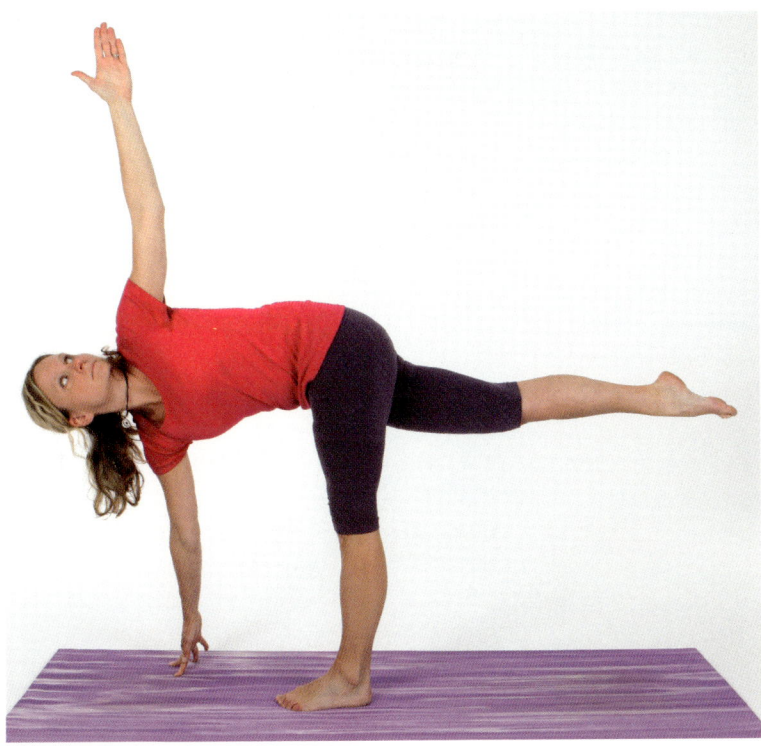

Ausführung: Die Drehung nach links wird eingeleitet, die rechte Hand wird neben den linken Fuß aufgesetzt. Der linke Arm strebt nach oben, während das rechte Bein angehoben und nach oben geführt wird.

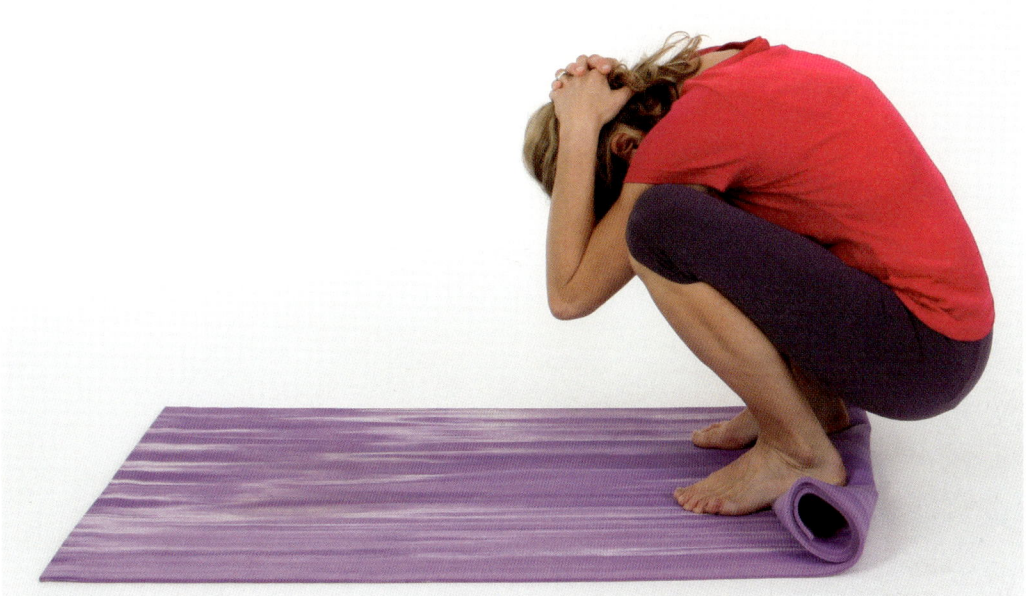

A

Tiefe Hocke
Die Fersen kommen auf eine leichte Erhöhung und der Körper in eine tiefe Hockposition. Die Hände werden am Hinterkopf verschränkt und der Kopf durch leichten Armzug in Vorneige gebracht.

Halbmond mit Beinbeugung

In der »Halbmondhaltung« werden Oberkörper und ein Bein parallel zum Boden gehalten. In der hier dargestellten Variation wird das angehobene Bein in eine Beugung gebracht und der Fuß hinter dem Rücken mit einer Hand zum Gesäß gezogen. Neben der erhöhten Anforderung an den Gleichgewichtssinn, der Kräftigung der Abduktoren und rumpfaufrichtenden Muskulatur kommt es zu einem zusätzlichen Wirkungsschwerpunkt durch die Dehnung der Beinstrecker.

Wirkungen

- Kräftigung der seitlichen Rumpf- und Gesäßmuskulatur, Abduktoren
- Mobilisation der Hüft- und Schultergelenke
- Öffnung des Brustraums
- Dehnung der Beinstrecker

Langfristige Wirkungen

- Verbesserung der Konzentrationsfähigkeit
- Linderung bei Fehlstellungen des Fußes
- Intensive Erweiterung der Dehn- und Kontraktionskraft der Beinmuskulatur

Gedankliche Ausrichtung/Symbolik

Der Mond hat im Vergleich zu der Sonne eine eher beruhigende Wirkung. Das Licht ist sanft und schafft eine wohltuende Atmosphäre. Der Mond verändert sich für den Menschen in seinem Aussehen und ist an manchen Tagen gar nicht sichtbar. So ist es erstrebenswert, dass man sich etwa in Krisensituationen immer wieder des »Lichts« bewusst wird, auch wenn es unsichtbar scheint. In der Haltung liegt die Konzentration zunächst auf dem Aufrechterhalten des körperlichen Gleichgewichts. Mit fortschreitender Übung wird die Energie spürbar, die durch den gesamten Körper fließt. Das Gefühl der Weite kann sich durch die intensive Öffnung ebenfalls einstellen. Folgende Fragen können selbstreflektierend beantwortet werden:

- Wie wirke ich nach außen?
- Kann ich beruhigend auf meine Mitmenschen einwirken?
- Wie gehe ich mit Krisensituationen um?

Übungsbeschreibung

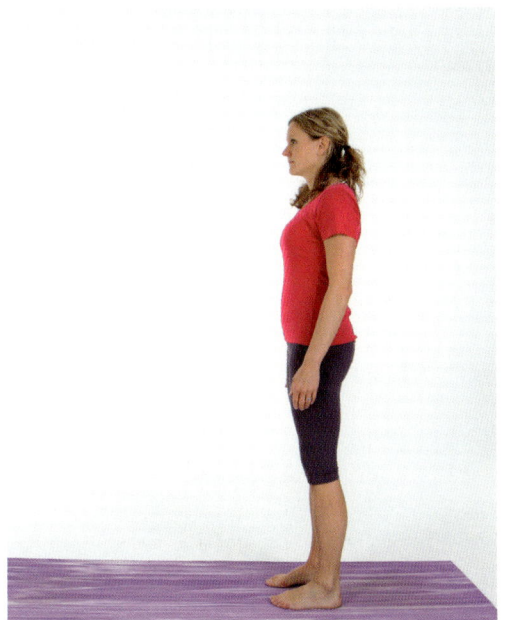

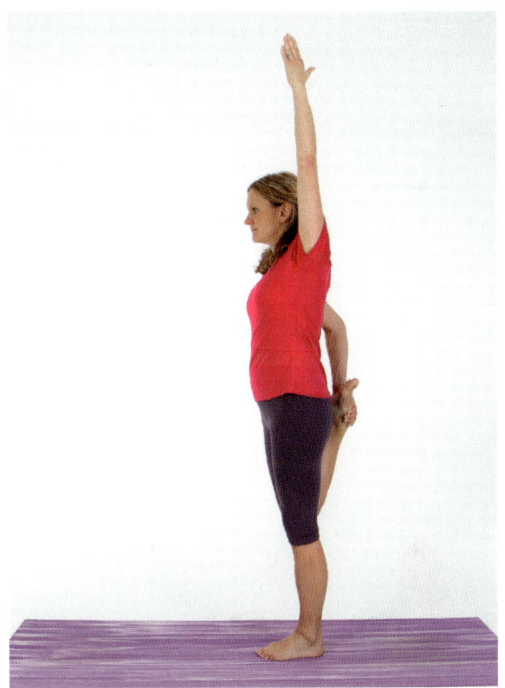

V 1 **Tänzer**
Vorbereitung: Der aufrechte Stand wird eingenommen.

Ausführung: Die rechte Hand fasst den rechten Fuß und zieht ihn zum Gesäß, wobei die Knie möglichst auf einer Ebene gehalten werden. Der linke Arm wird nach oben gestreckt.

V 2 **Schranke im Vierfüßlerstand**
Vorbereitung: Aus dem Vierfüßlerstand heraus wird das rechte Bein seitlich ausgestreckt aufgesetzt.

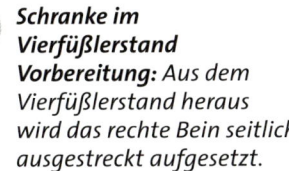

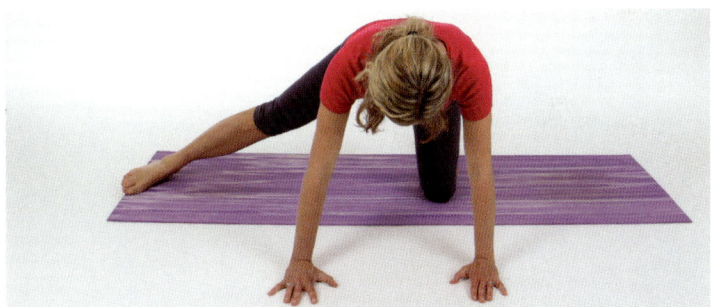

Ausführung: Der Rumpf wird langsam nach rechts geführt, wobei das rechte Bein weiter zur Seite herausgeschoben wird und die Hände wieder unterhalb der Schultergelenke platziert werden.

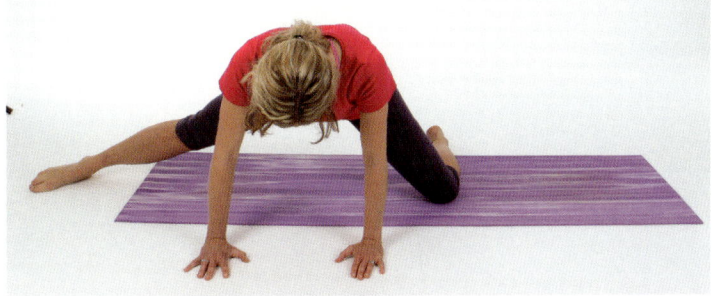

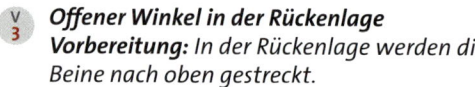

V 3 Offener Winkel in der Rückenlage
Vorbereitung: *In der Rückenlage werden die Beine nach oben gestreckt.*

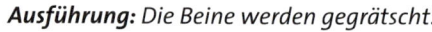

Ausführung: *Die Beine werden gegrätscht.*

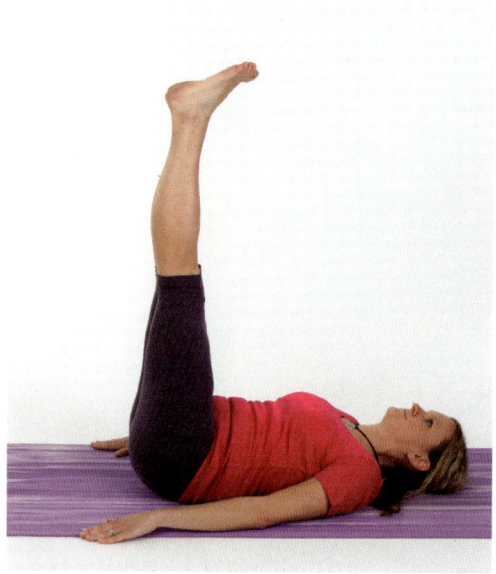

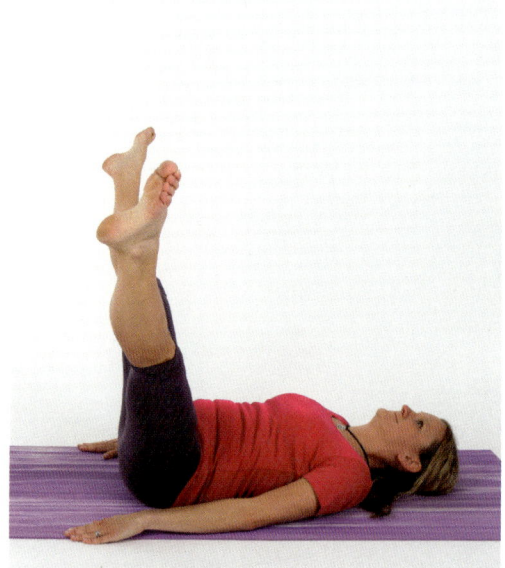

V 4 Bogen
Vorbereitung: *In der Bauchlage werden die Füße gefasst und zum Gesäß herangezogen.*

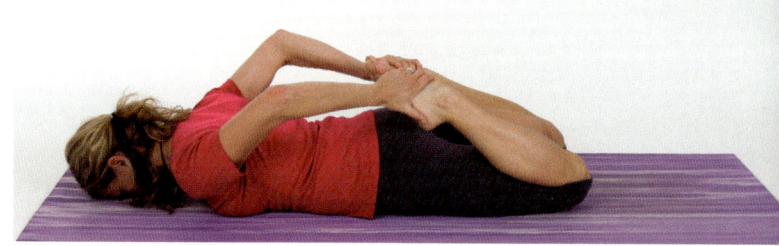

Ausführung: *Die Beine, Kopf und Brustraum werden angehoben, wobei die Füße gegen die Hände drücken.*

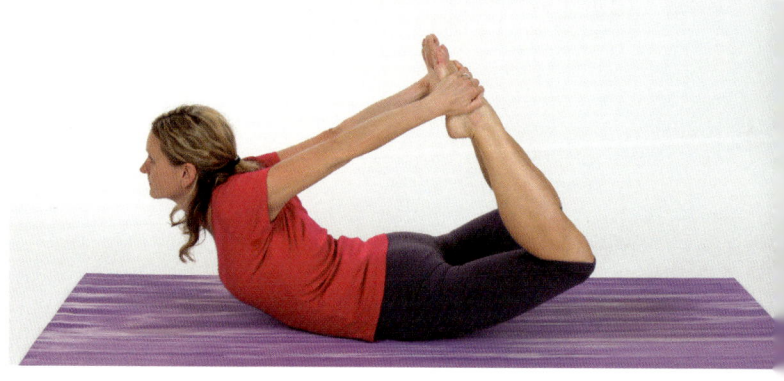

Brett im Handstütz aus der Seitlage heraus
Vorbereitung: Aus der rechten Seitlage heraus wird der Körper hochgestützt, wobei die rechte Hand und der rechte Fuß am Boden aufsetzen.

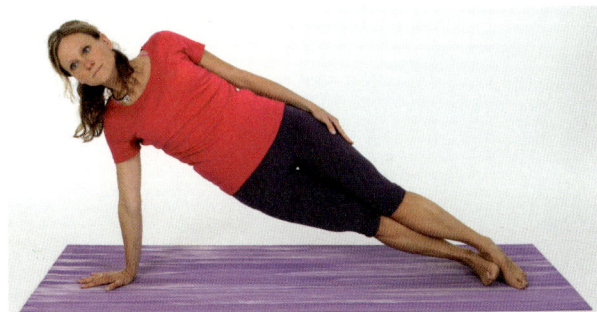

Ausführung: Das linke Bein wird angehoben und der linke Arm streckt nach oben.

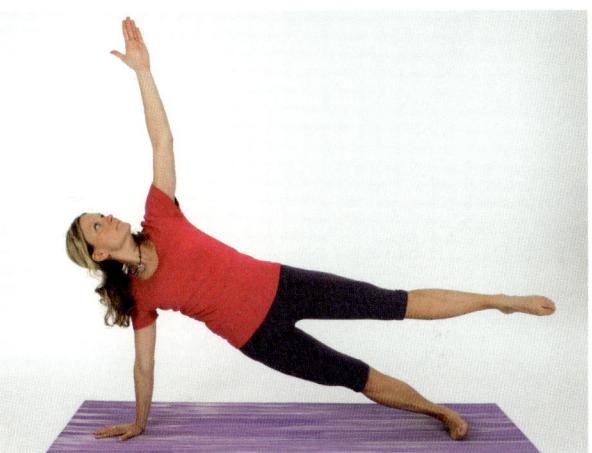

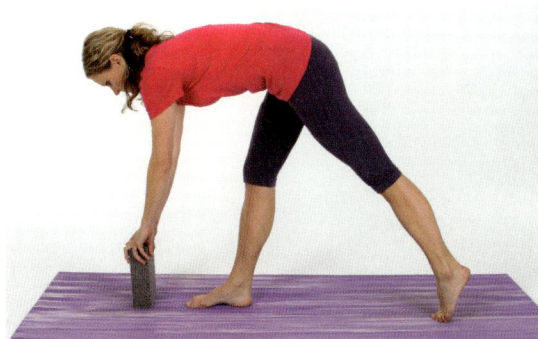

Halbmond
Vorbereitung: In der Schrittstellung mit dem rechten Fuß vorne stützt sich die rechte Hand auf einem in Fußlänge entfernten Klotz ab.
Ausführung: Das linke Bein wird angehoben und der linke Arm strebt nach oben. Die linke Hüfte hebt an, so dass sie sich genau über der rechten Hüfte befindet. Das linke Bein und der Rumpf streben eine gerade Linie parallel zum Boden an.

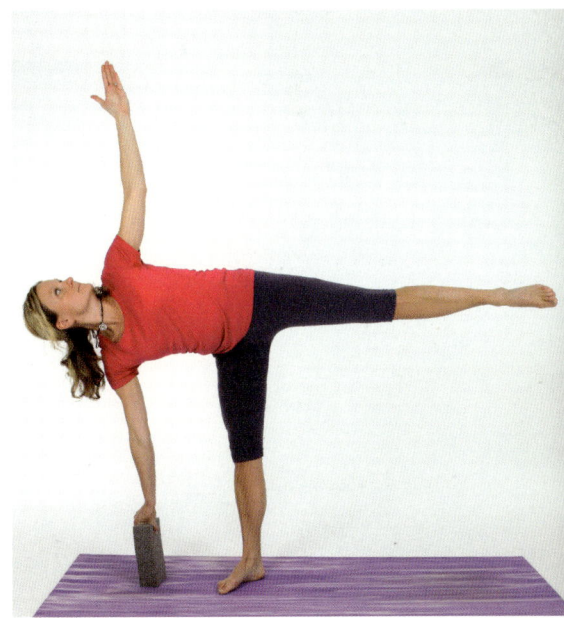

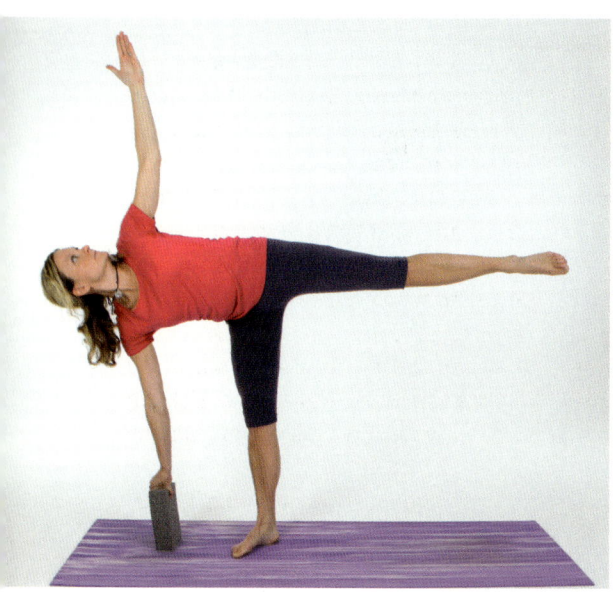

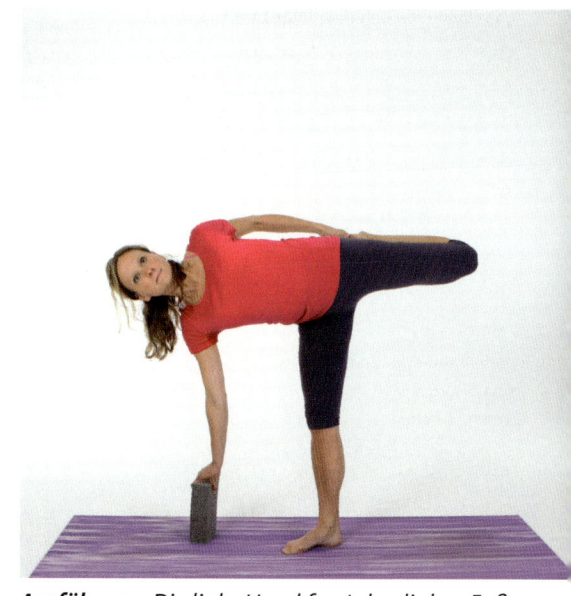

Z **Halbmond mit Beinbeugung**
Vorbereitung: *Die vorangegangene Haltung
»Halbmond« wird erneut ausgeführt.*

Ausführung: *Die linke Hand fasst den linken Fuß
und zieht ihn zum Gesäß heran.*

A **Kaninchen**
Vorbereitung: *Aus dem
Kniestand heraus werden
die Hände vor den Knien
aufgesetzt. Bei Beugung
der Arme setzt sich der
Scheitel des Kopfes zwi-
schen die Hände, wobei
der Kopf unbelastet bleibt.
Das Gesäß strebt weiter
nach oben. Der Rücken
wird gerundet.*

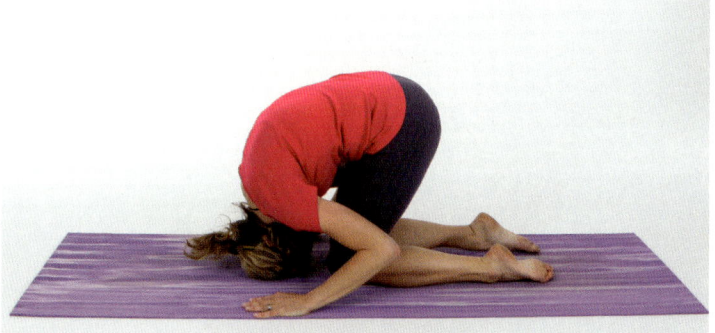

Ausführung: *Die Hände
fassen an die Füße.*

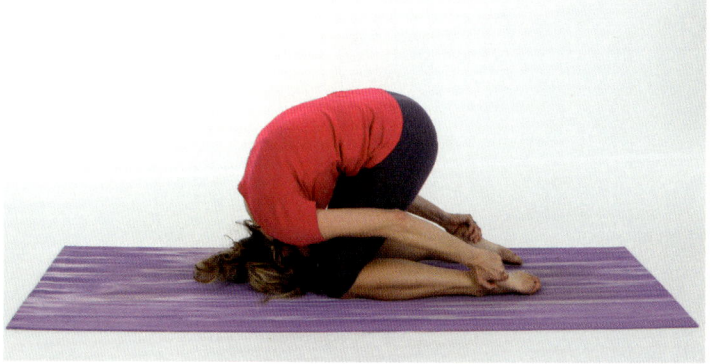

Flankendehnung mit Umschlingung

Bei der »Flankendehnung« erfährt der Körper eine Dehnung, indem der Oberkörper aus der Grätschstellung heraus in eine Seitneige gebracht wird. Bei der hier dargestellten Variation kommt es zu einem zusätzlichen Wirkungsschwerpunkt durch die Verschlingung der Arme. So werden die Schultergelenke mobilisiert und der Brustraum zusätzlich gedehnt.

Wirkungen

- Kräftigung der vorderen Oberschenkel- und Fußmuskulatur
- Kräftigung der Rückenmuskulatur
- Dehnung der Adduktoren
- Mobilisation der Schulter- und Hüftgelenke
- Öffnung des Brustraums

Langfristige Wirkungen

- Linderung bei Fehlstellungen des Fußes
- Intensive Erweiterung der Dehn- und Kontraktionskraft der Beinmuskulatur
- Positiver Einfluss auf Atem- und Herz-Kreislauf-System

Gedankliche Ausrichtung/Symbolik

In der Flankendehnung streckt sich der Körper in einer Seitneige weit in den Raum hinein. Der Körper formt eine gerade Linie von der Basis bis zum Kopf und symbolisiert Kraft, Durchhaltevermögen und Zielstrebigkeit.

In der Ausführung benötigt der Übende genau diese Qualitäten, um die Übung über einen längeren Zeitraum stabil halten zu können. Die Kraft und Energie, die sich im ganzen Körper verteilen, werden spürbar erlebt.

Folgende Fragen können selbstreflektierend beantwortet werden:

- Wie stark ist mein Durchsetzungsvermögen?
- Wie groß ist meine Ausdauer?
- Wie viel Kraft setze ich beim Durchsetzen und Verfolgen von Zielen ein?

Übungsbeschreibung

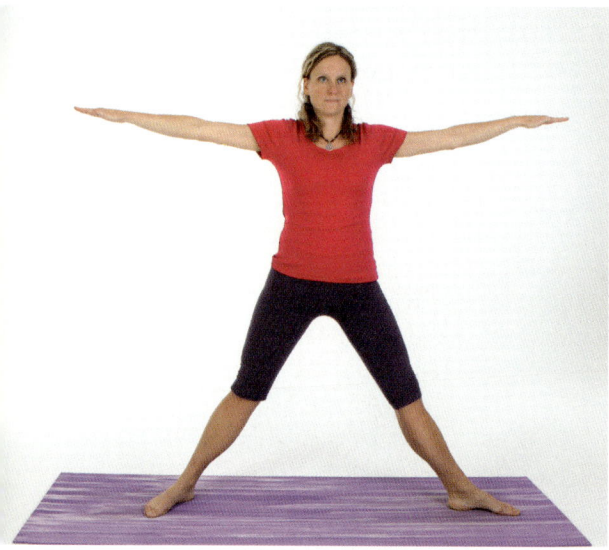

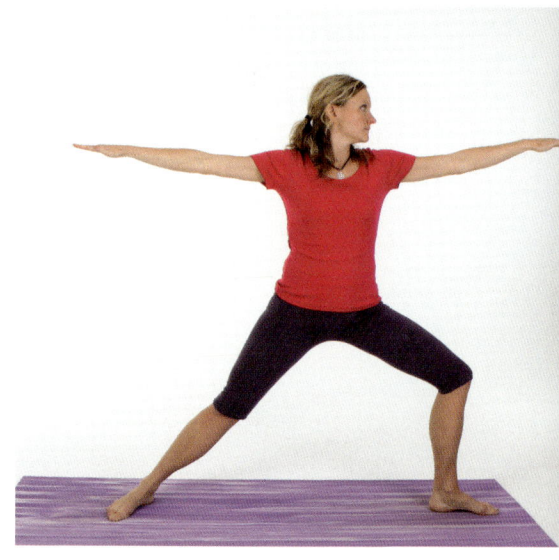

V 1 **Held 2**
Vorbereitung: *In der Grätschstellung werden beide Arme in die Seithalte gebracht. Der linke Fuß wird nach außen gedreht aufgesetzt.*

Ausführung: *Das linke Bein wird gebeugt. Der Blick geht über die linke Hand in die Ferne.*

V 2 **Mobilisation der Schulter**
Vorbereitung: *Eine Sitzhaltung wird einge-nommen.*

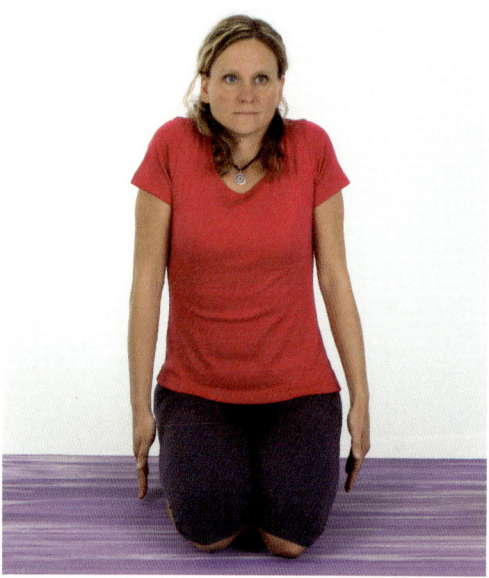

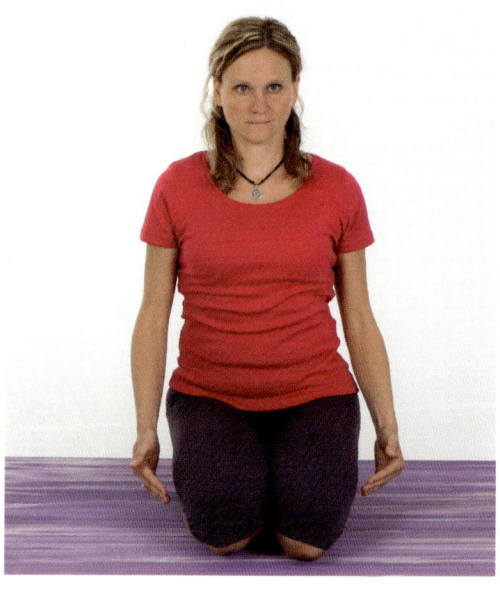

Ausführung:
1) *Die Schultern werden hochgezogen.*

2) *Die Schultern werden tief gezogen.*

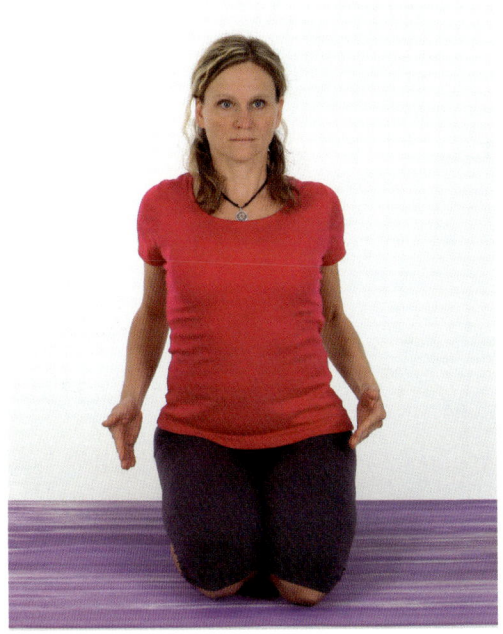

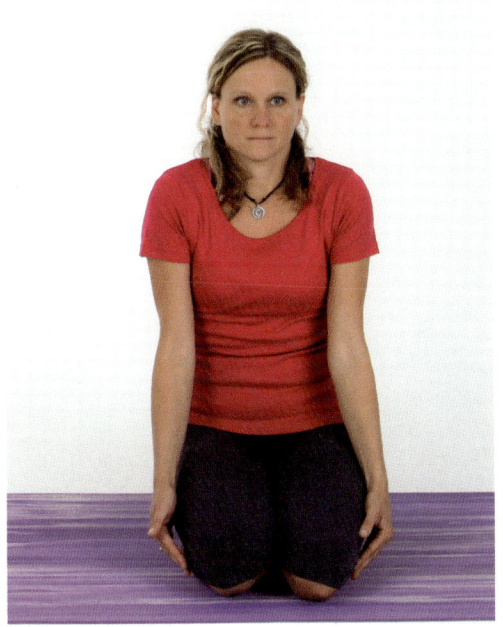

3) Die Schultern werden nach hinten gezogen. *4) Die Schultern werden nach vorne gezogen.*

Seitneige liegend
Die Beine, Kopf und Schultern werden zur linken Seite verschoben abgelegt, die rechte Hand fasst das linke Handgelenk und zieht den Oberkörper intensiver in die Dehnung.

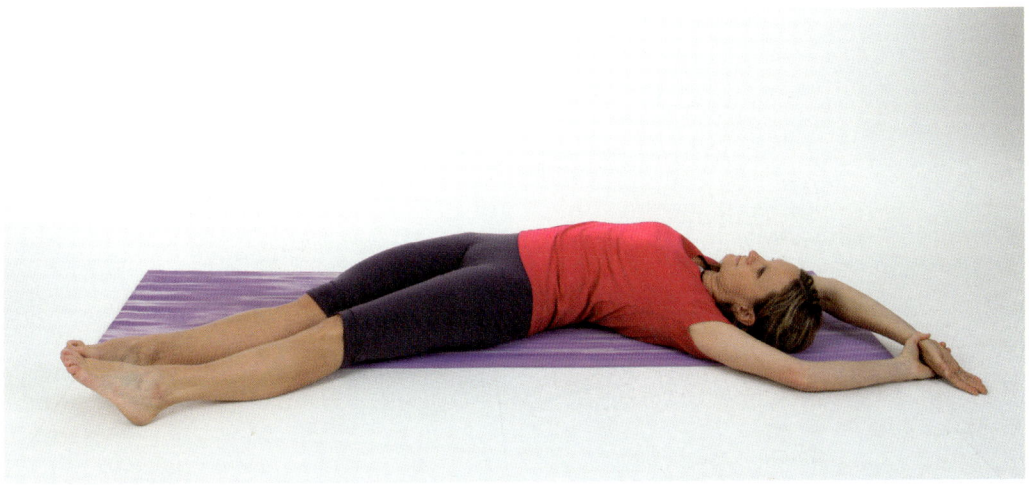

V 4 **Dreieck liegend**
Vorbereitung: In der Rückenlage
werden die Beine gegrätscht und
die Arme seitlich ausgestreckt
abgelegt.

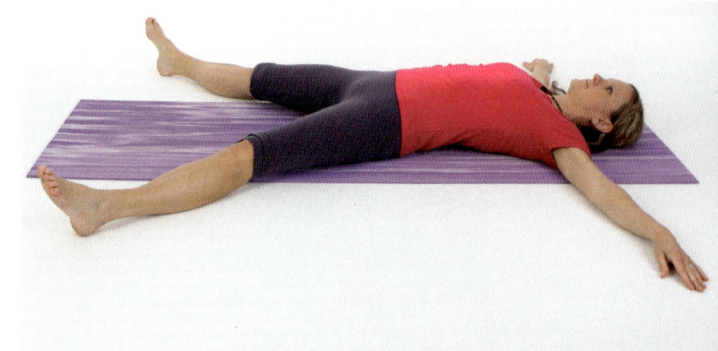

Ausführung: Der Oberkörper
wird weiter nach rechts geneigt.
Der rechte Arm wird tief an der
Außenseite des rechten Beins,
der linke Arm hinter dem Körper
abgelegt. Der Blick geht zur
linken Hand.

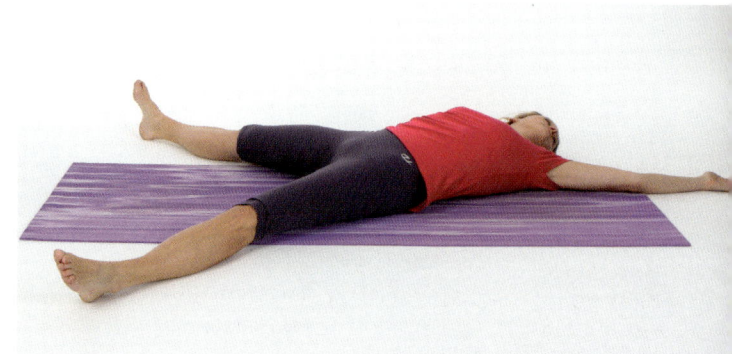

V 5 **Lang gedehnte Drehung**
Vorbereitung: Im Vierfüßlerstand wird der rechte Handrücken zwischen linker Hand
und Knie abgelegt.

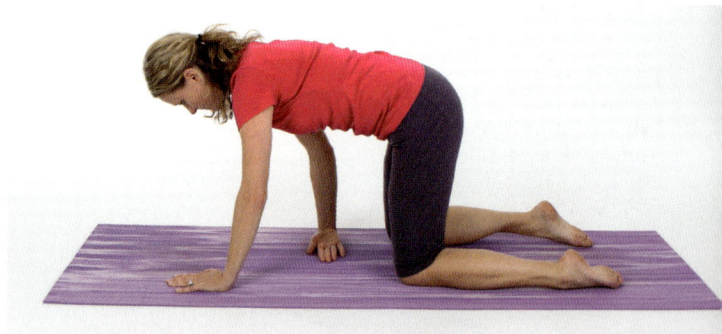

Ausführung: Die rechte Hand
schiebt unter den linken,
gebeugten Arm durch, wobei
sich der Oberkörper gedreht
vorneigt und der Kopf seitlich
aufgelegt werden kann.

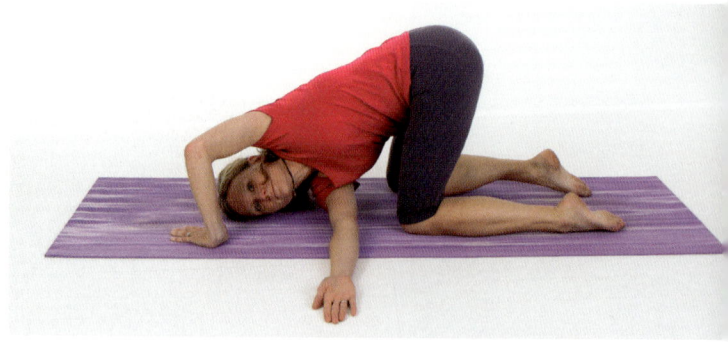

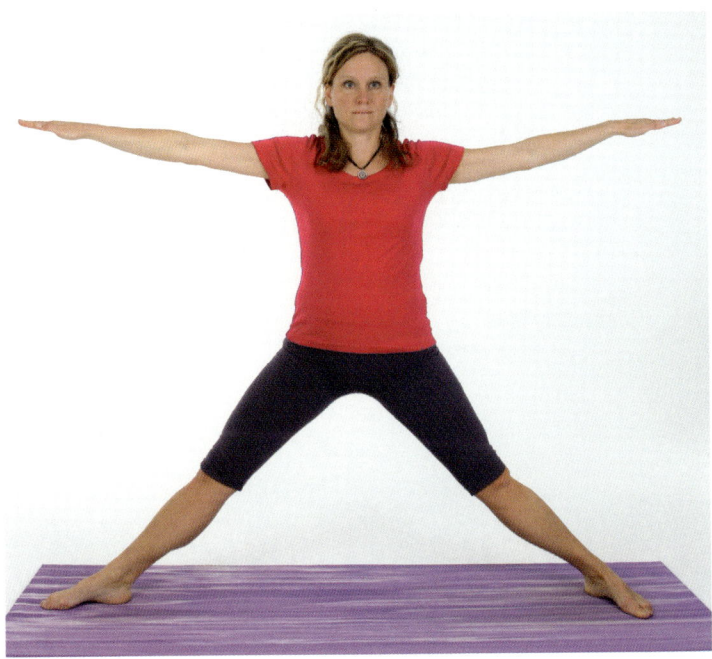

**V
6**

Flankendehnung
Vorbereitung: *Im Grätschstand werden die Arme
in die Seithalte gebracht. Der rechte Fuß dreht
nach außen.*

Ausführung: *Das rechte
Bein wird tief gebeugt.
Der Rumpf neigt sich nach
rechts. Die rechte Hand
wird aufgesetzt. Der linke
Arm wird so weit geführt,
bis er sich auf einer Linie
mit dem Rumpf befindet.*

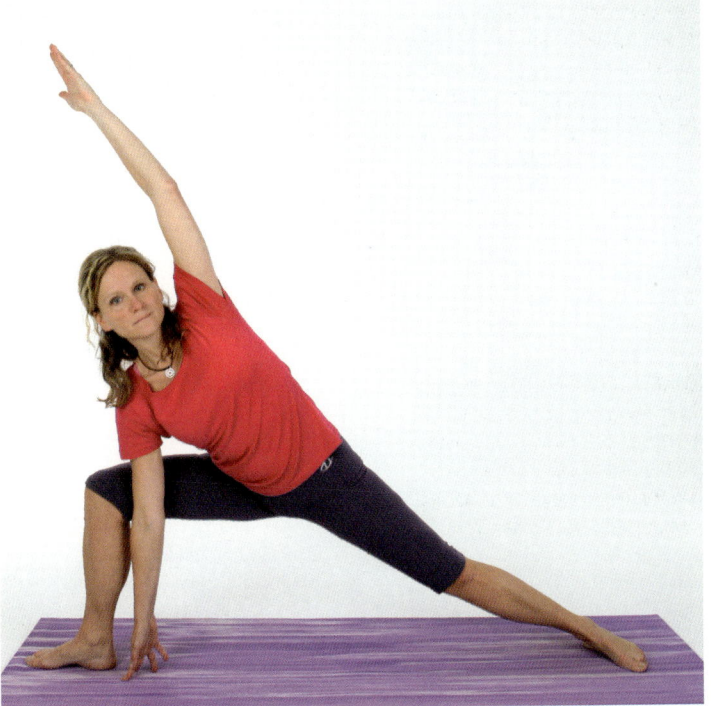

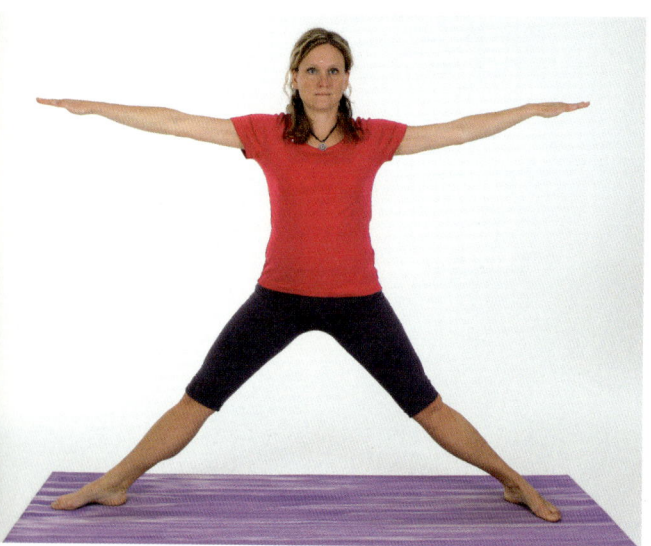

Flankendehnung mit Umschlingung
Vorbereitung: *Im Grätschstand werden die Arme in der Seithalte gehalten. Der rechte Fuß dreht nach außen.*

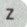

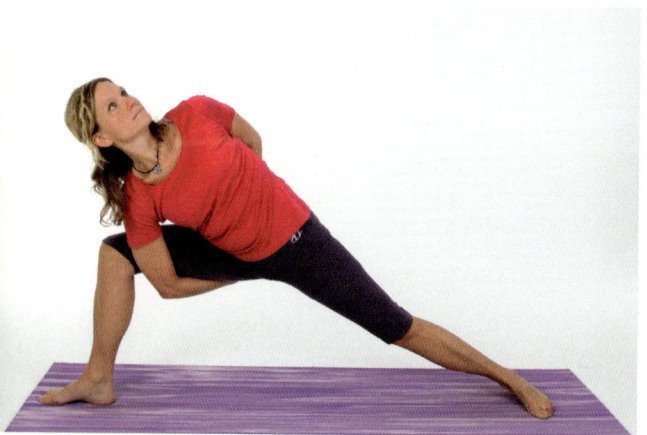

Ausführung: *Das rechte Bein wird tief gebeugt. Der Rumpf neigt sich nach rechts. Der rechte Arm wird von vorne durch die Beine nach hinten geführt, wo die Hand die Linke zu fassen bekommt.*

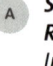

Schildkröte in der Rückenlage
In der Rückenlage werden die gebeugten Beine zum Rumpf gezogen. Die Knie gehen auseinander, die Arme gehen durch die Beinöffnung hindurch und fassen die Außenkanten der Füße oder die Knöchel.

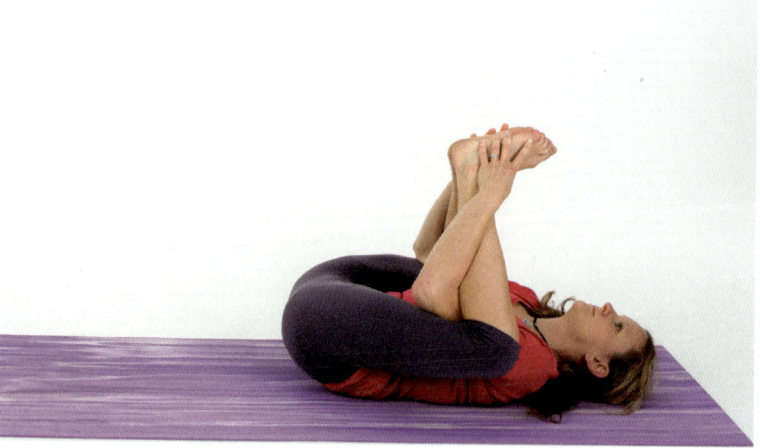

Dreieck mit Umschlingung

Im »Dreieck« wird der Oberkörper im Grätschstand bei gestreckter Beinhaltung in die Seitneige gebracht, wodurch die Flanken geöffnet und die Beinbeuger gedehnt werden. In der hier dargestellten Variation kommt es zu einem zusätzlichen Wirkungsschwerpunkt durch die Verschlingung der Arme. So werden die Schultergelenke mobilisiert und der Brustraum zusätzlich gedehnt.

Wirkungen

- Kräftigung der Fußmuskulatur
- Dehnung der Adduktoren und Beinbeuger
- Mobilisation der Schulter- und Hüftgelenke
- Öffnung des Brustraums und der Flanken

Langfristige Wirkungen

- Linderung bei Fehlstellungen des Fußes
- Intensive Erweiterung der Dehn- und Kontraktionskraft der Beinmuskulatur
- Positiver Einfluss auf Atem- und Herz-Kreislauf-System

Gedankliche Ausrichtung/Symbolik

Wenn ein Dreieck in einen Kreis gestellt wird, so berühren die Scheitelpunkte den Kreisbogen. Körper, Geist und Seele werden durch die drei Scheitelpunkte symbolisiert, die bei dem Streben nach einer ganzheitlichen Entwicklung dafür sorgen, dass ein Gleichgewicht entsteht. Dann befindet sich der Mensch im Innern eines vollkommenen Kreises.

Die Haltung kann nur ausgeführt werden, wenn Schultergelenke beweglich sind und der Brustraum weit geöffnet werden kann. Dann erfährt der Übende das Gefühl der Weite und kann die Offenheit genießen.

Folgende Fragen können selbstreflektierend beantwortet werden:

- Besitze ich ein ausgeprägtes Körperbewusstsein?
- Verweilen meine Gedanken hauptsächlich in der Gegenwart?
- Fühle ich mich ausgeglichen, verweile ich in der Mitte?

Übungsbeschreibung

V 1 **_Held 1 mit rückwärtiger Armhaltung_**
Vorbereitung: _In einer weiten Schrittstellung, wobei die hintere Ferse angehoben wird, fassen die Hände hinter dem Rücken ineinander._

Ausführung: _Das vordere Bein wird gebeugt und der Oberkörper kommt in eine leichte Rückneige._

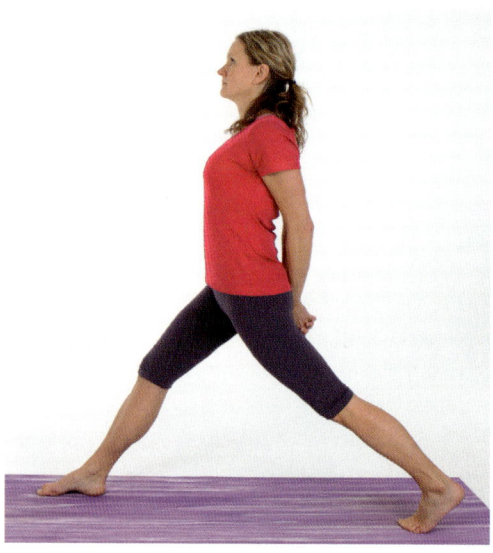 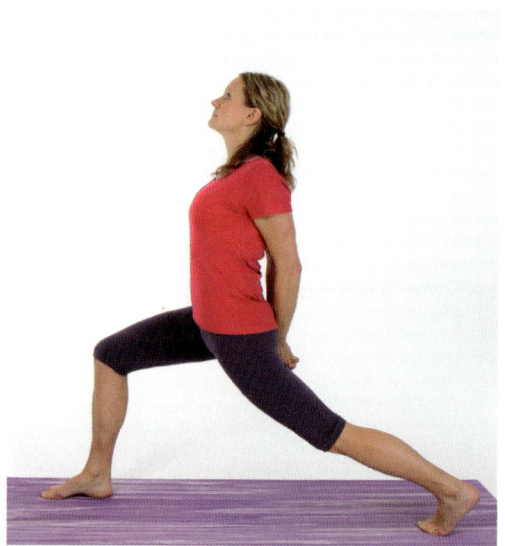

V 2 **_Rumpfneige in der Schrittstellung_**
mit Grußhaltung hinter dem Rücken
Vorbereitung: _In der Schrittstellung bei gestreckten Beinen werden die Hände hinter den Rücken in die Grußhaltung gebracht. (alternativ fassen die Hände hinter dem Rücken ineinander)_

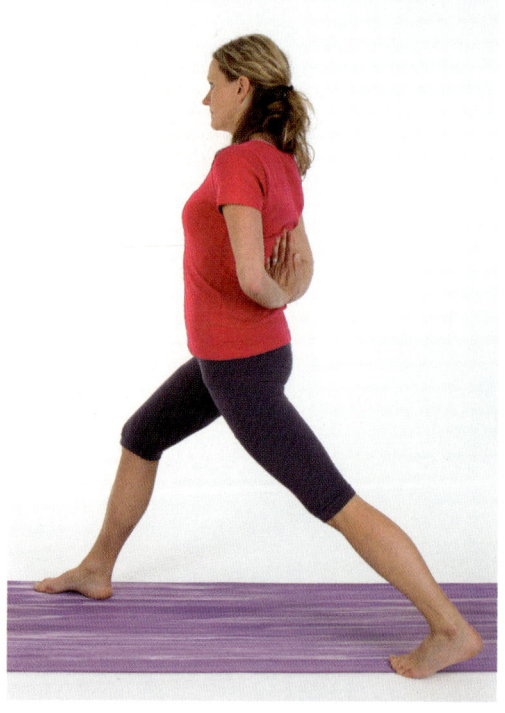

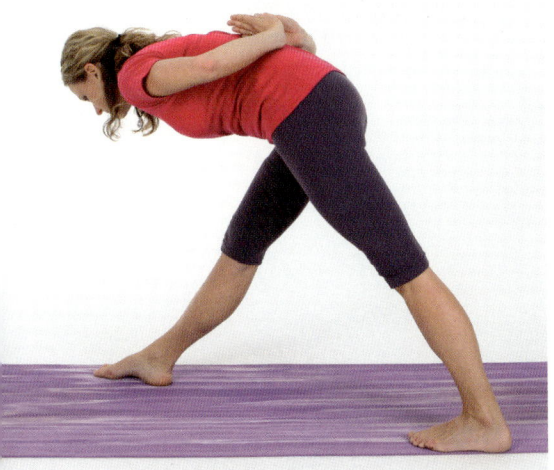

Ausführung: Der Oberkörper kommt in die waagerechte Vorneige.

Schranke
Vorbereitung: Aus dem Kniestand heraus wird das rechte Bein seitlich gestreckt aufgesetzt, abgespreizt. Der linke Arm wird gestreckt nach oben geführt.

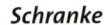

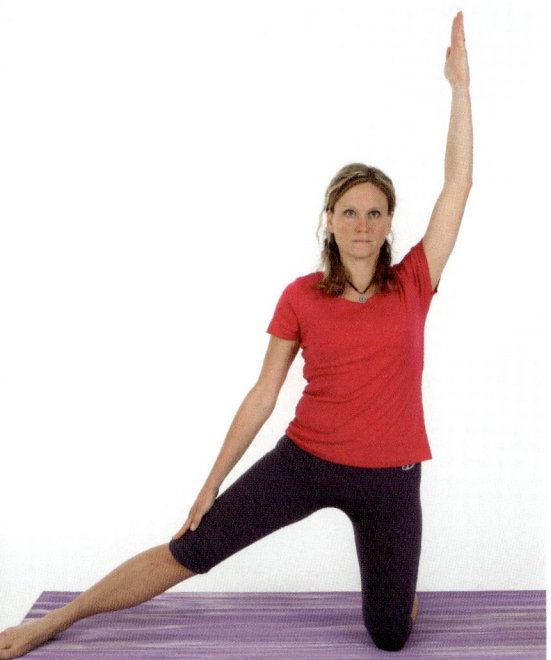

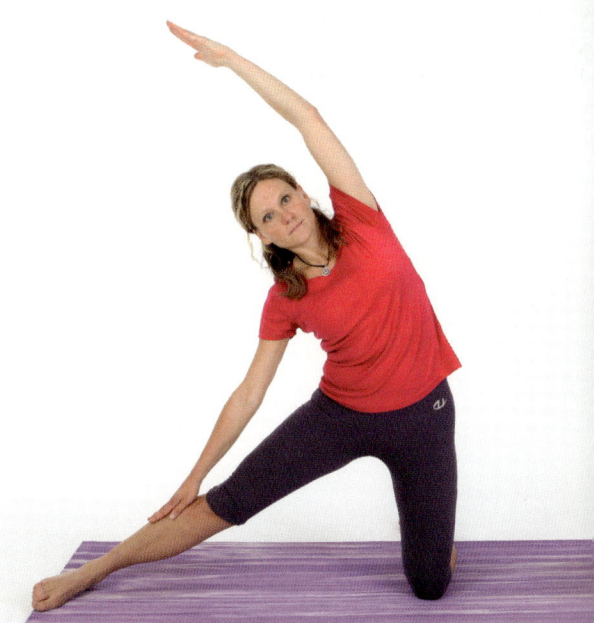

Ausführung: Der Oberkörper wird über das gestreckte Bein geneigt.

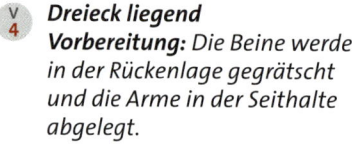

Dreieck liegend
Vorbereitung: *Die Beine werden in der Rückenlage gegrätscht und die Arme in der Seithalte abgelegt.*

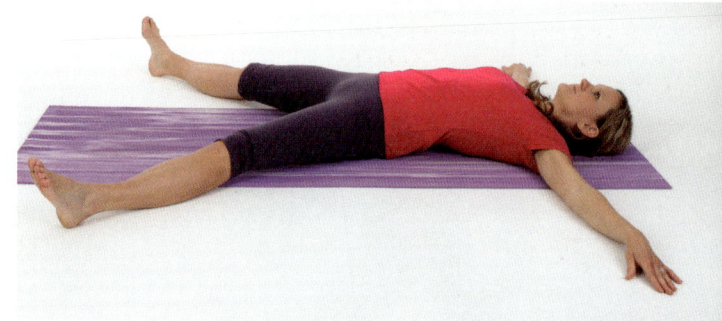

Ausführung: *Der Rumpf wird nach rechts verschoben. Der rechte Arm wird seitlich zum rechten Bein geführt. Der linke Arm wird gestreckt nach hinten abgelegt.*

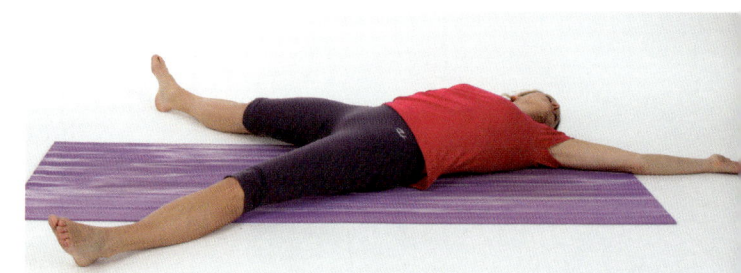

Zange mit gebeugtem Bein
Vorbereitung: *Aus dem Langsitz heraus wird das rechte Bein über das linke gebeugt abgelegt.*

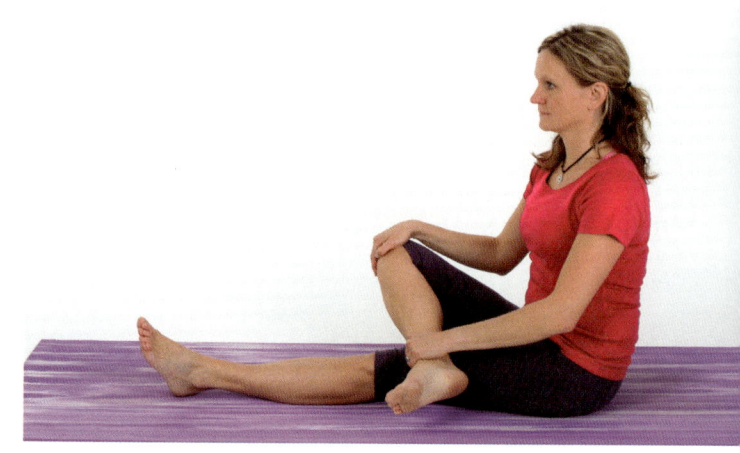

Ausführung: *Der Oberkörper neigt sich vor und die Hände berühren in Abhängigkeit der Dehnbarkeit das linke Bein oder den Fuß.*

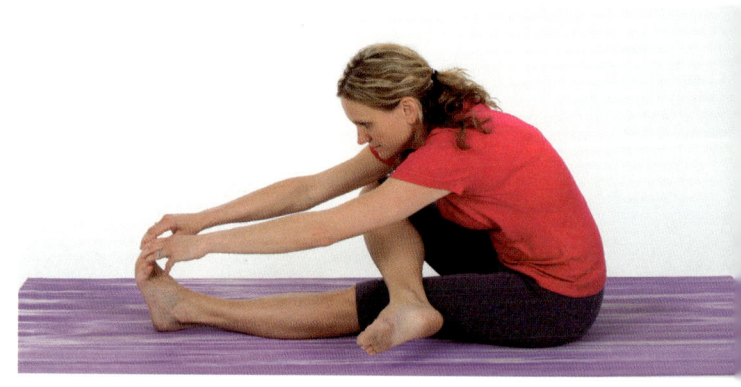

Dreieck

Vorbereitung: *Im Grätschstand werden die Arme in der Seithalte gehalten. Der rechte Fuß und das rechte Knie drehen nach außen. Die Beine sind gestreckt.*

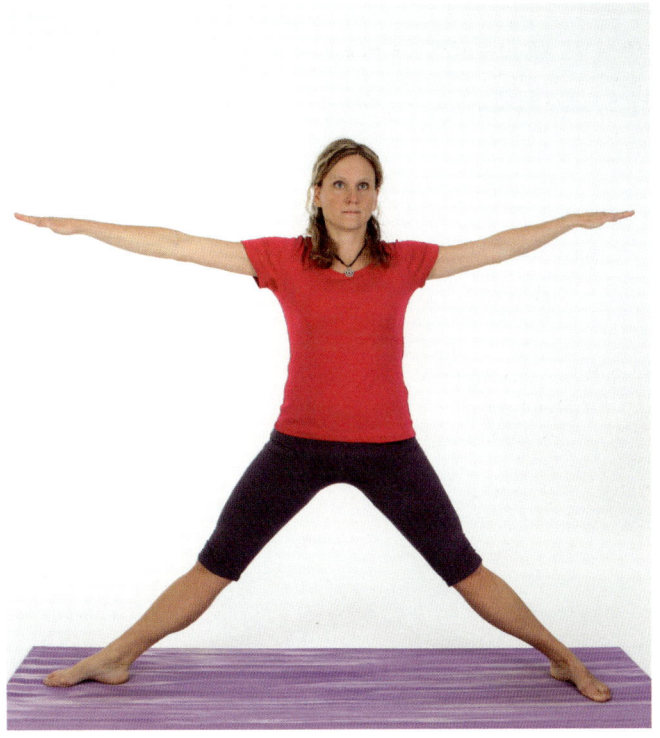

Ausführung: *Der Oberkörper dehnt sich über das rechte Bein in den Raum hinein und kommt in eine Seitneigung. Der rechte Arm neigt sich nach unten und findet einen Platz am rechten Bein, Fuß oder auf dem Boden. Der linke Arm strebt nach oben, wobei der Blick über die linke Hand hinaus weist.*

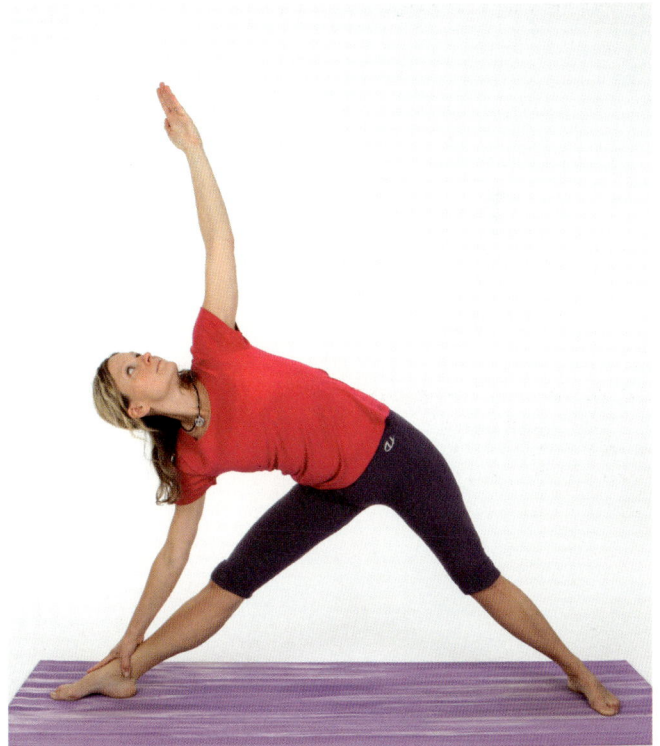

Z

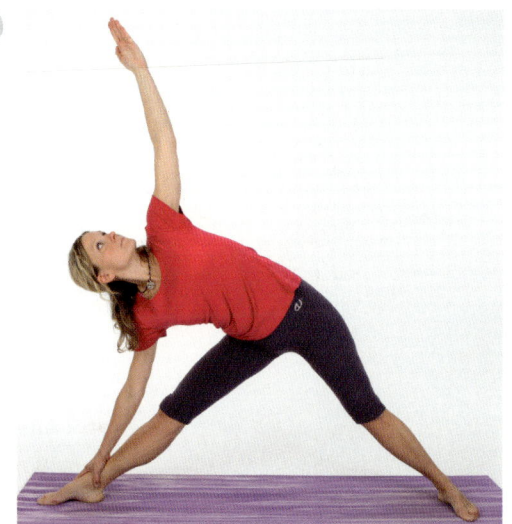

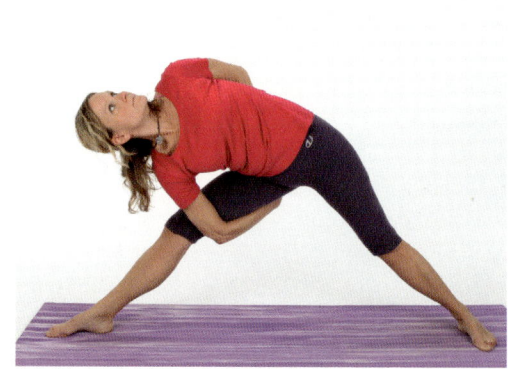

Dreieck mit Umschlingung
Vorbereitung: *Erneut wird die zuvor Haltung »Dreieck« eingenommen.*

Ausführung: *Der rechte Arm wird von vorne durch die Beine nach hinten geführt, wo die linke Hand gefasst wird.*

A

Kraftvolle Haltung mit Armverschlingung
Vorbereitung: *Im aufrechten Stand werden die Unterarme bei Beugung der Arme in der Vorhalte aneinander gelegt. Der rechte Ellbogen legt sich in die linke Armbeuge. Die Unterarme nähern sich wieder an. Mit den Fingern der unteren Hand wird Kontakt zur Handinnenseite der oberen Hand aufgenommen.*

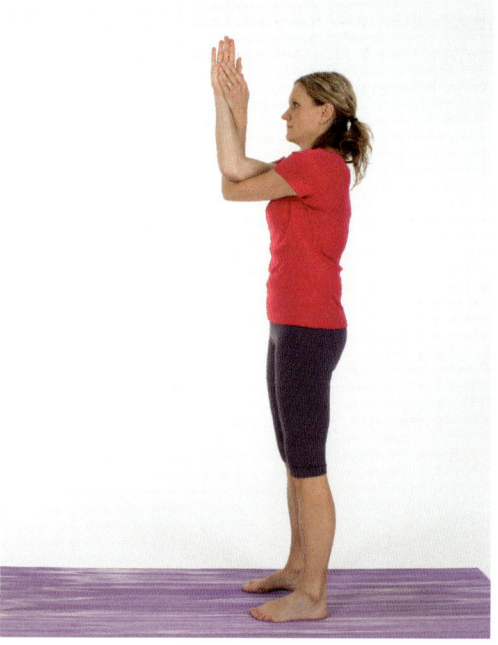

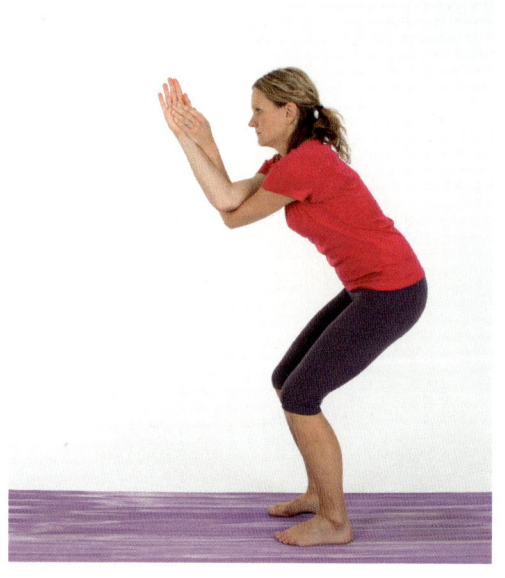

Ausführung: *Die Beine werden gebeugt und der Oberkörper kommt in eine leichte Vorneige.*

Leichte bis mittelschwere Sitzhaltungen

Das »Sitzen« gehört im alltäglichen Leben zu den am öftesten eingenommenen Körperhaltungen. Ob zum Essen, bei der Arbeit oder aber zur Entspannung wird in der Regel eine sitzende Haltung eingenommen. Nimmt man diese Position aber unter die Lupe, so ist häufig kaum eine Aufrichtung zu sehen. Während einige Körperbereiche unter Spannung stehen, wie beispielsweise der Nacken- und Schulterbereich bei der Arbeit am Schreibtisch, sind andere Bereiche zu schwach, so dass der Körper in der Sitzhaltung zusammensinkt. Das Üben der Sitzhaltungen begünstigt eine gute Sitzposition in Alltagssituationen.

Zusätzlich erfährt der Übende in den Sitzhaltungen dadurch, dass er sich nahe dem Boden ausrichtet, eine gute Erdung. Er wird sich seiner eigenen »Wurzeln« bewusst, genießt in der Haltung die Stabilität und Sicherheit, die die Sitzhaltungen gewährleisten.

Kuhgesicht in der Vorneige

Das »Kuhgesicht« ist eine Sitzhaltung, bei der sich die Hände hinter dem Rücken fassen, wobei ein Arm von oben, der andere von unten zur Rückenmitte geführt wird. So erfahren die Schultergelenke eine intensive Mobilisation. In der hier dargestellten Variation kommt es durch die Vorneige zu einer zusätzlichen Mobilisation der Wirbelsäule und Entspannung des unteren Rückens.

Wirkungen

- Mobilisation der Schulter- und Hüftgelenke, Wirbelsäule
- Entspannung des unteren Rückens
- Öffnung des Brustraums
- Dehnung der Beinstrecker und Gesäßmuskulatur

Langfristige Wirkungen

- Linderung bei Schulter-, Hüft- und Rückenproblemen
- Positiver Einfluss auf Atem- und Herz-Kreislauf-System

Gedankliche Ausrichtung/Symbolik

In der Haltung ist der Körper der Erde zugewandt. Durch die breite Basis der Sitzhaltung, die von Gesäß und Beinen gebildet wird, erspürt der Übende die Stabilität der Erde. Durch die Vorneige wird diese Nähe noch verstärkt. Mit dem Wissens um die Kraft, die der Erde innewohnt wird dem Übenden die Bedeutung der Erdverbundenheit und Notwendigkeit der eigenen Erdung zum Wachstum bewusst. In der Haltung wird das Gefühl der Erdverbundenheit entwickelt, zusätzlich erhält der Übende durch das Ausschließen der visuellen Wahrnehmung die Möglichkeit, zur Ruhe zu kommen. Folgende Fragen können selbstreflektierend beantwortet werden:

- Wie groß ist meine Erdverbundenheit?
- Halte ich mich gerne in der Natur auf?
- In welchen Situationen erfahre ich Stabilität?
- Gibt es Menschen, die mir Sicherheit und Stabilität vermitteln?
- Wo komme ich zur Ruhe?

Übungsbeschreibung

V 1 **Held 1 mit rückwärtiger Armhaltung**
Vorbereitung: *Eine weite Schrittstellung wird eingenommen. Die Hände fassen sich hinter den Körper, wobei der Brustraum geweitet wird.*

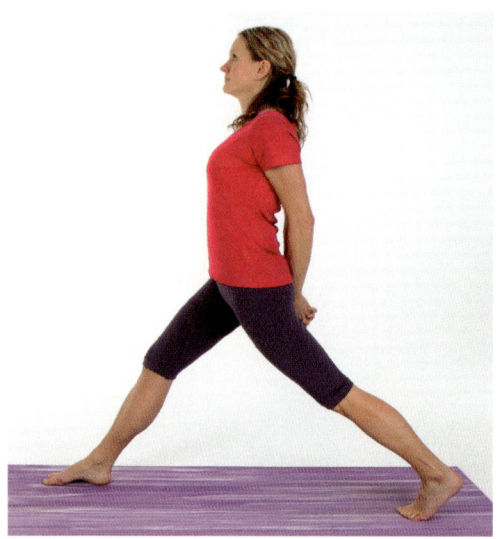

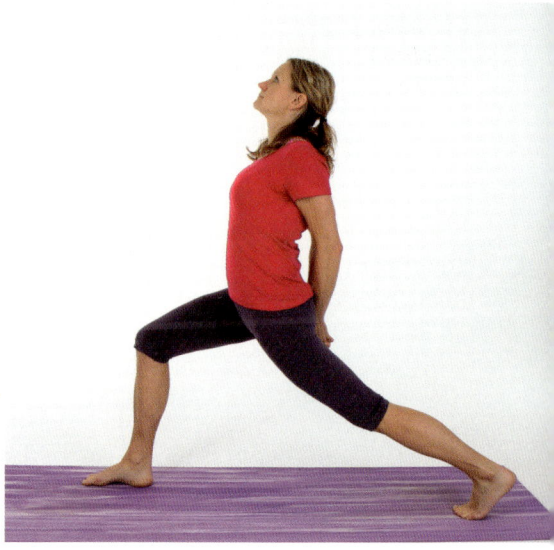

Ausführung: Das vordere Bein wird gebeugt und der Oberkörper kommt in eine leichte Rückneige.

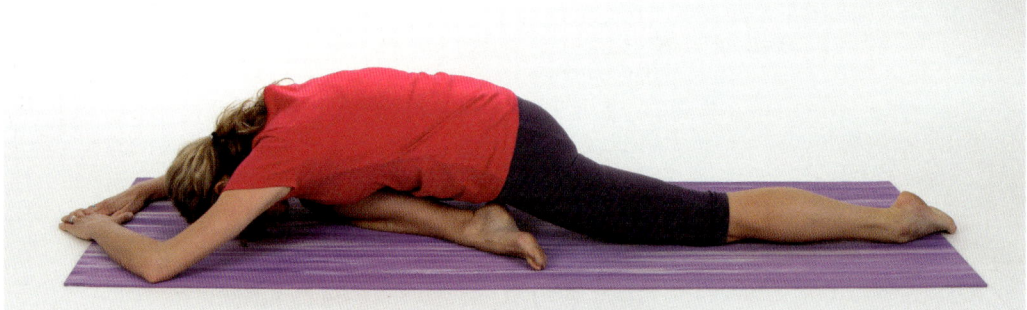

V 2 **Taube schlafend**
Im Vierfüßlerstand wird das rechte Bein so vor das linke Bein gelegt, dass die Knie voreinander liegen. Das linke Bein wird langsam nach hinten verlängert. Der Rumpf neigt sich nach vorne, die Stirn setzt auf und die Arme werden vor dem Körper abgelegt.

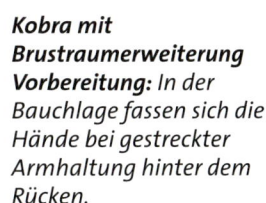

Kobra mit Brustraumerweiterung
Vorbereitung: In der Bauchlage fassen sich die Hände bei gestreckter Armhaltung hinter dem Rücken.

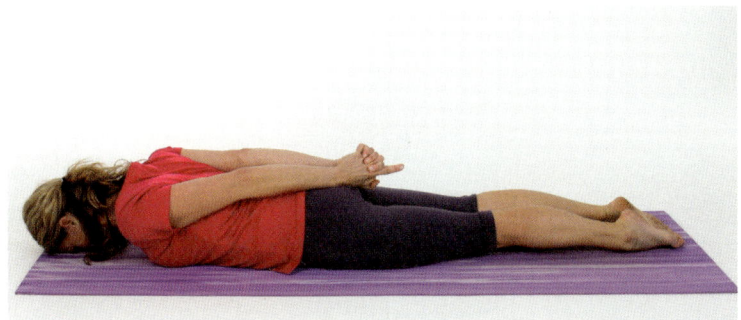

Ausführung: Der Oberkörper wird angehoben und kommt in eine Rückneige.

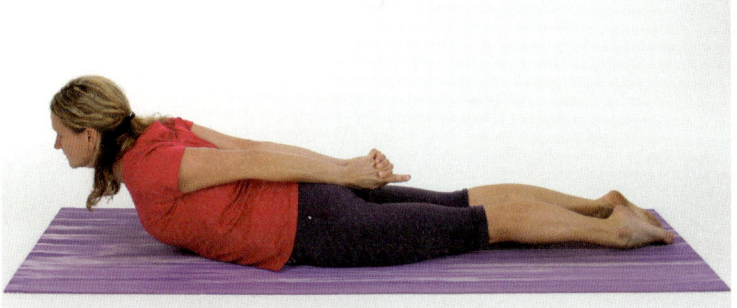

Päckchen mit Beinverwringung
Vorbereitung: Die Beine in Rückenlage im Bereich der Oberschenkel übereinanderschlagen. Die Hände fassen die Knie.

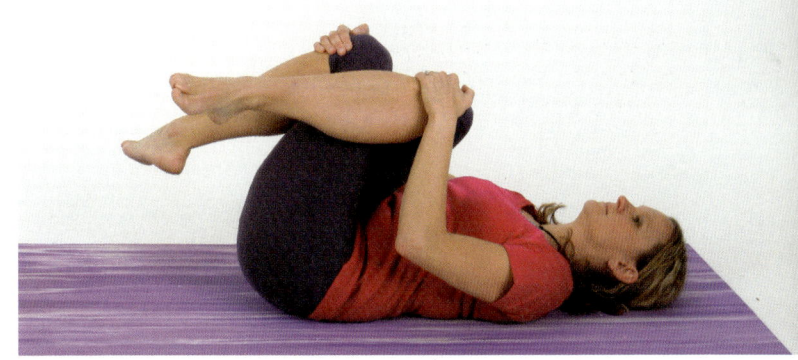

Ausführung: Die Arme werden stärker gebeugt, wobei die Beine eng an den Rumpf geführt werden.

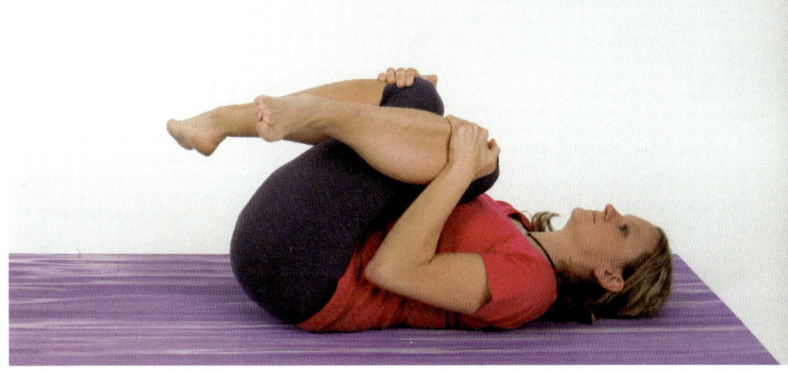

Krokodil
Vorbereitung: In der Rückenlage werden die Füße aufgestellt und die Arme seitlich abgelegt.

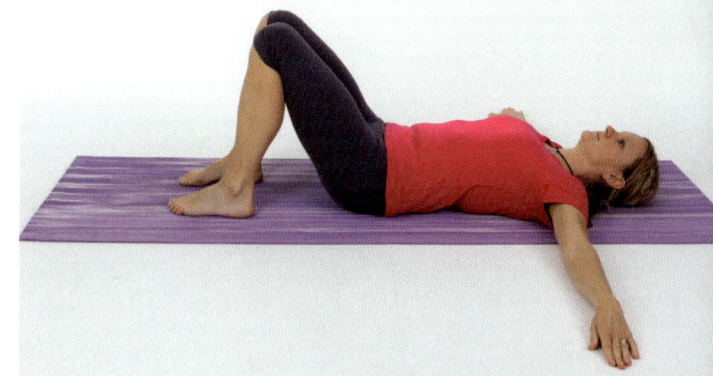

Ausführung: Die gebeugten Beine sinken seitlich nach links ab, wobei der Kopf nach rechts gedreht wird. Der rechte Fuß setzt sich auf das linke Knie. Die linke Hand fasst das rechte Knie und führt das Bein seitlich zum Boden.

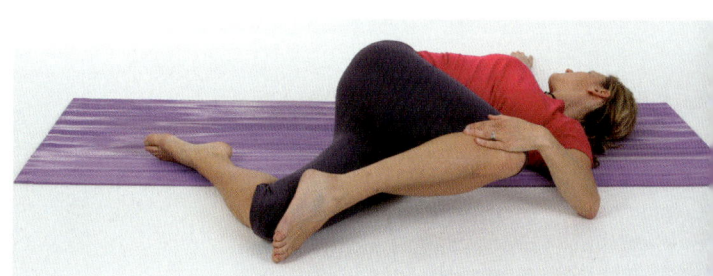

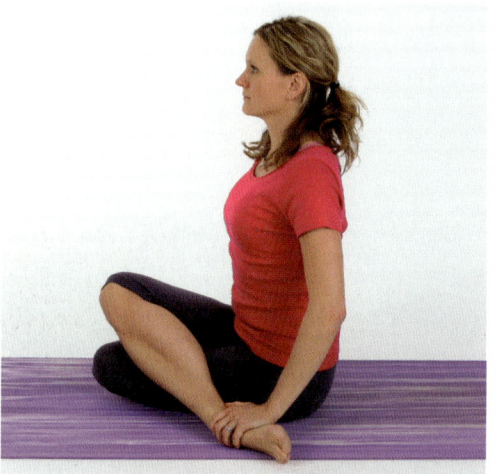

Kuhgesicht
Vorbereitung: Im Vierfüßlerstand wird das rechte Bein vor das linke gelegt, so dass die Knie voreinander liegen. Das Gesäß sinkt nach unten, so dass die Fersen Kontakt mit dem Becken aufnehmen. Der Oberkörper richtet sich auf.

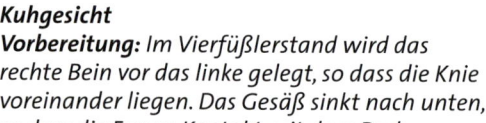

Ausführung: Der linke Arm geht hinter den Rücken und die linke Hand wird mit der Handfläche nach außen entlang der Wirbelsäule nach oben geführt. Der rechte Arm streckt zunächst nach oben, beugt sich dann nach unten und die Hände fassen ineinander. Falls die Hände nicht ineinandergreifen können, kann z. B. ein Tauchring oder ein zu einer Schlinge geknoteter Schal den Abstand überbrücken.

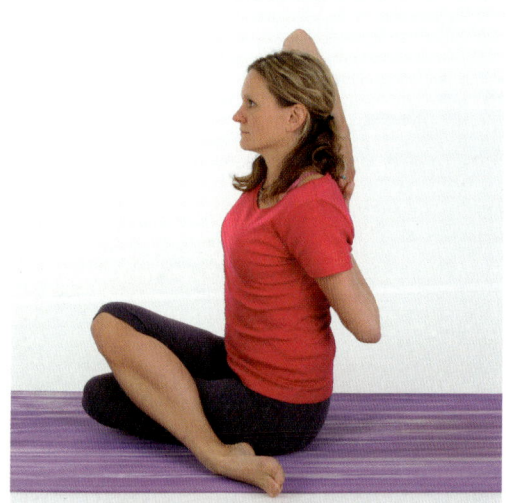

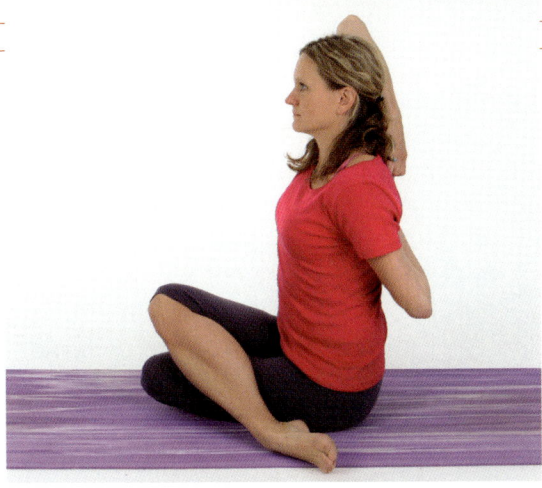

Kuhgesicht in der Vorneige Ⓩ
Vorbereitung: *Die zuvor beschriebene Haltung »Kuhgesicht« wird erneut einge- nommen.*
Ausführung: *Der Oberkörper kommt in die Vorneige.*

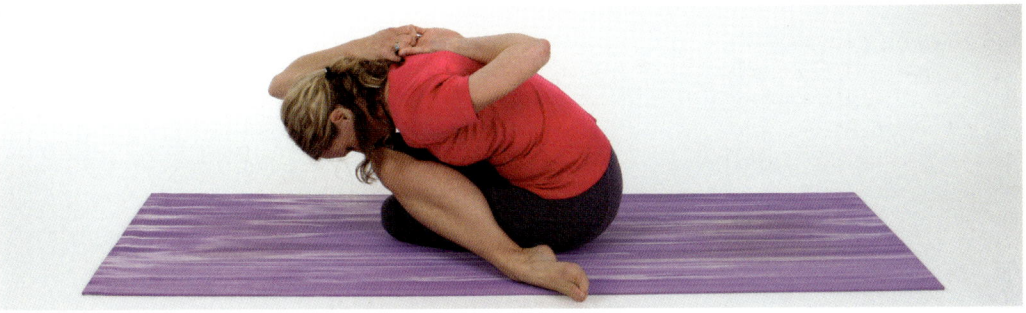

Ⓐ **Brett im Unterarmstütz aus der Bauchlage heraus**
Vorbereitung: *In der Bauch- lage werden die Unterarme bei gebeugter Armhaltung aufgesetzt. Bei Kontraktion der Beckenbodenmuskulatur werden die Zehen auf den Boden gestellt.*

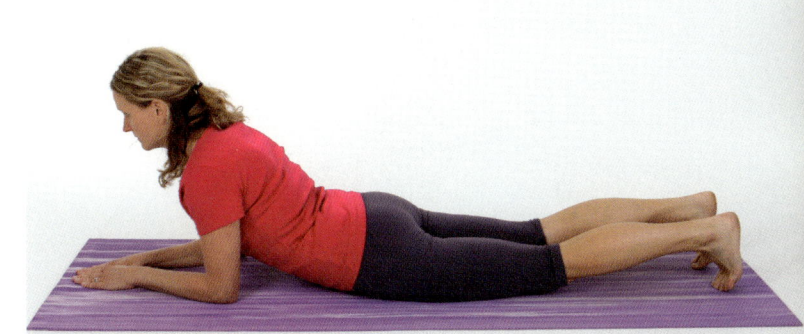

Ausführung: *Das Becken wird hochgestützt, so dass der Körper eine gerade Linie bildet.*

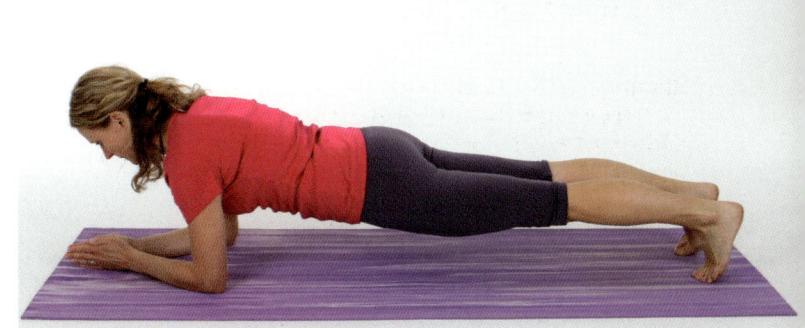

Boot mit Drehung

Die »Boothaltung« ist eine Sitzhaltung, bei der die Bauch- und Oberschenkelmuskulatur intensiv gekräftigt werden, indem der Oberkörper bei angehobenen Beinen in einer leichten Rückneige gehalten wird. Bei der hier dargestellten Variation kommt es durch die Drehung des Oberkörpers zu einer zusätzlichen Mobilisation der Wirbelsäule.

Wirkungen

- Kräftigung der oberen Rücken-, Hals- und Bauchmuskulatur, Beinstrecker
- Mobilisation der Wirbelsäule

Langfristige Wirkungen

- Linderung einer verstärkten Kyphose im Bereich der Brustwirbelsäule
- Linderung einer verstärkten Lordose im Bereich der Lendenwirbelsäule
- Verbesserung der Dehn- und Kontraktionskraft der Beinmuskulatur
- Positiver Einfluss auf die Bauchorgane

Gedankliche Ausrichtung/Symbolik

Das Boot symbolisiert Flexibilität und Sicherheit. Mit einem Boot lassen sich Ziele erreichen, die aus eigener Kraft nicht angestrebt werden könnten. Es ist in der Lage, Hindernisse zu überwinden und sich den äußeren Gegebenheiten anzupassen. In der Haltung, die – wenn sie über einen längeren Zeitraum gehalten wird – als sehr anstrengend empfunden werden kann, benötigt der Übende eine gute Ganzkörperkontrolle bei erhöhter Anforderung an den Gleichgewichtssinn. Er spürt die Energie und Stabilität im ganzen Körper bei gleichzeitig empfundenem Durchhaltevermögen. Folgende Fragen können selbstreflektierend beantwortet werden:

- Wie gehe ich mit Hindernissen im Leben um?
- Wie flexibel reagiere ich bei unvorgesehenen Ereignissen?
- Wie groß ist mein Durchhaltevermögen?
- Wo bewege ich mich lieber? Auf ruhigem Gewässer oder auf dem offenen Meer?
- Welche Ziele möchte ich in meinem Leben noch ansteuern?

Übungsbeschreibung

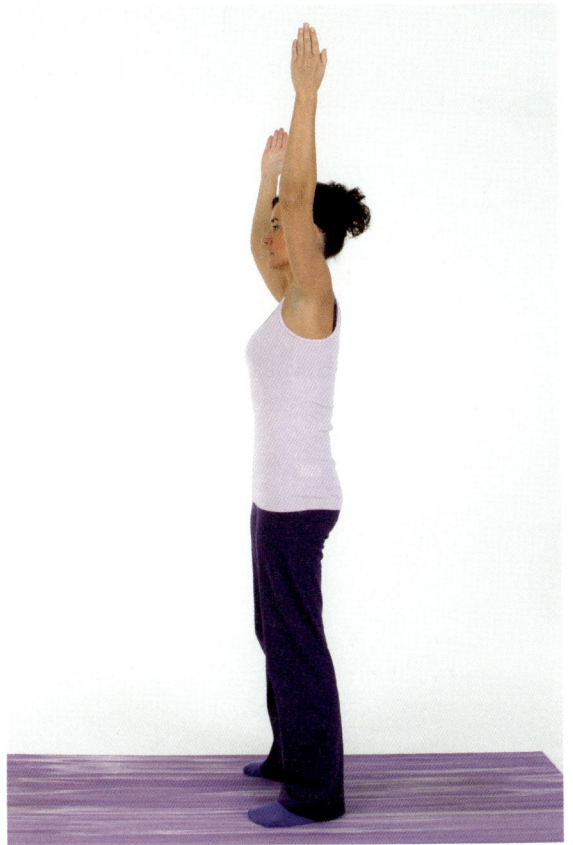

Rückenkräftigung
Vorbereitung: *Der aufrechte Stand wird eingenommen, die Arme streben nach oben.*
Ausführung: *Der Oberkörper wird in der Vorneige parallel zum Boden gehalten.*

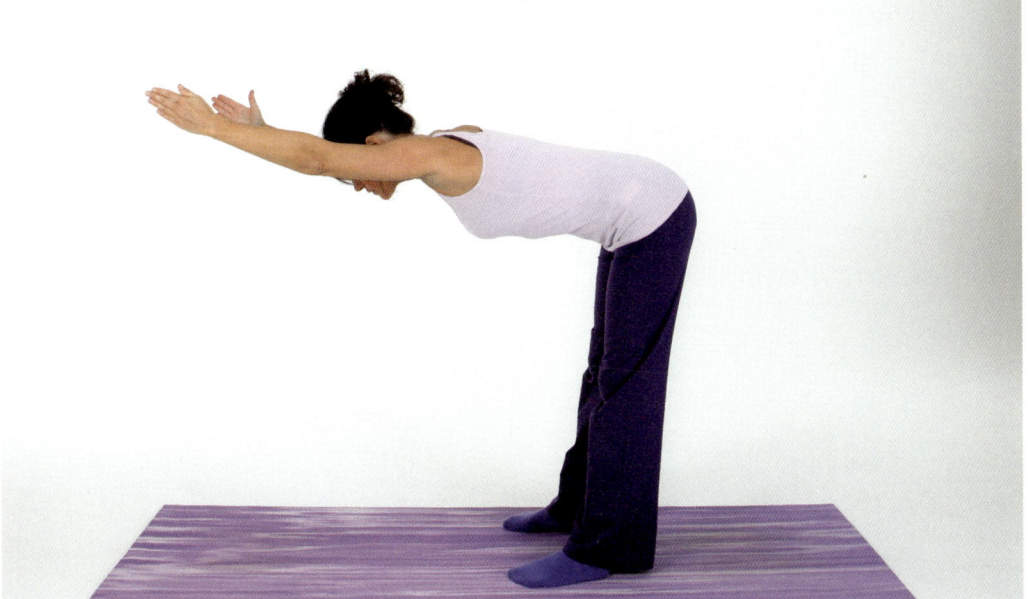

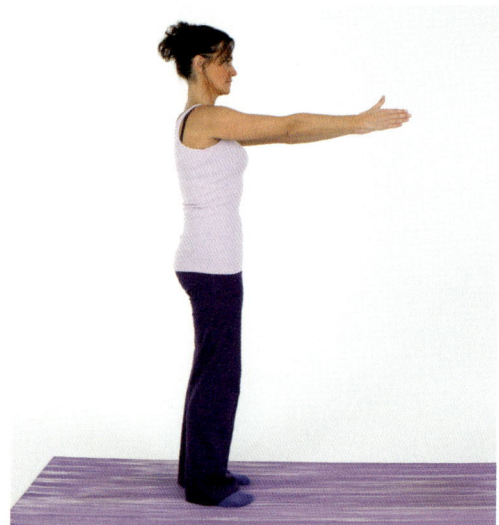
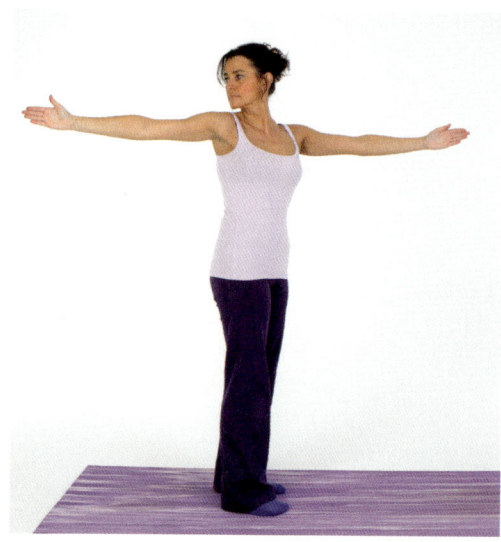

V 2 **Drehung aus dem Stand**
Vorbereitung: *Im aufrechten Stand werden die Arme in die Vorhalte gebracht.*

Ausführung: *Bei aufrechter Körperhaltung wird der rechte Arm gestreckt über die Seite nach hinten geführt, wobei die Drehung aus der Brustwirbelsäule heraus erfolgt.*

V 3 **Spinne**
Vorbereitung: *Aus dem Kniestand heraus wird ein Bein nach vorn gestreckt aufgesetzt.*

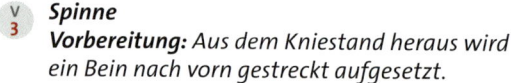

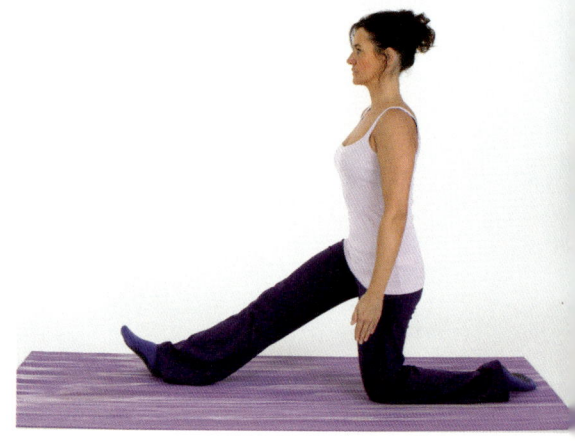

Ausführung: *Der Oberkörper neigt sich vor und die Hände werden neben dem gestreckten Bein aufgesetzt.*

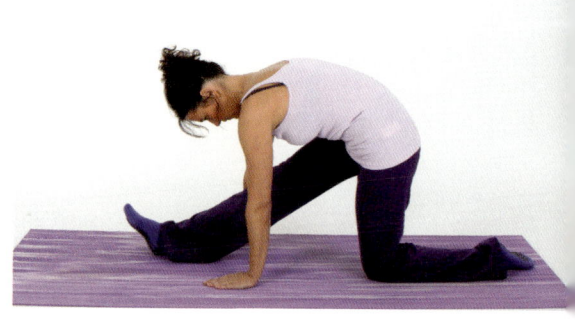

Boot in der Rückenlage
Vorbereitung: *In der Rückenlage werden die Füße aufgestellt.*

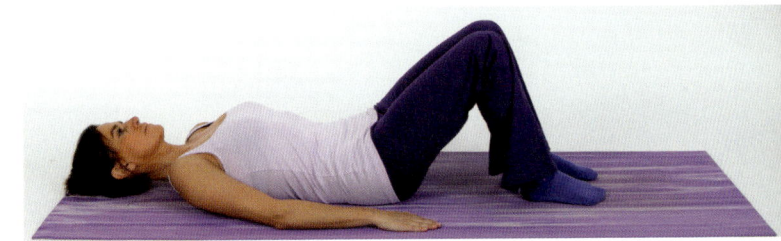

Ausführung: *Die Beine werden nach oben gestreckt und die Arme in Richtung der Knie gestreckt.*

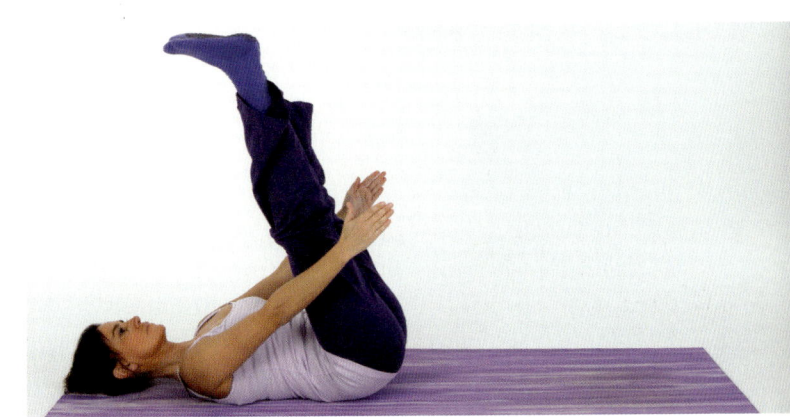

 Boot abgestützt
Vorbereitung: *Aus dem Langsitz heraus stützen sich die Unterarme am Boden ab.*

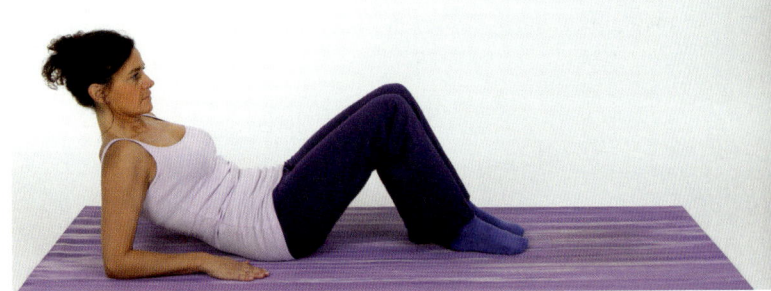

Ausführung: *Die Beine werden nach oben gestreckt.*

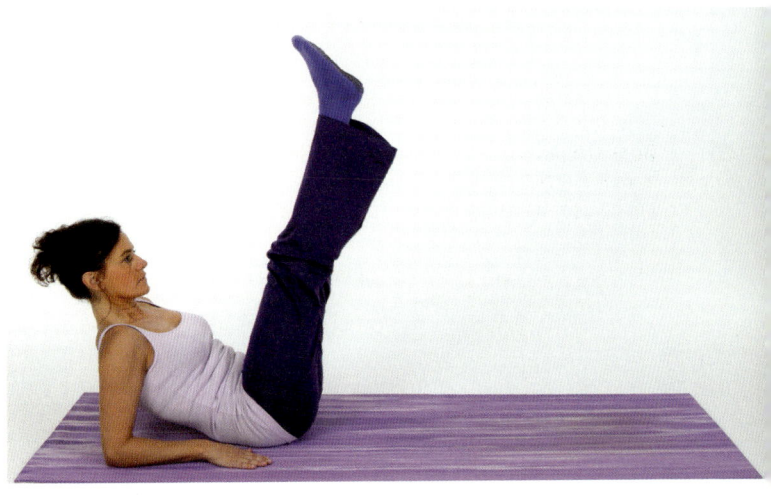

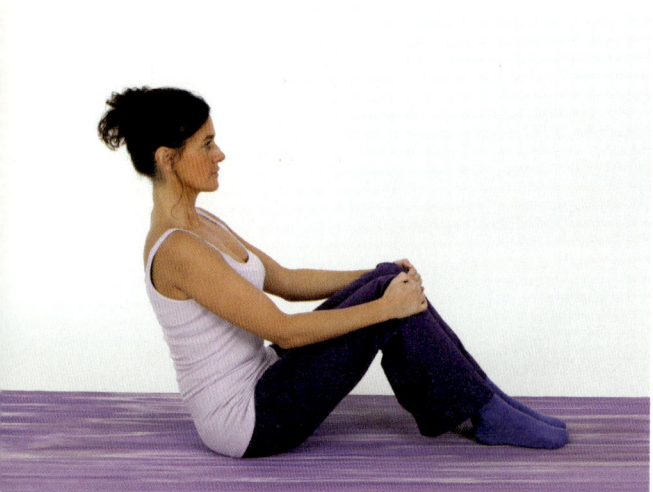

Boot
Vorbereitung: *Im Sitz mit aufgestellten Füßen fassen die Hände die Knie. Das Gewicht des Oberkörpers verlagert sich nach hinten.*

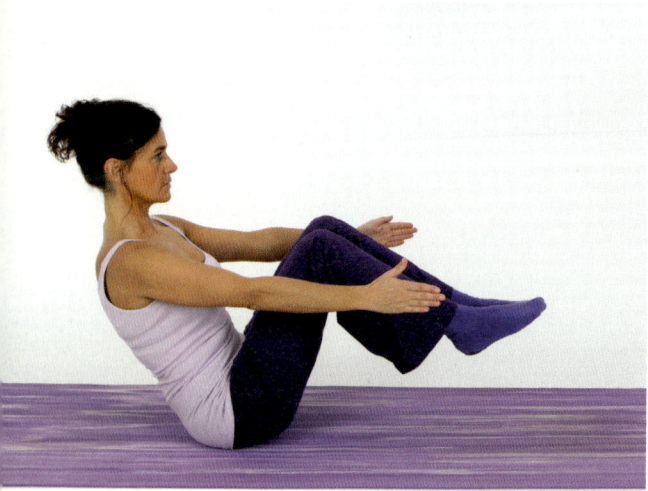

Ausführung: *Die Füße lösen sich vom Boden und die Beine werden angehoben. Die Handfassung wird aufgelöst, wobei die Arme parallel zum Boden gehalten werden.*

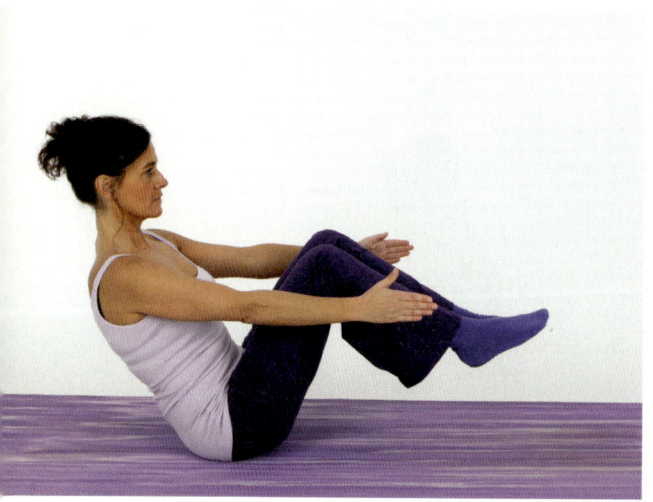

Boot mit Drehung
Vorbereitung: *Die zuvor beschriebene Haltung »Boot« wird erneut eingenommen.*

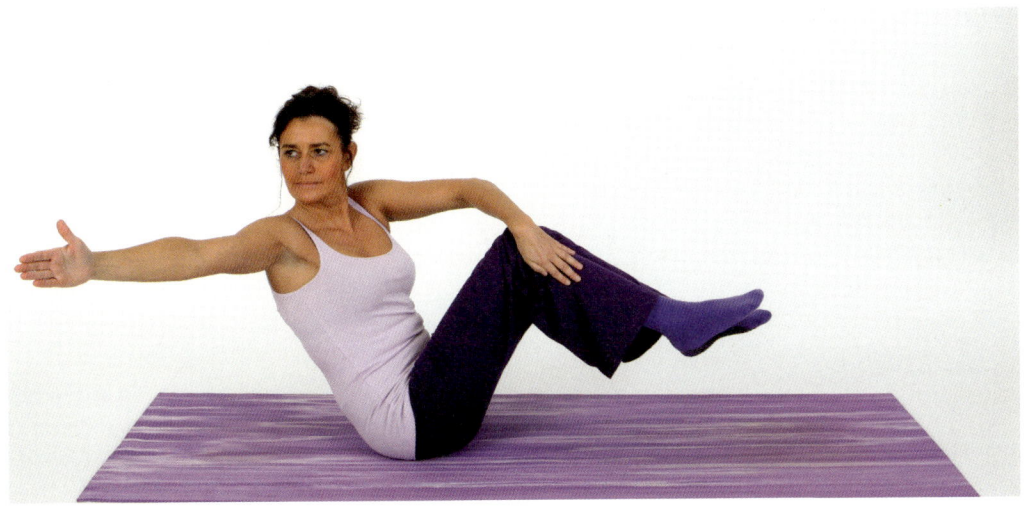

Ausführung: Die linke Hand legt sich an die Außenseite des rechten Knies, während der rechte Arm gestreckt parallel zum Boden zur rechten Seite geführt wird und die Drehung aus der Brustwirbelsäule heraus einleitet.

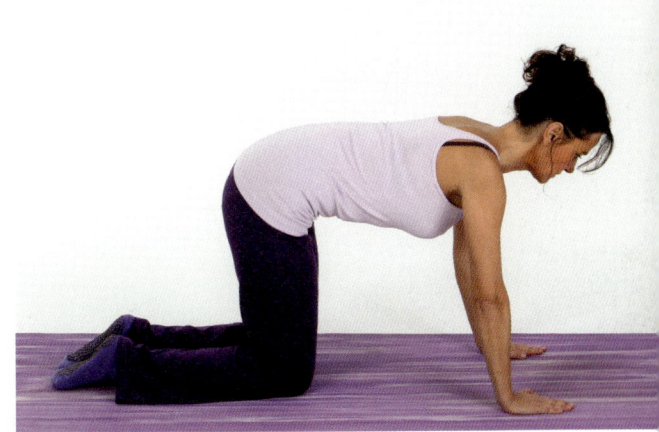

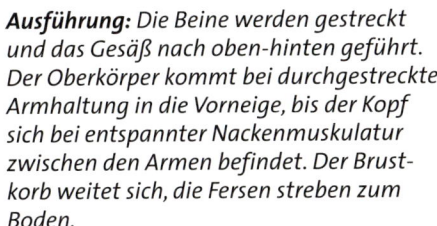

Hund
Vorbereitung: Im Vierfüßlerstand setzen die Hände eine Handlänge weiter vorne auf.

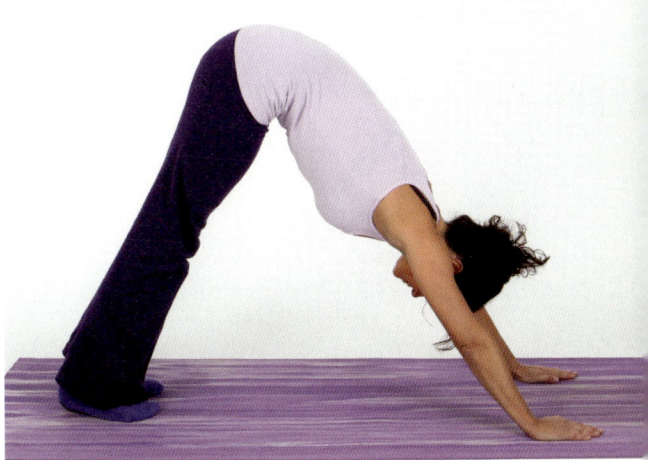

Ausführung: Die Beine werden gestreckt und das Gesäß nach oben-hinten geführt. Der Oberkörper kommt bei durchgestreckter Armhaltung in die Vorneige, bis der Kopf sich bei entspannter Nackenmuskulatur zwischen den Armen befindet. Der Brustkorb weitet sich, die Fersen streben zum Boden.

Offener Winkel mit Drehung

Der »offene Winkel« ist eine Sitzhaltung, in der bei gegrätschten Beinen die Adduktoren gedehnt werden. Bei der hier dargestellten Variation kommt es durch die Drehung des Oberkörpers und der damit einhergehenden Mobilisation der Wirbelsäule zu einem zusätzlichen Wirkungsschwerpunkt.

Wirkungen

- Dehnung der Adduktoren
- Dehnung des Beckenbodens: Entspannung der Organe des kleinen Beckens
- Mobilisation der Wirbelsäule
- Kräftigung der rumpfaufrichtenden Muskulatur

Langfristige Wirkungen

- Allgemeine Haltungsverbesserung
- Steigerung der Funktionen der Beckenorgane
- Linderung von Menstruationsbeschwerden

Gedankliche Ausrichtung/Symbolik

Der »offene Winkel« symbolisiert durch die weite Beinhaltung das Bedürfnis des Strebens nach Offenheit gegenüber neuer Erfahrungen und Herausforderungen, die für das innere Wachstum erforderlich sind. Der »Winkel« als geometrische Bezeichnung weist ebenfalls durch die nach außen gerichteten Strahlen auf die Bereitschaft zur Aufnahme äußerer Einflüsse hin.

Die breite Basis des »offenen Winkels« ermöglicht überdies einen festen Kontakt zur Erde. So kann in der Haltung die Energie und Kraft der Erde wahrgenommen werden. Folgende Fragen können selbstreflektierend beantwortet werden:

- Wie offen bin ich gegenüber neuen Erfahrungen und Herausforderungen?
- Wo finde ich im Leben Halt und Erdung?
- Woraus ziehe ich meine Kraft und Energie?

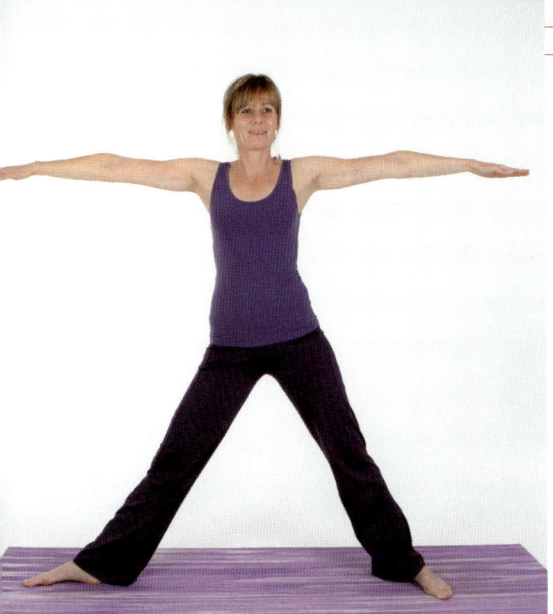

Übungsbeschreibung

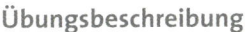

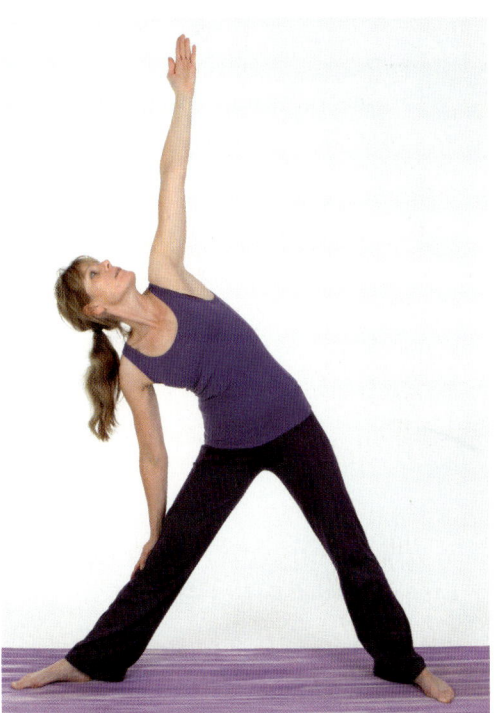

Dreieck
Vorbereitung: *Im Grätschstand werden die Arme in die Seithalte gebracht. Der rechte Fuß und das rechte Knie werden nach außen gedreht.*

Ausführung: *Der Oberkörper dehnt sich über das rechte Bein in den Raum hinein. Der Oberkörper kommt in eine Seitneigung, der rechte Arm wird nach unten an die Außenseite des rechten Beines geführt, wohingegen der linke Arm nach oben strebt. Der Blick geht zu der linken Hand.*

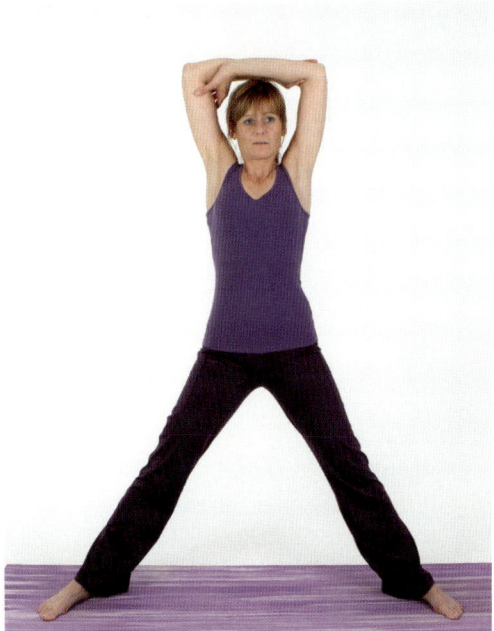

Giraffe
Vorbereitung: *Im Grätschstand mit erhobenen Armen fassen die Hände in die Armbeuge.*

Ausführung: Der Oberkörper kommt in die tiefe Vorneige.

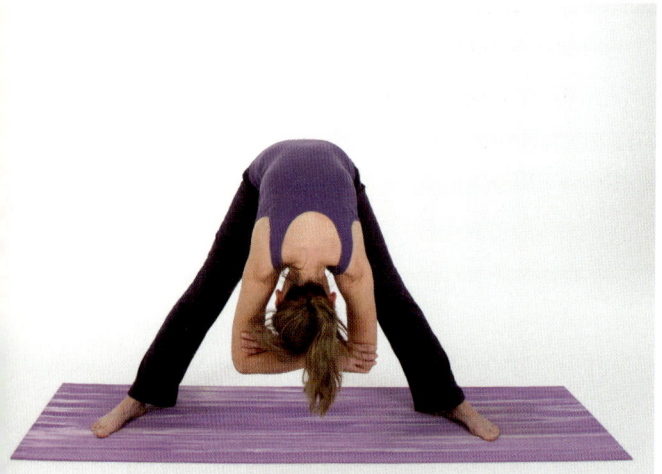

Pyramide

Vorbereitung: Im Grätschstand kommt der Oberkörper in die Vorneige. Die Hände werden zwischen den Füßen so aufgesetzt, dass der Kopf mittig aufgesetzt werden könnte.

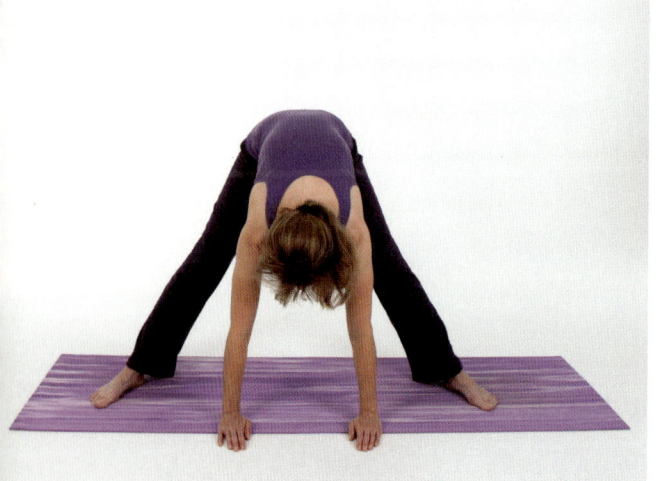

Ausführung: Die Hände wandern etwa einen Meter nach vorne, wobei der Kopf zwischen den Armen gehalten wird. Das Gewicht wird von den Füßen und den Händen gleichermaßen aufgefangen.

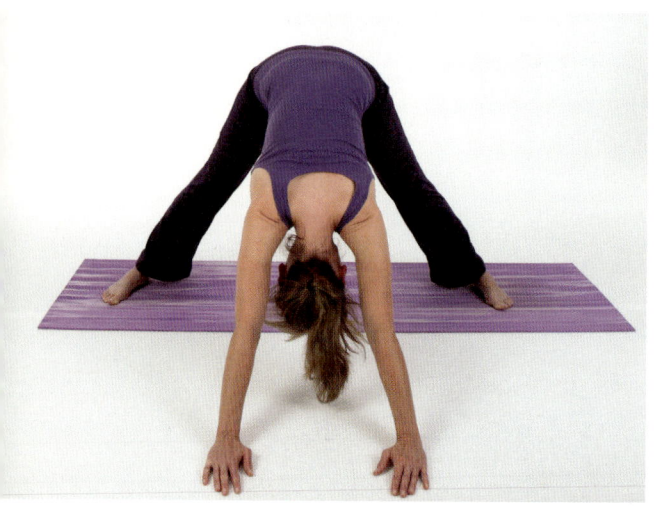

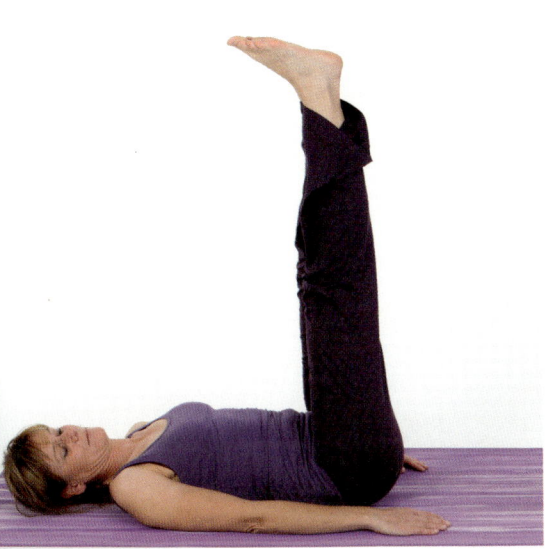

Offener Winkel in der Rückenlage
Vorbereitung: *In der Rückenlage werden die Beine gestreckt angehoben.*
Ausführung: *Die Beine werden gegrätscht.*

V
4

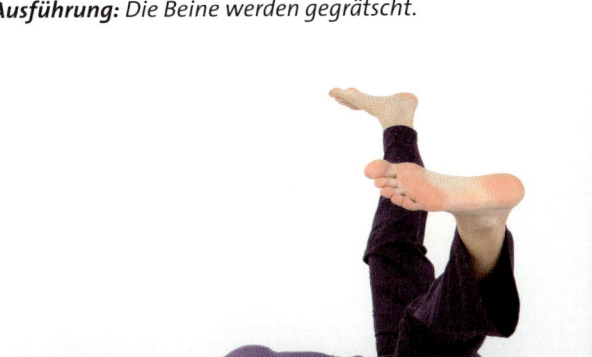

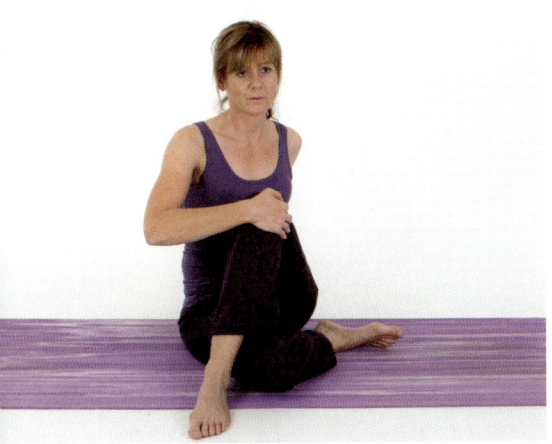

Drehsitz
Vorbereitung: *Im Langsitz wird das linke Bein gebeugt und der linke Fuß wird an der Außenseite des rechten Knies/Oberschenkels aufgesetzt. Die rechte Hand fasst das linke Knie und stabilisiert die Haltung. Das rechte Bein wird gebeugt. Die linke Hand stützt hinter dem Gesäß ab.*

V
5

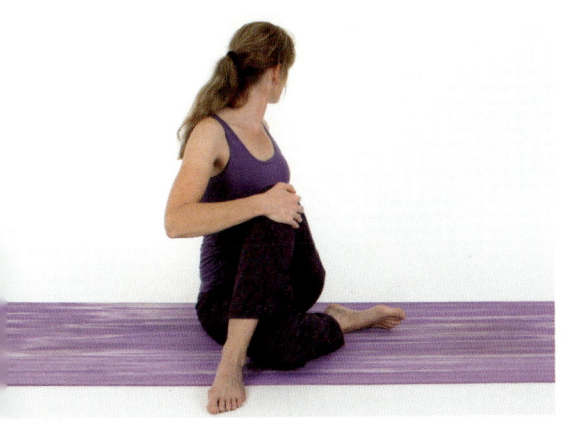

Ausführung: *Der Oberkörper wird nach links gedreht.*

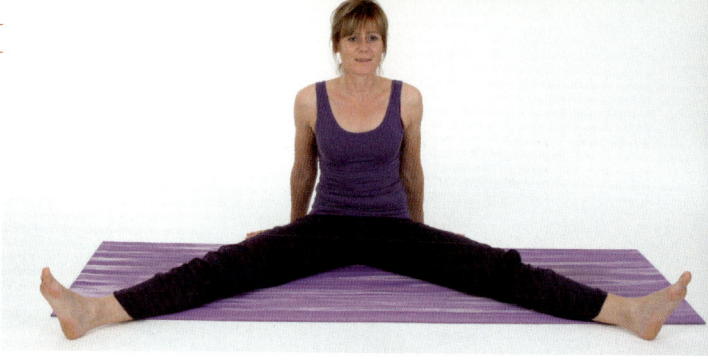

Offener Winkel
Ausgehend vom Langsitz werden die Beine gegrätscht. Die Hände werden neben dem Becken aufgesetzt und der Oberkörper aufgerichtet.

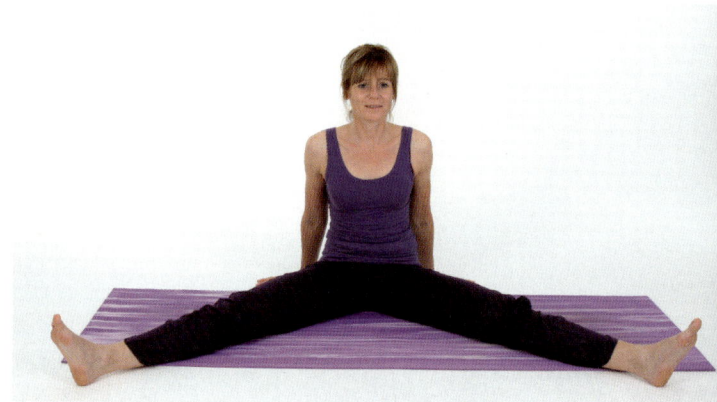

Offener Winkel mit Drehung
Vorbereitung: Der zuvor beschriebene »offene Winkel« wird erneut ausgeführt.

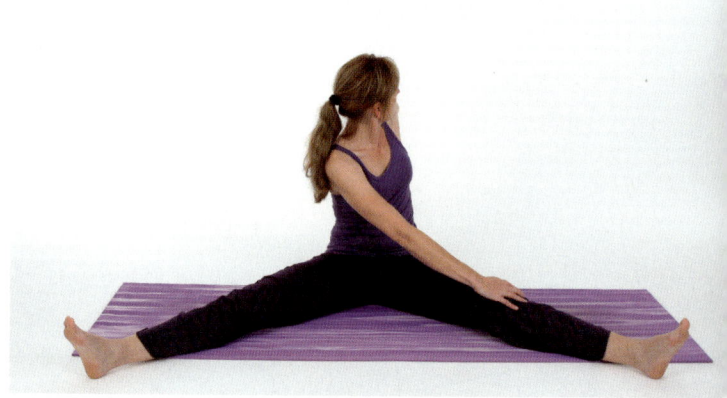

Ausführung: Die rechte Hand legt sich an die Außenseite des linken Knies, während der linke Arm durch Drehung des Oberkörpers parallel zum Boden nach hinten geführt wird.

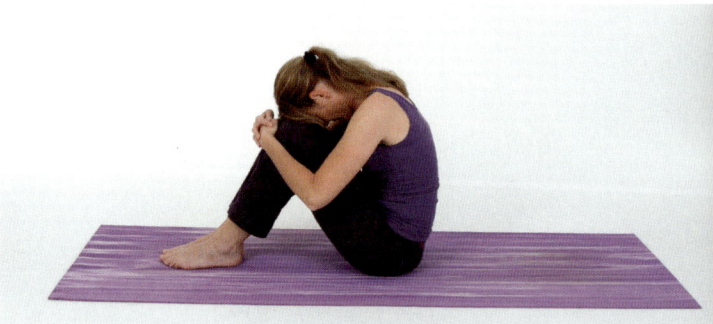

Kutscherhaltung
Im Sitz werden die Füße eng am Becken aufgestellt. Der Oberkörper schmiegt sich an die Oberschenkel und die Arme umschlingen die Beine.

Leichte bis mittelschwere Haltungen aus dem Kniestand heraus

Hund mit Armbeugung

Im Hund, bei dem aus dem Vierfüßlerstand heraus die Beine gestreckt werden und der Oberkörper in eine Vorneige kommt, werden der Brustraum geöffnet und insbesondere die Beinrückseiten gedehnt. Bei der hier dargestellten Variation kommt es durch die Beugung der Arme zusätzlich zu einer sehr intensiven Kräftigung der Arm-, Schulter und Brustmuskulatur.

Wirkungen

- Öffnung des Brustraums
- Dehnung der Beinbeuger
- Kräftigung der Schulter-, Brust- und Armmuskulatur
- Entstauchung und Entlastung der Lendenwirbelsäule
- Verstärkte Durchblutung des Kopfes

Langfristige Wirkungen

- Vorbeugend gegen Organsenkung
- Positiver Einfluss bei Menstruationsbeschwerden
- Steigerung der Funktionen der Beckenorgane
- Linderung bei Rückenproblemen, insbesondere bei verstärkter Kyphose der Brustwirbelsäule
- Positiver Einfluss auf das Herz-Kreislauf-System
- Verbesserung der Dehn- und Kontraktionskraft der Beinmuskulatur
- Linderung von allgemeiner Konzentrationsschwäche
- Positiver Einfluss bei Fersensporn

Gedankliche Ausrichtung/Symbolik

Im Allgemeinen steht der Hund für absolute Treue und für bedingungslose Liebe. Er ist ein guter Gefährte, verlässlich, aufmerksam, kann Stimmungen erkennen und so reagieren, dass er Einfluss nehmen kann. Nicht ohne Grund werden Hunde auch gerne in Therapien eingesetzt. Übertragen auf den Menschen sind insbesondere die Fähigkeiten, sich auf jemanden einzustellen, die eigenen Bedürfnisse auch einmal zurückzustellen, empathisch zu sein, keine Gegenleistungen zu erwarten, von grundlegender Bedeutung. Die hier dargestellte Variation ist – insbesondere in den Anfängen – sehr anstrengend und kann nur für einen kurzen Zeitraum gehalten werden. In dieser Zeit spürte der Übende sehr schnell seine Kraftgrenzen und geht seinem eigenen Durchhaltevermögen auf den Grund.

Folgende Fragen können selbstreflektierend beantwortet werden:

- Wie stark knüpfe ich Liebe an Bedingungen?
- Wie gut kann ich Stimmungen meiner Mitmenschen erkennen?
- Wie gut kann ich meine eigenen Bedürfnisse zurückstellen?

Übungsbeschreibung

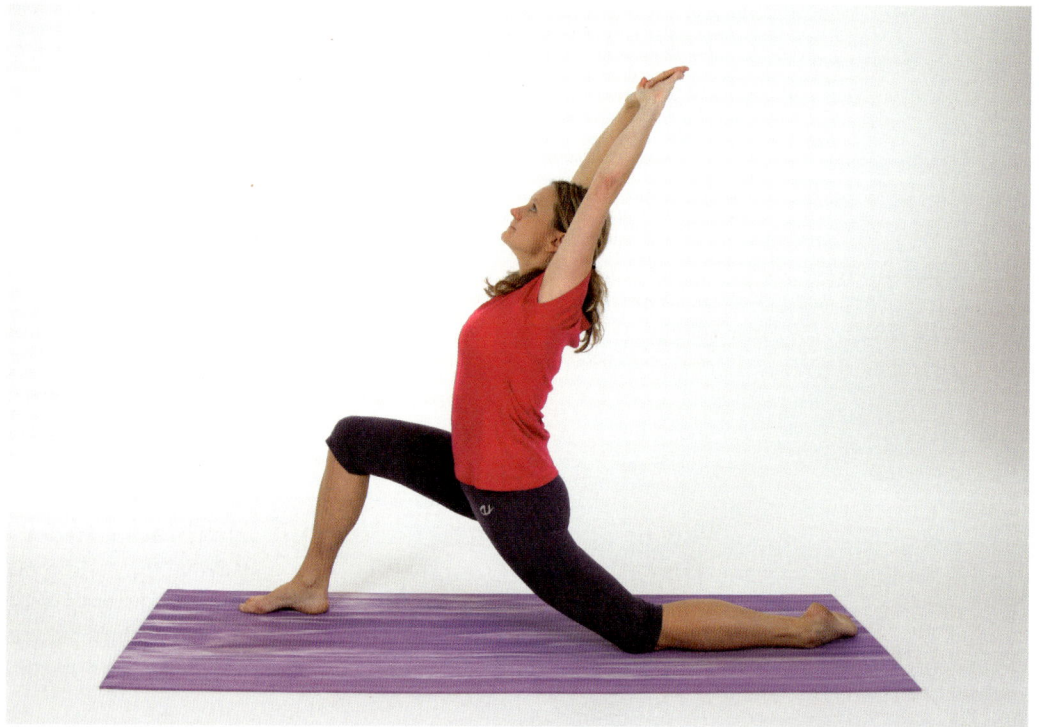

V 1

Halbmond aus dem Kniestand heraus
Aus dem Kniestand heraus wird ein Bein vor dem Körper aufgestellt, so dass ein rechter Winkel im Kniegelenk entsteht. Der Fuß wird eine Fußlänge weiter nach vorne und eine

Fußbreite weiter nach außen aufgesetzt. Die Arme werden nach oben geführt, die Daumen ineinander verhakt. Das vordere Bein kommt in eine tiefe Beuge und der Oberkörper in die Rückneige.

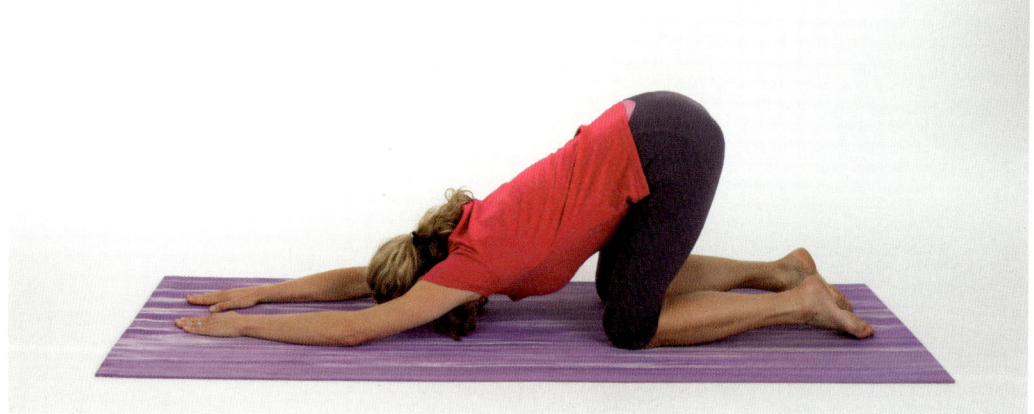

V 2

Katzendehnung
Im Vierfüßlerstand wird der Oberkörper vorge-neigt, die Stirn aufgesetzt und die Arme nach vorne gestreckt abgelegt.

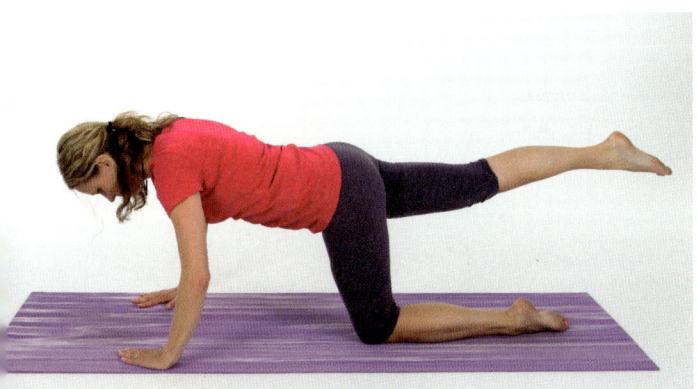

Waage mit gebeugten Armen
Vorbereitung: *Im Vierfüßlerstand wird ein Bein gestreckt und parallel zum Boden gehalten.*

V 3

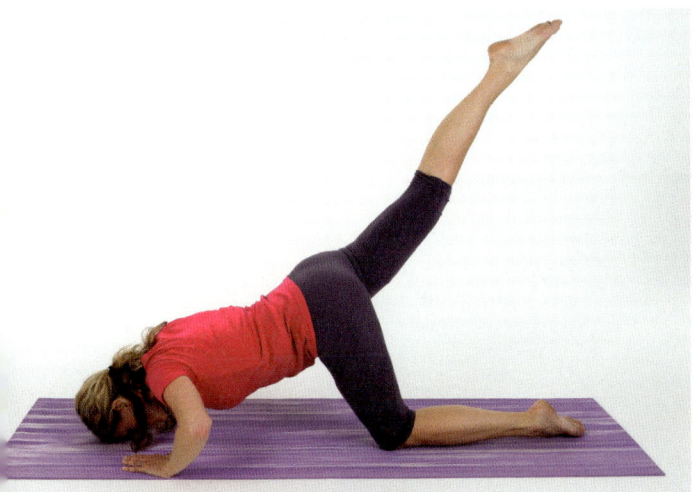

Ausführung: *Die Arme werden gleichmäßig gebeugt, wobei das angehobene Bein weiter nach oben strebt.*

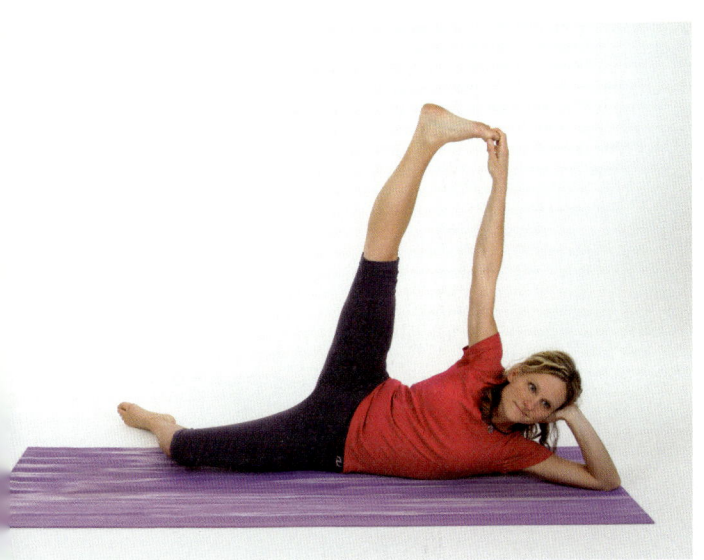

Liegender Vishnu
In der Seitlage wird der Kopf abgestützt. Das oben liegende Bein wird unter Handfassung am Fuß langsam nach oben gestreckt.

V 4

V
5
Mobilisation der Handgelenke
1) Im Sitz kreisen die Fäuste bei
   gestreckter Armhaltung.

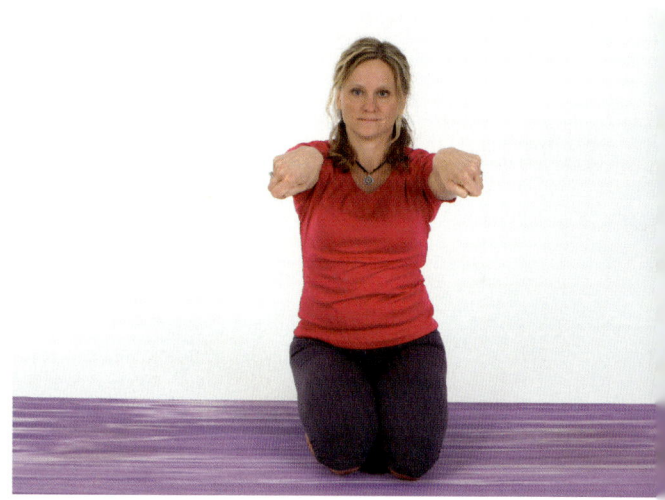

2) Die Finger werden im Wechsel nach
   oben und nach unten gezogen.

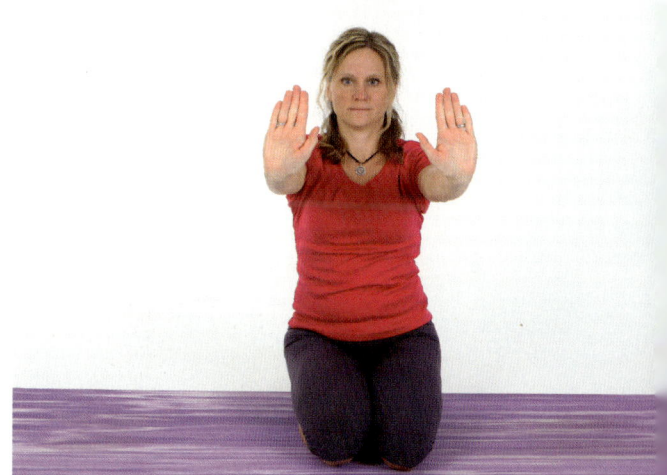

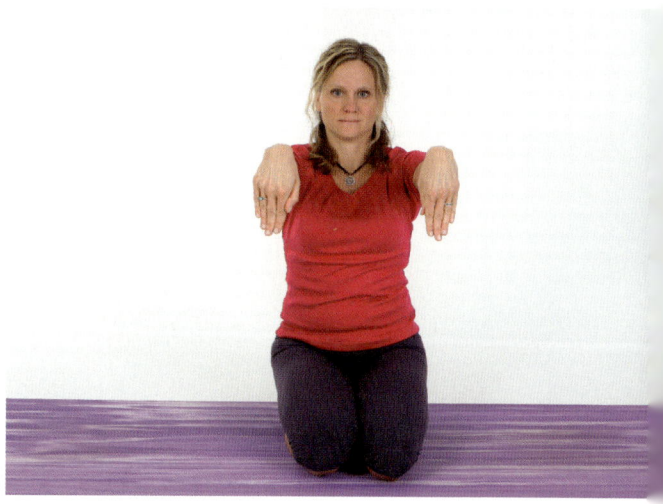

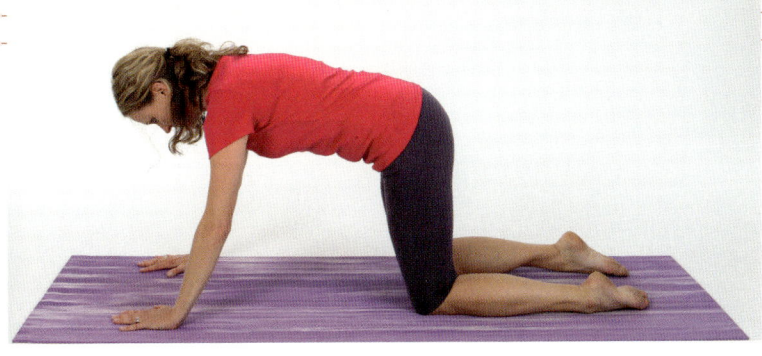

Hund

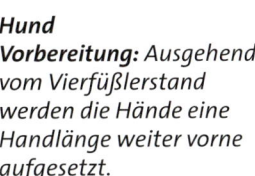

Vorbereitung: *Ausgehend vom Vierfüßlerstand werden die Hände eine Handlänge weiter vorne aufgesetzt.*

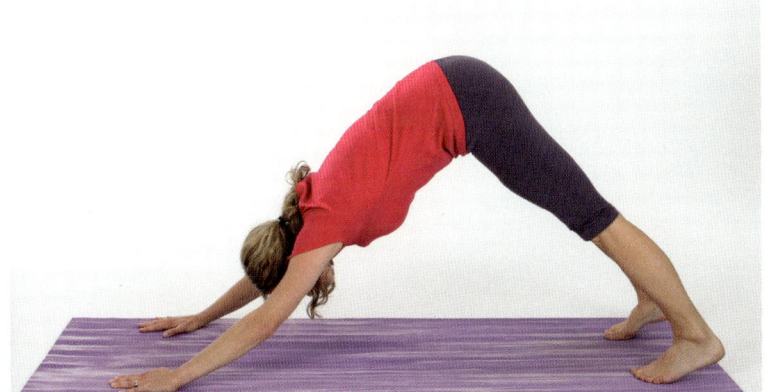

Ausführung: *Die Knie werden vom Boden abgehoben und die Beine werden durchgestreckt. Der Oberkörper kommt bei durchgestreckter Armhaltung in die Vorneige, bis der Kopf sich bei entspannter Nackenmuskulatur zwischen den Armen befindet. Das Gesäß strebt nach oben-hinten, wobei die Fersen zum Boden ziehen.*

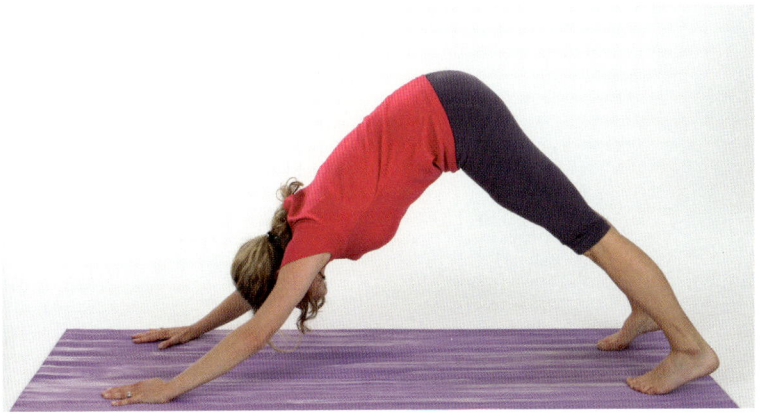

Hund mit Armbeugung

Vorbereitung: *Die zuvor beschriebene Haltung »Hund« wird erneut ausgeführt.*

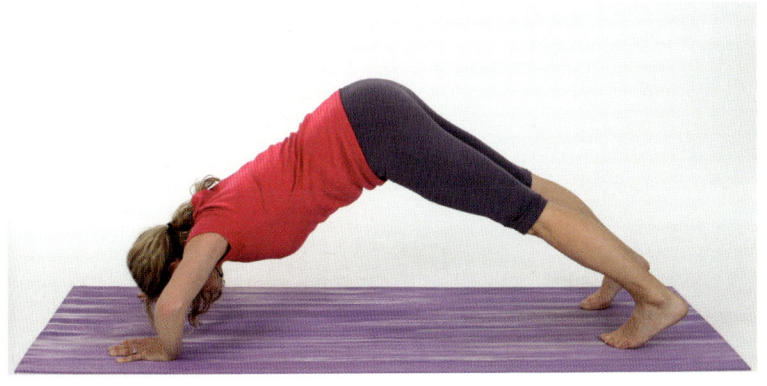

Ausführung: *Die Arme werden gebeugt und das Gesicht schwebt zwischen den Händen über der Unterlage.*

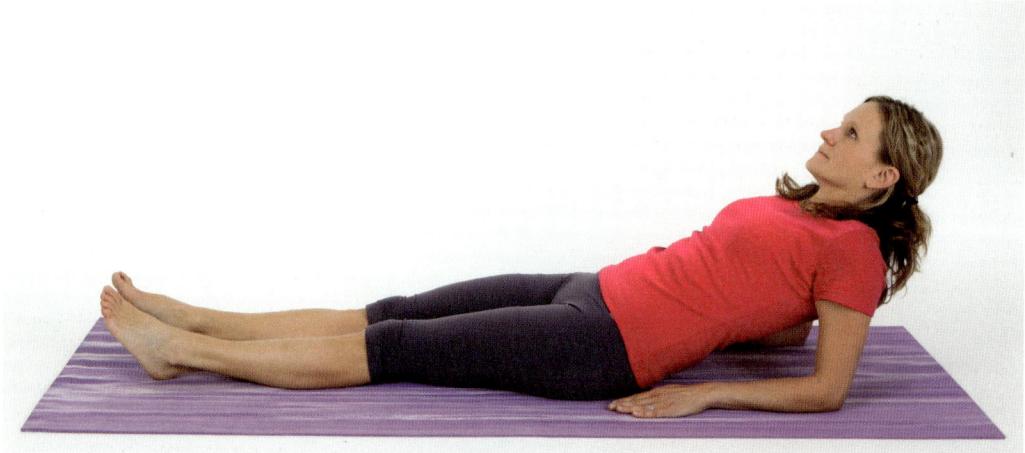

A   ***Brett im Unterarmstütz aus der Rückenlage heraus***
Vorbereitung: *Aus dem Langsitz heraus neigt sich der Oberkörper nach hinten und wird von den Unterarmen aufgefangen.*

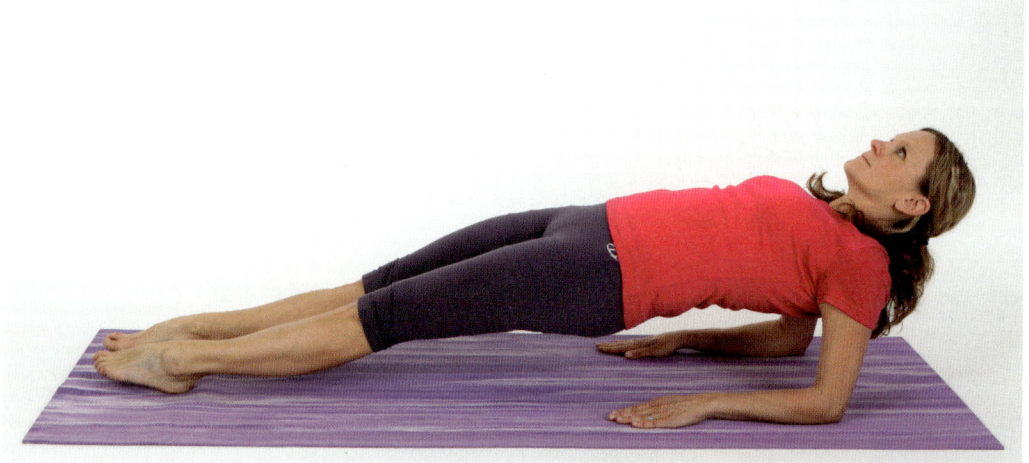

Ausführung: *Das Gesäß wird hoch gestützt und der Körper in einer schiefen Ebene gehalten.*

Hund mit Drehung

In der hier dargestellten Variation wird zusätzlich zu den Wirkungen der Ursprungshaltung neben einer erhöhten Anforderung an den Gleichgewichtssinn die Wirbelsäule durch die Drehung mobilisiert.

Wirkungen

- Öffnung des Brustraums
- Dehnung der Beinbeuger
- Kräftigung der Schulter-, Brust- und Armmuskulatur
- Entstauchung und Entlastung der Lendenwirbelsäule
- Mobilisation der Brustwirbelsäule
- Verstärkte Durchblutung des Kopfes
- Stärkung der Gleichgewichtsfähigkeit

Langfristige Wirkungen

- Linderung bei Rückenproblemen, insbesondere bei verstärkter Kyphose der Brustwirbelsäule
- Positiver Einfluss auf das Herz-Kreislauf-System
- Intensive Erweiterung der Dehn- und Kontraktionskraft der Beinmuskulatur
- Linderung von allgemeinen Konzentrationsschwächen
- Positiver Einfluss bei Fersensporn
- Positiver Einfluss auf die Bauchorgane

Gedankliche Ausrichtung

Der Symbolcharakter der Haltung wurde bei dem zuvor beschriebenen Übungsprogramm erwähnt. Wird der »Hund« mit einer Drehung variiert, ändert sich die Perspektive. Ist bei der Ursprungshaltung der Blick nach hinten gerichtet, kommt es nun zu einer seitlichen Ausrichtung. So findet ein Perspektivwechsel statt. Im übertragenen Sinn bedeutet ein Perspektivenwechsel die Offenheit für andere Sichtweisen, aber auch die Bereitschaft, Neues auszuprobieren. Diese Offenheit kann inneres Wachstum hervorrufen. In der Haltung spürt der Übende die Wirkungen der Umkehrung, die benötigte Kraft, das Muskelzusammenspiel und die Flexibilität im Rücken, die bei geistiger Zentrierung als Wärme erlebbar werden kann.

Folgende Fragen können selbstreflektierend beantwortet werden:

- Wann nehme ich einen Perspektivenwechsel vor?
- Wie flexibel bin ich?
- Bin ich bereit, Fehler einzugestehen?

Übungsbeschreibung

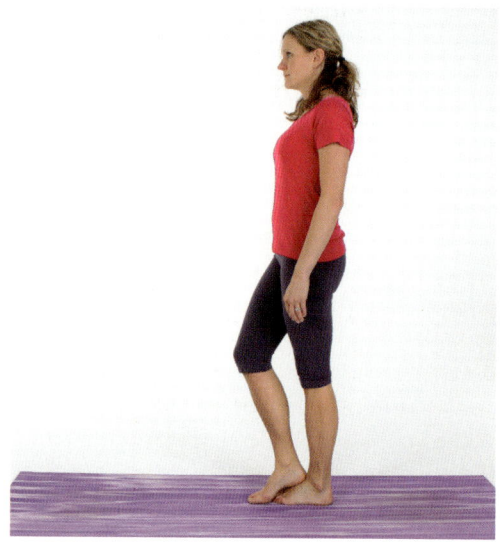
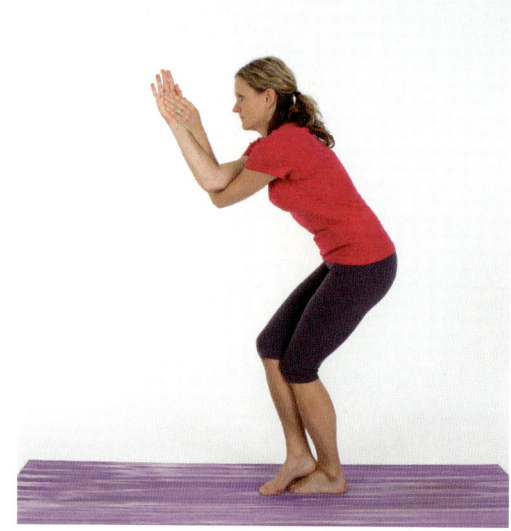

V 1

Adler 2
Vorbereitung: *Im Stand wird der rechte Fuß auf den Rist des linken Fußes aufgesetzt.*
Ausführung: *Die Unterarme werden in der Vorhalte bei gebeugter Armhaltung aneinander gelegt. Der rechte Ellbogen wird in die linke Arm-*

beuge gelegt. Die Unterarme nähern sich wieder an. Mit den Fingern der unteren Hand wird Kontakt zur Handinnenseite der oberen Hand aufgenommen. Die Beine werden gebeugt und schmiegen sich aneinander an. Der Oberkörper kommt in eine leichte Vorneige.

V 2

Drehsitz
Vorbereitung: *Im Langsitz wird das linke Bein gebeugt und der linke Fuß wird an der Außenseite des rechten Knies/Oberschenkels aufgesetzt. Die rechte Hand fasst das linke Knie und stabilisiert die Haltung. Das rechte Bein wird gebeugt. Die linke Hand stützt sich hinter dem Gesäß ab.*

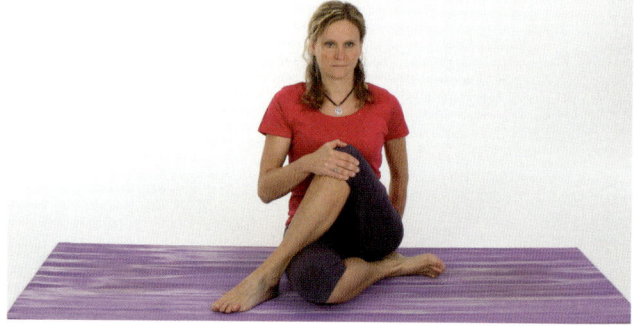

Ausführung: *Der Oberkörper dreht nach links.*

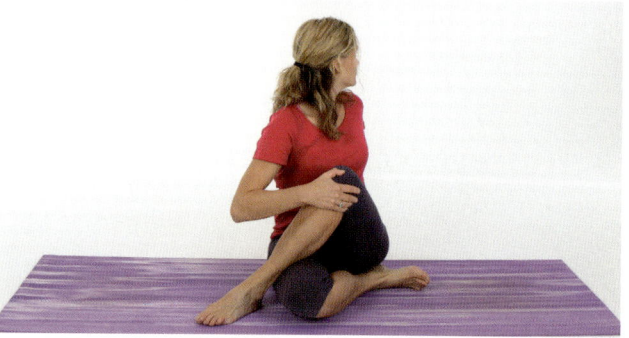

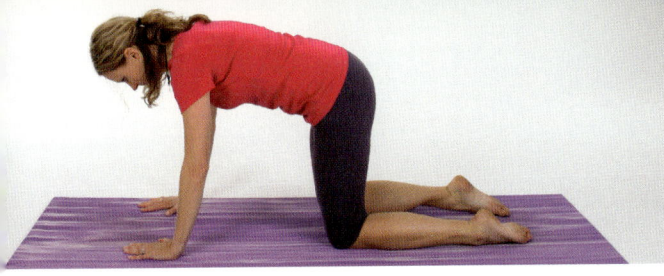

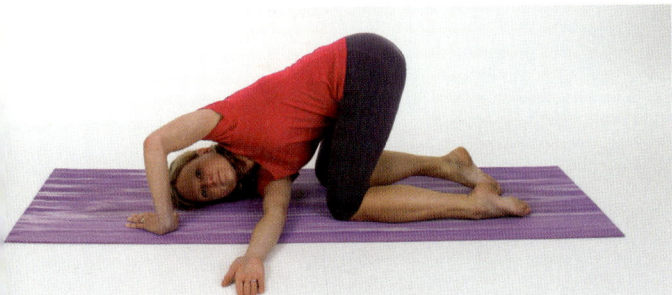

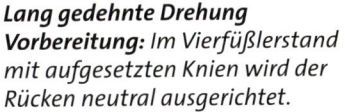

Lang gedehnte Drehung
Vorbereitung: *Im Vierfüßlerstand mit aufgesetzten Knien wird der Rücken neutral ausgerichtet.*

Ausführung: *Die rechte Hand wird mit dem Handrücken nach unten zwischen Knien und linker Hand aufgesetzt und schiebt unter den linken Arm hindurch zur Seite. Der linke Arm wird dabei gebeugt und der Kopf seitlich aufgelegt.*

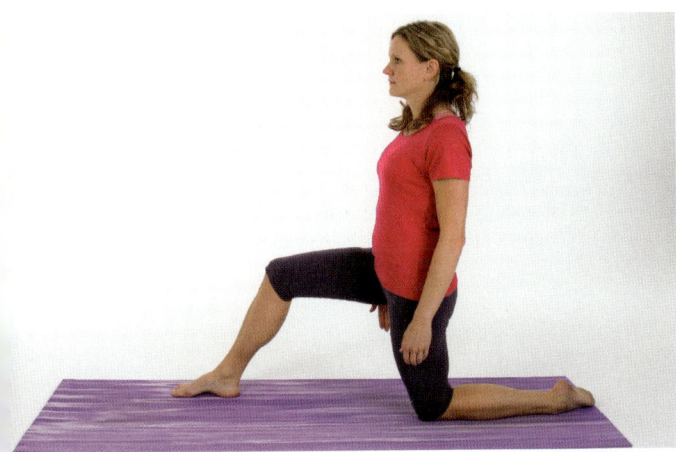

Halbmond aus dem Kniestand heraus mit Drehung
Vorbereitung: *Aus dem Kniestand heraus wird der rechte Fuß so aufgestellt, dass ein rechter Winkel im Kniegelenk entsteht. Der Fuß wird eine Fußlänge weiter nach vorne und eine Fußbreite weiter nach außen aufgesetzt.*

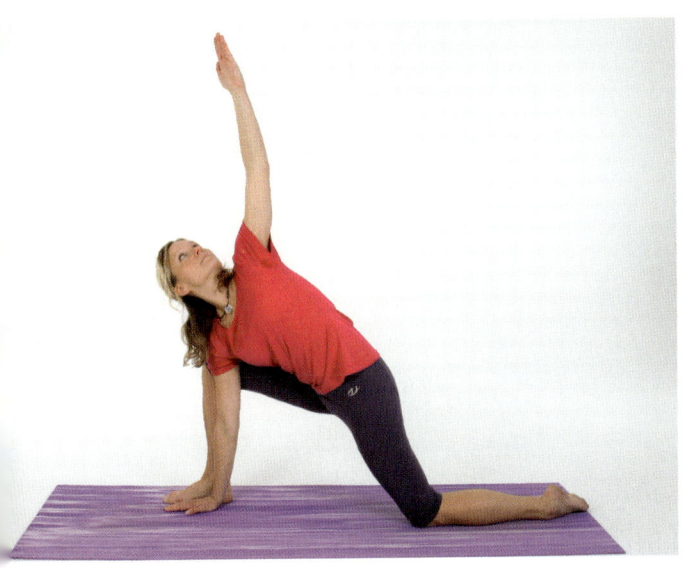

Ausführung: *Der Oberkörper neigt sich vor und die rechte Hand setzt neben der Innenseite des rechten Fußes auf. Der linke Arm strebt bei Drehung aus der Brustwirbelsäule heraus nach oben.*

Mobilisation der Handgelenke

1) Im Sitz werden die Finger bei gestreckter Armhaltung hoch gezogen.

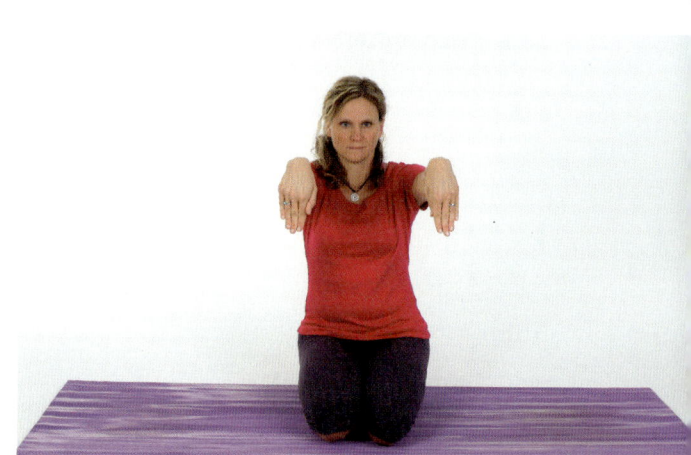

2) Die Finger werden nach unten gezogen.

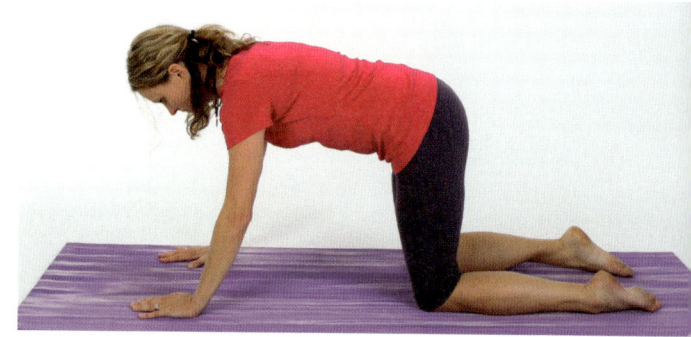

Hund

Vorbereitung: Ausgehend vom Vierfüßlerstand werden die Hände eine Handlänge weiter vorne aufgesetzt.

Ausführung: Die Knie werden vom Boden abgehoben und die Beine durchgestreckt. Der Oberkörper kommt bei durchgestreckter Armhaltung in die Vorneige, bis der Kopf sich bei entspannter Nackenmuskulatur zwischen den Armen befindet. Das Gesäß strebt nach oben-hinten, wobei die Fersen zum Boden ziehen.

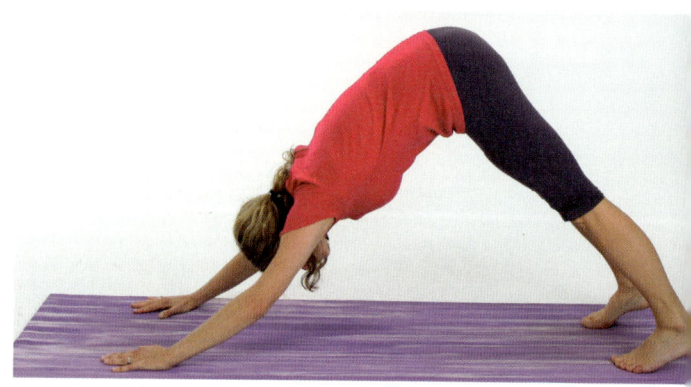

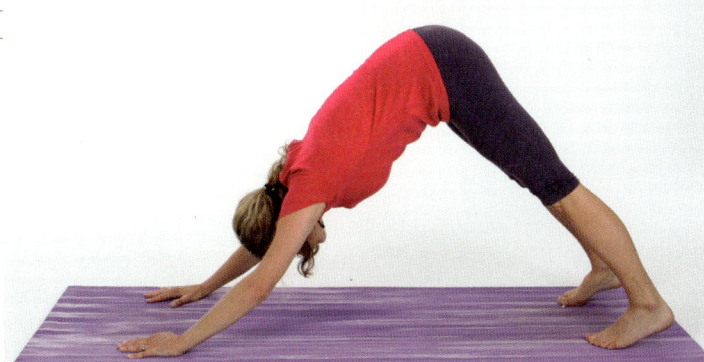

Hund mit Drehung
Vorbereitung: *Die zuvor beschriebene Haltung »Hund« wird erneut ausgeführt.*

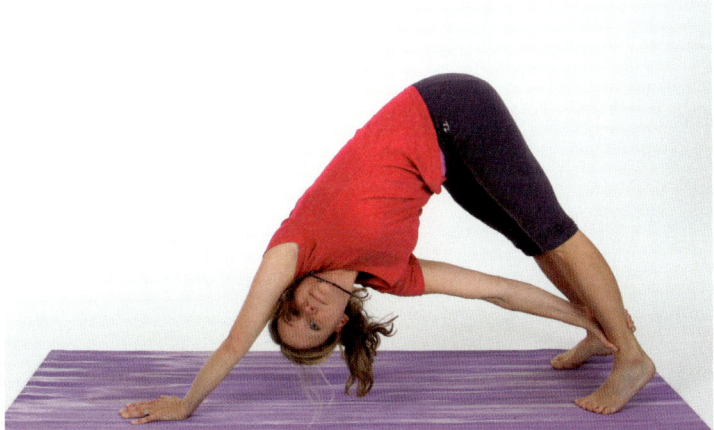

Ausführung: *Die rechte Hand wird von der Unterlage gelöst und fasst bei Drehung des Oberkörpers den Knöchel des linken Fußes.*

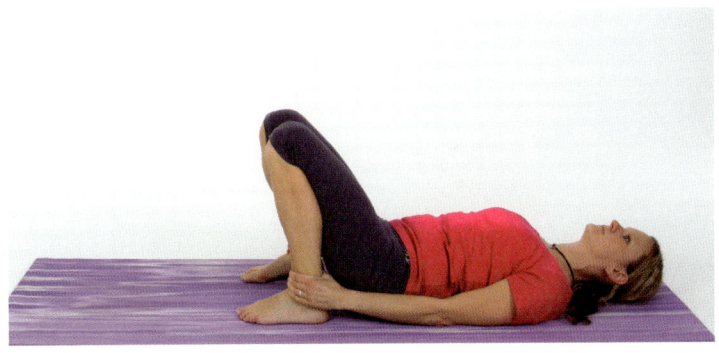

Schulterbrücke mit Handfassung
Vorbereitung: *In der Rückenlage werden die Füße aufgestellt, die Hände fassen die Fußknöchel.*

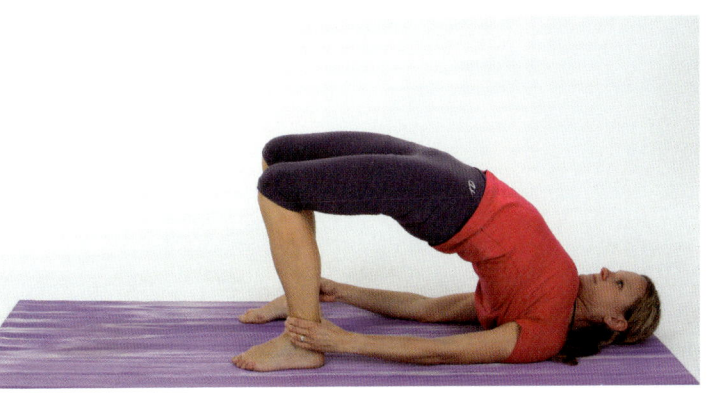

Ausführung: *Der Rücken wird hochgerollt und das Becken nach oben geschoben.*

Anspruchsvolle Haltungen aus dem Kniestand heraus

Hund auf zwei Beinen

Im Hund, bei dem aus dem Vierfüßlerstand heraus die Beine gestreckt werden und der Oberkörper in eine Vorneige kommt, werden der Brustraum geöffnet und insbesondere die Beinrückseiten gedehnt. Bei der hier dargestellten Variation werden zusätzlich ein Bein und der diagonal dazu befindliche Arm vom Boden gelöst. So kommt es zusätzlich zu einer sehr hohen Anforderung an den Gleichgewichtssinn sowie zu einer Kräftigung der Beinbeuger und der Gesäßmuskulatur.

Wirkungen

- Öffnung des Brustraums
- Dehnung der Beinbeuger
- Kräftigung der Beinbeuger, Gesäßmuskulatur
- Kräftigung der Schulter-, Brust- und Armmuskulatur
- Entstauchung und Entlastung der Lendenwirbelsäule
- Verstärkte Durchblutung des Kopfes
- Stärkung des Gleichgewichtssinns

Langfristige Wirkungen

- Linderung bei Rückenproblemen, insbesondere bei verstärkter Kyphose der Brustwirbelsäule
- Positiver Einfluss auf das Herz-Kreislauf-System
- Intensive Erweiterung der Dehn- und Kontraktionskraft der Beinmuskulatur
- Linderung von allgemeinen Konzentrationsschwächen
- Positiver Einfluss bei Fersensporn

Gedankliche Ausrichtung/Symbolik

Der Symbolcharakter der Haltung wurde bei dem zuvor beschriebenen Übungsprogramm erwähnt. In dieser Variation steht auf Grund der hohen Anforderung an das Gleichgewicht die geistige Ausrichtung im Vordergrund. Der Übende benötigt eine gute Zentrierung und ein sehr gute Körperspannung, um in die Haltung zu kommen und diese über einen längeren Zeitraum kontrolliert halten zu können. So befindet er sich mental im ganzen Körper und nimmt das Zusammenspiel und Ineinandergreifen der Muskulatur wahr.

Folgende Fragen können selbstreflektierend beantwortet werden:

- Wie stark sind meine Konzentrationsleistungen?
- Fühle ich mich wohl in meinem Körper?
- Befinde ich mich im Gleichgewicht?

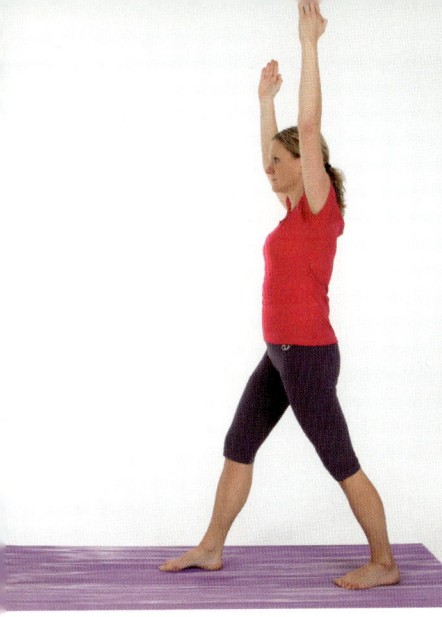

Übungsbeschreibungen

Held 3
Vorbereitung: *In der Schrittstellung werden die Arme nach oben gerichtet.*

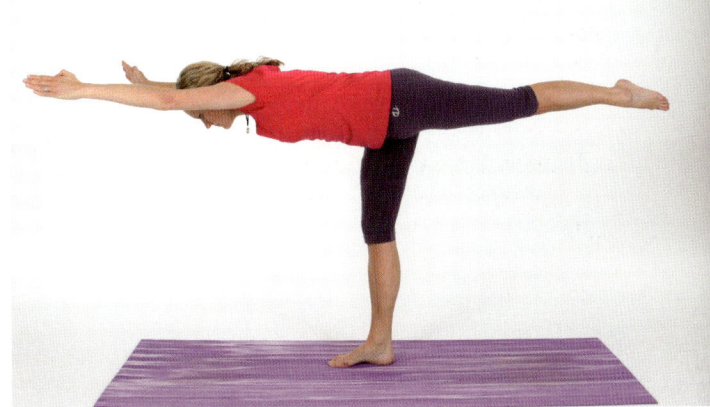

Ausführung: *Der Oberkörper neigt sich vor, das hintere Bein löst sich vom Boden. Arme und Bein streben eine waagerechte Linie an.*

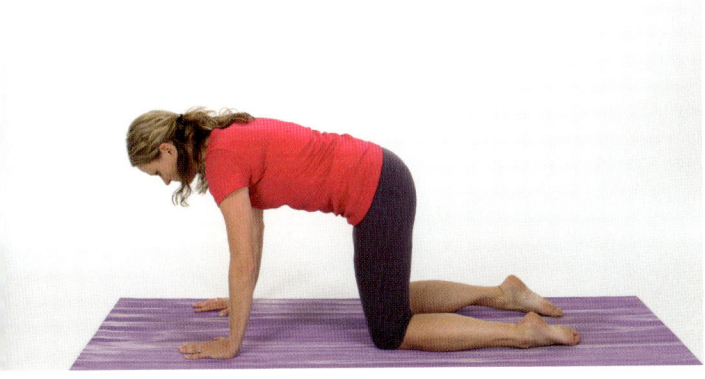

Waage
Vorbereitung: *Im Vierfüßlerstand wird der Rücken neutral gehalten.*

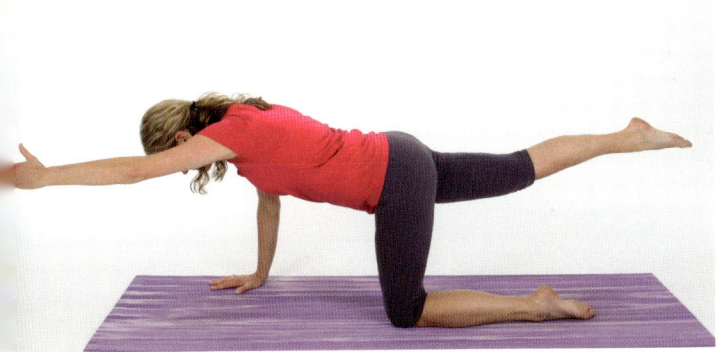

Ausführung: *Ein Bein und der diagonal dazu befindliche Arm lösen sich vom Boden und werden parallel zum Boden gehalten.*

Brett im Handstütz aus der Bauchlage heraus mit angehobenen Bein
Vorbereitung: *In der Bauchlage werden die Hände unterhalb der Schultern aufgesetzt.*

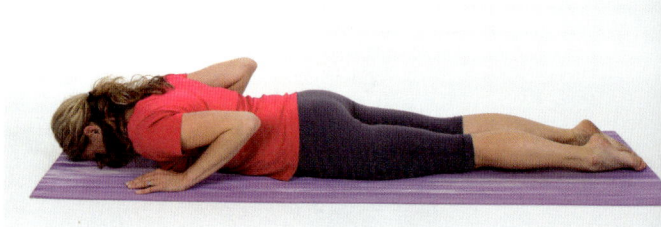

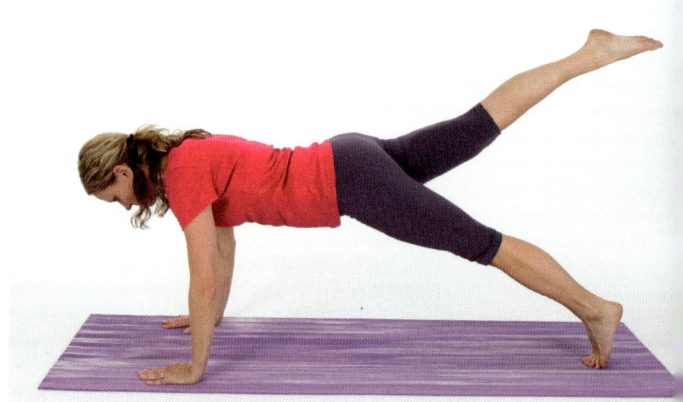

Ausführung: *Der Körper wird hochgestützt und ein Bein nach oben geführt.*

 Heuschrecke
Vorbereitung: *In der Bauchlage wird das Kinn aufgesetzt. Die Arme sind gestreckt, die Hände werden mit den Handinnenseiten nach oben unter die Oberschenkel geführt.*

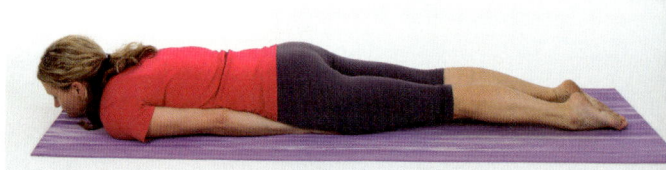

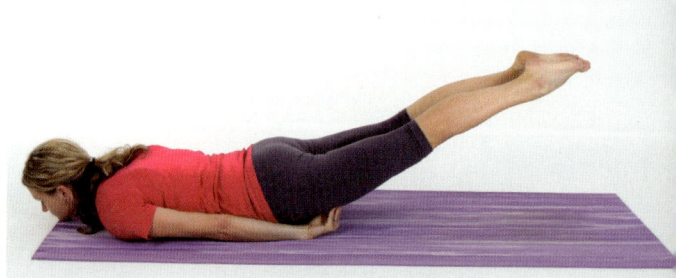

Ausführung: *Die Beine werden unter Zuhilfenahme der Hände angehoben.*

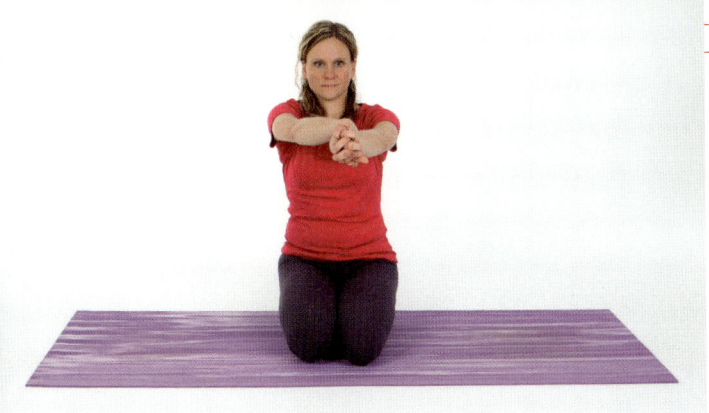

Mobilisation der Handgelenke
Vorbereitung: *Die Arme werden in Vorhalte übereinandergelegt, die Hände fassen sich.*

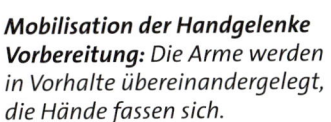

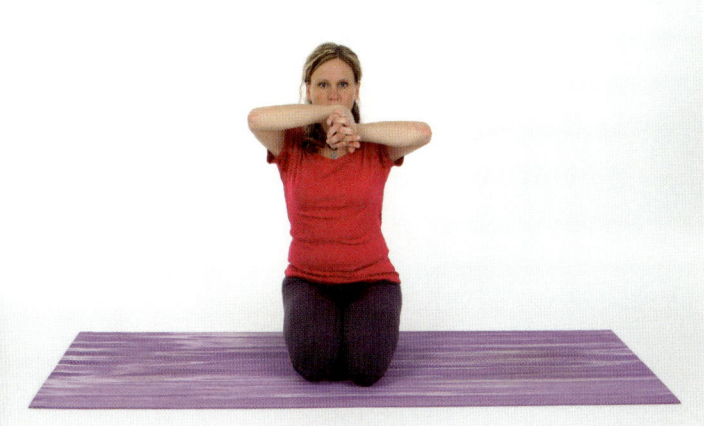

Ausführung: *Arme im Ellbogengelenk so beugen, dass die Hände zum Gesicht geführt werden.*

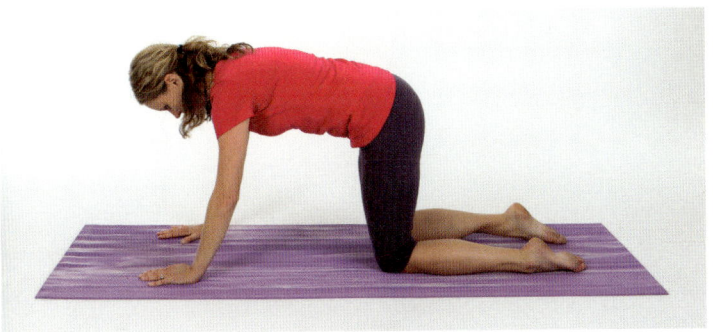

Hund
Vorbereitung: *Im Vierfüßlerstand werden die Hände eine Handlänge weiter vorne aufgesetzt.*

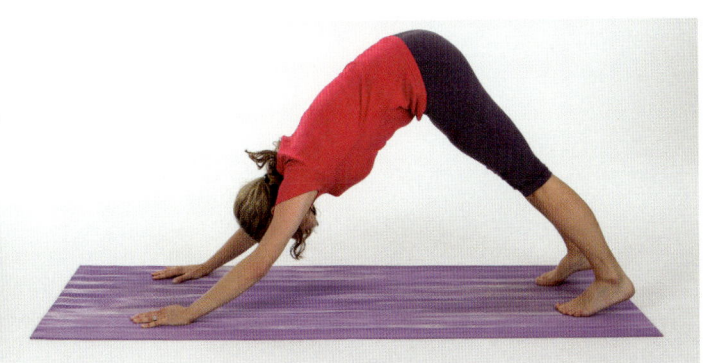

Ausführung: *Die Knie werden vom Boden abgehoben und die Beine werden durchgestreckt. Der Oberkörper kommt bei durchgestreckter Armhaltung in die Vorneige, bis der Kopf sich bei entspannter Nackenmuskulatur zwischen den Armen befindet. Das Gesäß strebt nach oben-hinten, wobei die Fersen zum Boden ziehen.*

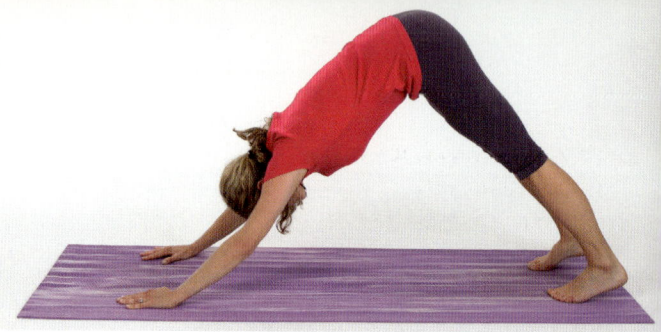

z **Hund auf zwei Beinen**
Vorbereitung: Die zuvor beschriebene Haltung »Hund« wird erneut
eingenommen.

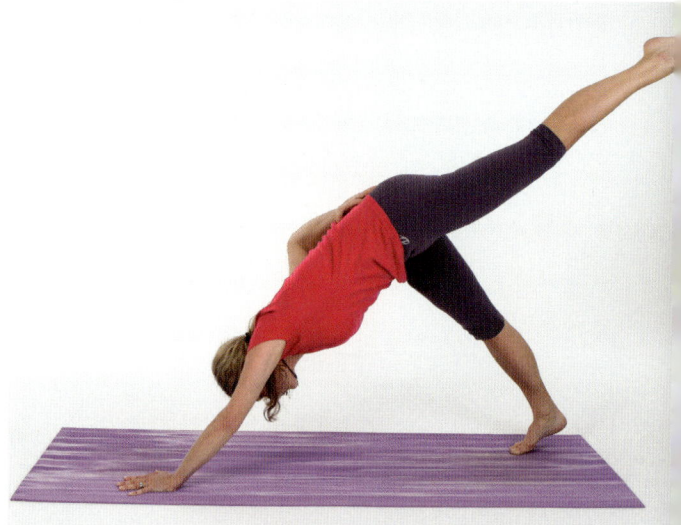

Ausführung: Ein Arm löst sich von
der Unterlage und wird auf den
Rücken gelegt während das diagonal
hierzu befindliche Bein angehoben
wird.

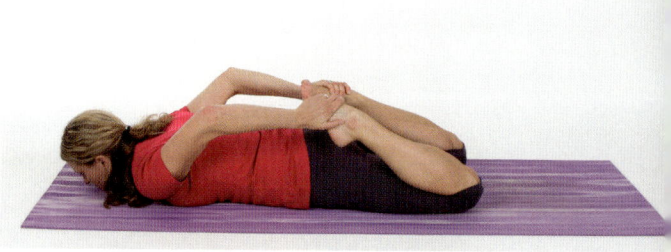

A **Bogen**
Vorbereitung: In der Bauchlage
werden die Füße gefasst und zum
Gesäß herangezogen.

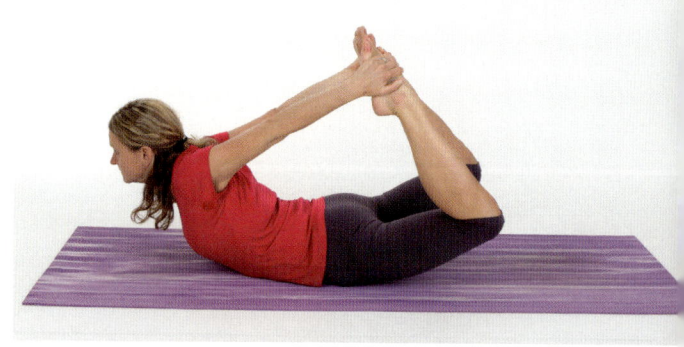

Ausführung: Die Beine, Kopf und
Brustraum werden angehoben, wobei
die Füße gegen die Hände drücken.

Kopfstand im offenen/ geschlossenen Winkel

Der Kopfstand, bei dem das Gewicht des gesamten Körpers mit den Unterarmen aufgefangen wird, ist eine Haltung, die den ganzen Körper anspricht. Neben der benötigten Körperkontrolle, den Anforderungen an das Gleichgewicht kommen noch die Wirkungen hinzu, die aus dem Charakter der Umkehrhaltung resultieren. So kommt es zu einer Beeinflussung der Körpersysteme und verstärkten Durchblutung des Kopfes. In der hier dargestellten Variation erfahren das Becken und die Beine eine verstärkte Beachtung, da die Beine im Kopfstand im Wechsel gegrätscht und im geschlossenen Winkel gehalten werden.

Wirkungen

- Kräftigung der Schulter-, Arm- und Rückenmuskulatur
- Mobilisation der Hüftgelenke
- Dehnung des Beckenbodens: Entspannung der Organe des kleinen Beckens
- Dehnung der Adduktoren
- Entlastung des Herzens
- Stärkung des Gleichgewichtssinns
- Verstärkte Durchblutung des Kopfes

Langfristige Wirkungen

- Positiver Einfluss bei Krampfadern/Ödemen
- Vorbeugend gegen Organsenkung
- Positiver Einfluss bei Schlafstörungen
- Positiver Einfluss bei Menstruationsbeschwerden
- Positiver Einfluss auf das Herz-Kreislauf-System
- Steigerung der Funktionen der Beckenorgane
- Positiver Einfluss bei Konzentrationsschwächen

Gedankliche Ausrichtung/Symbolik

Wenn der Kopf sicher mit der Erde verbunden ist, steht dies für einen gut entwickelten und praktischen Geist. Es symbolisiert das Streben, den Geist zu erden und ihn in den Augenblick zu führen, alte Gedankenmuster loszulassen und sich den »augenblicklichen« Gedanken zu widmen. In der Umkehrung befinden sich die Füße oben. Der Himmel, der für Weite, Offenheit und Spiritualität steht, lädt ein, diesen Weg zu »gehen« und sich nicht zu tief zu verhaften.

In der Haltung genießt der Übende die Umkehrung und spürt die daraus resultieren körperlichen Wirkungen, die besondere Durchblutung des Kopfes, die Entlastung des Herzens, die Entstauung der Beine.

Folgende Fragen können selbstreflektierend beantwortet werden:

- Wie stark lasse ich mich von Gedanken einfangen?
- Bin ich mit meinen Gedanken im Augenblick?
- Bin ich bereit, neue Wege zu gehen?

Übungsbeschreibung

V 1 **Giraffe**
Vorbereitung: *Im Grätschstand mit nach oben ausgerichteten Armen fassen die Hände in die Armbeugen.*

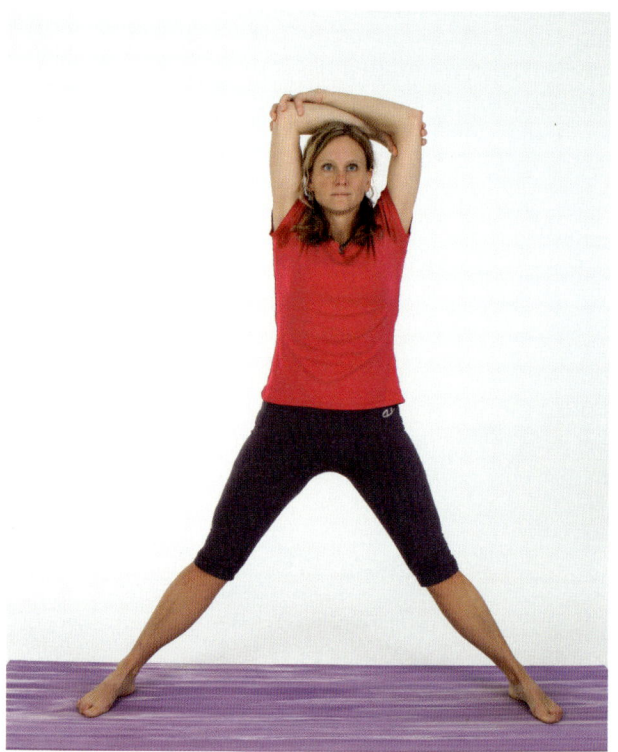

Ausführung: *Der Oberkörper kommt in die tiefe Vorneige.*

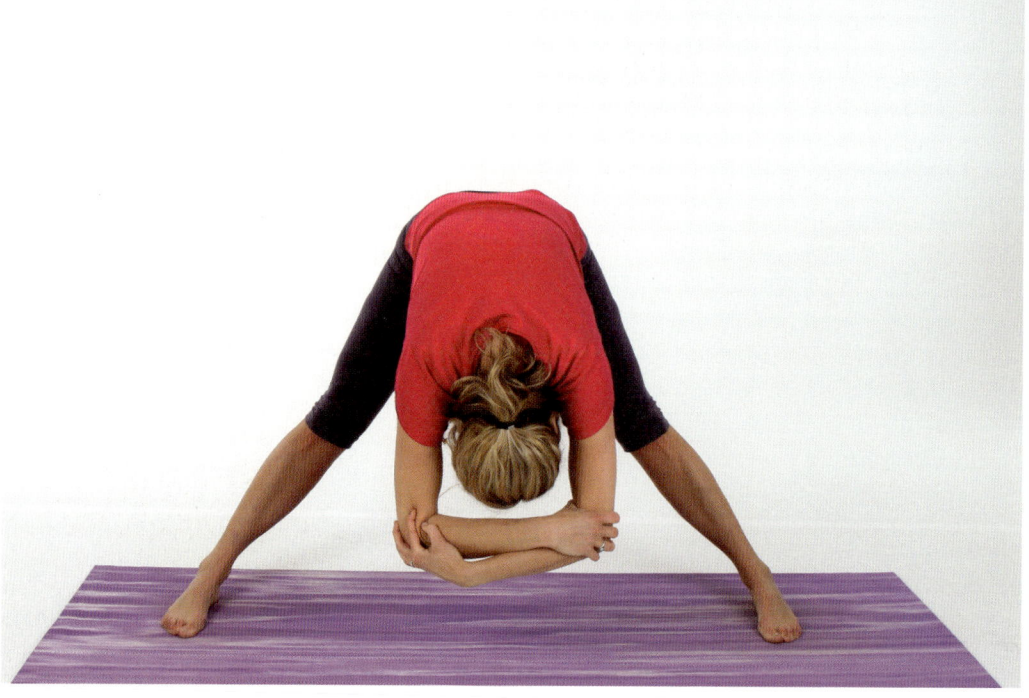

Mobilisation der Halswirbelsäule

Vorbereitung: *Im Sitz wird der Kopf neutral gehalten.*

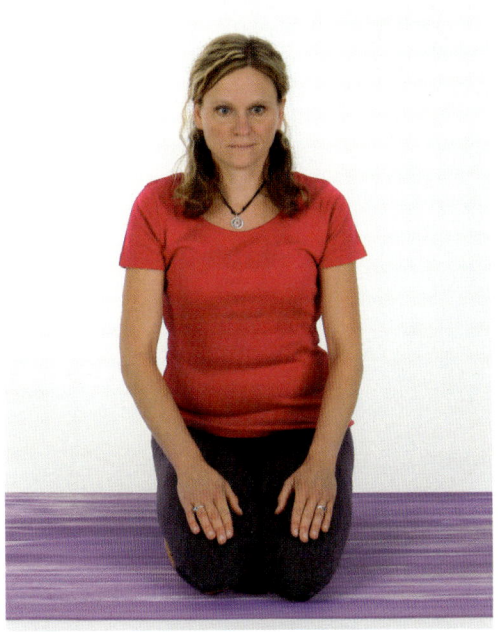

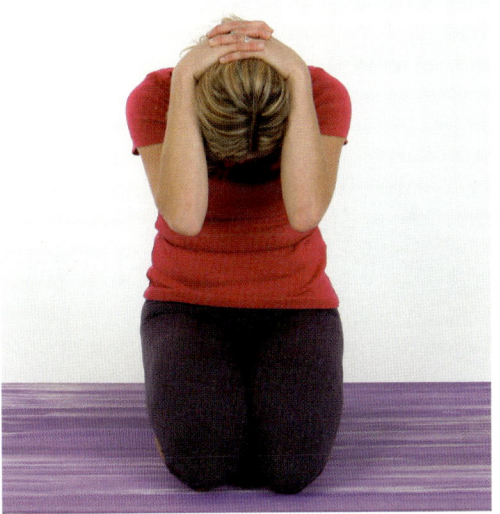

Ausführung 1: *Die Hände werden am Hinterkopf verschränkt. Die Ellbogen werden nach vorne gebracht und führen den Kopf in eine Vorneige.*

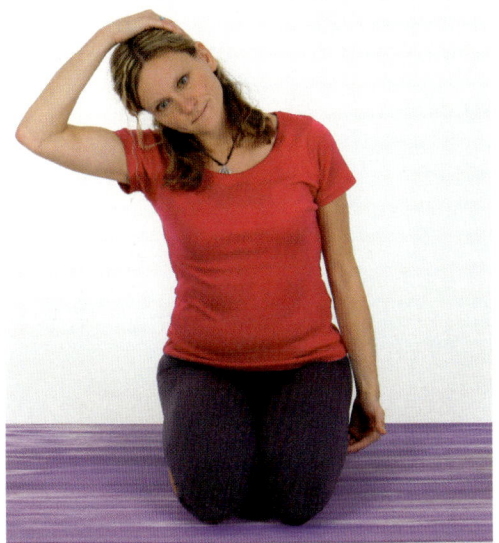

Ausführung 2: *Der Kopf neigt sich zur rechten Seite. Die rechte Hand greift über den Kopf, legt sich seitlich über das linke Ohr und zieht den Kopf in eine Seitneige, während die linke Schulter nach unten zieht.*

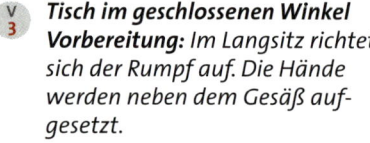

Tisch im geschlossenen Winkel
Vorbereitung: *Im Langsitz richtet sich der Rumpf auf. Die Hände werden neben dem Gesäß aufgesetzt.*

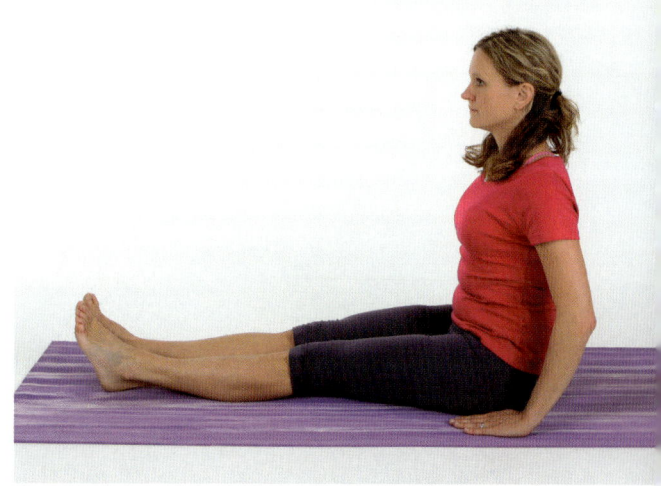

Ausführung: *Das Gesäß wird hochgestützt und die Füße werden aufgesetzt. Oberschenkel und Rumpf bilden eine gerade Linie. Die Knie gehen auseinander während sich die Fußsohlen aneinanderlegen.*

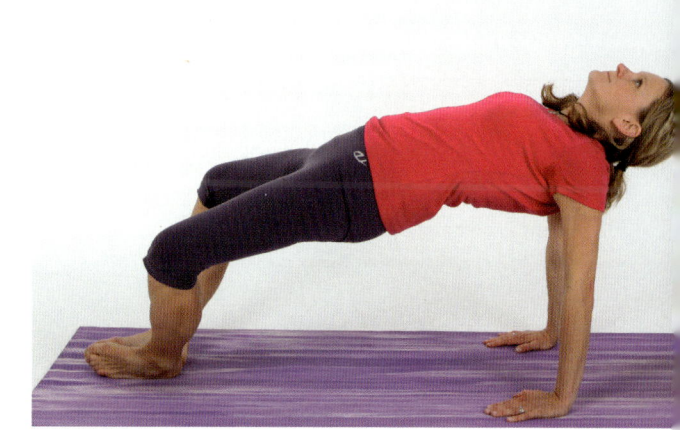

Brett im Handstütz aus der Rückenlage heraus mit offenem Winkel
Vorbereitung: *Im Langsitz mit gegrätschten Beinen werden die Hände neben dem Gesäß aufgesetzt.*

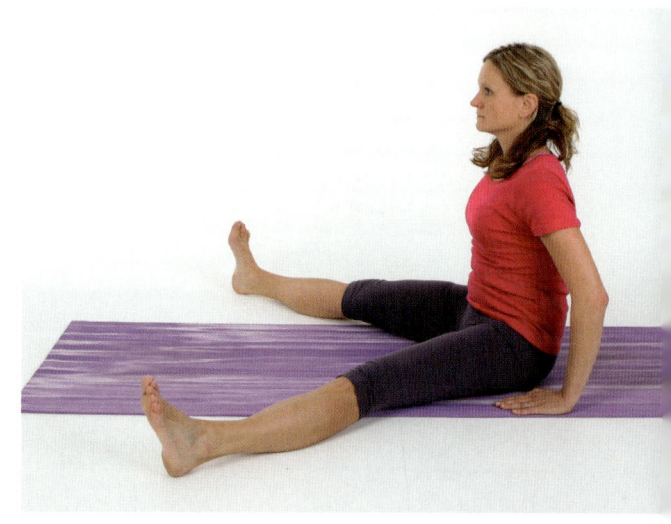

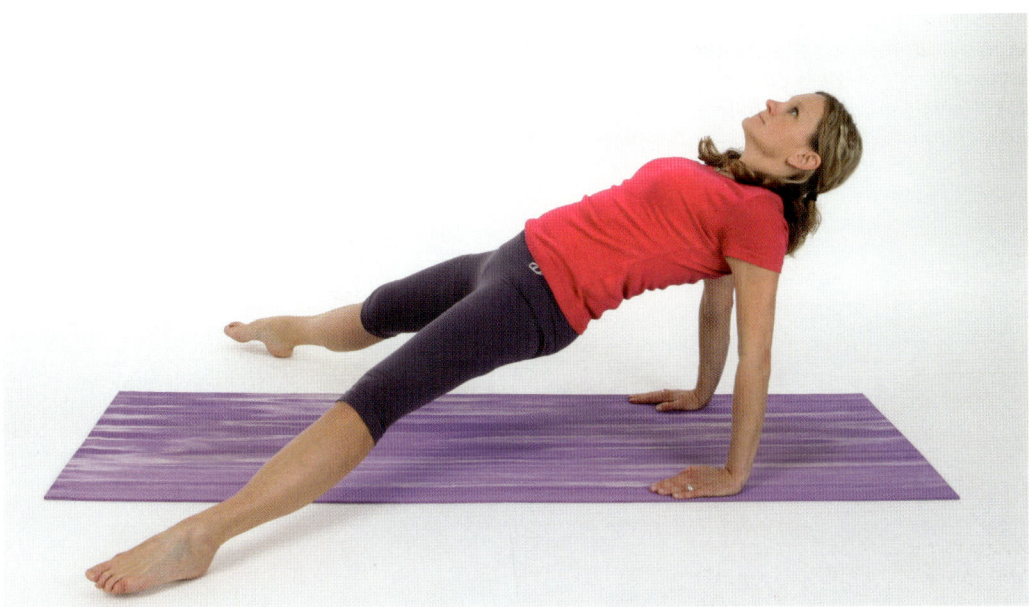

Ausführung: Der Körper wird hochgestützt und in eine schiefe Ebene gebracht.

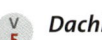

Dachhaltung

Vorbereitung: Aus dem Fersensitz heraus werden die Finger ineinander verschränkt und die Unterarme in Form eines gleichseitigen Dreiecks auf den Boden aufgesetzt. Die Hände bilden eine Schale für den Kopf. Der Scheitel des Kopfs wird aufgesetzt und der Hinterkopf wird mit den Händen umfasst.

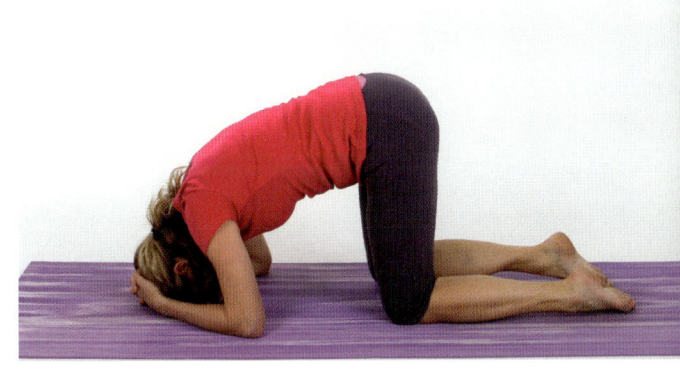

Ausführung: Das Gesäß wird angehoben und die Beine gestreckt. Das Gewicht des Oberkörpers wird von den Unterarmen getragen, so dass der Kopf weitestgehend unbelastet bleibt.

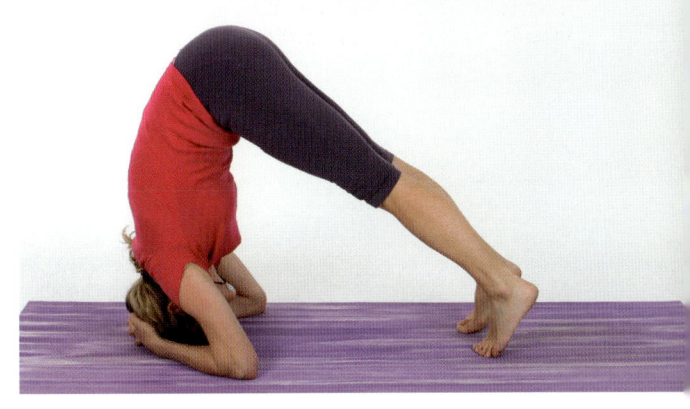

**V
6**

Kopfstand

Vorbereitung: Im Fersensitz werden die Finger
ineinander verschränkt und die Unterarme in
Form eines gleichseitigen Dreiecks auf den Boden aufgesetzt. Die Hände bilden eine Schale für
den Kopf. Der Scheitel des Kopfs wird aufgesetzt
und der Hinterkopf wird mit den Händen
umfasst. Das Gesäß wird angehoben und die
Beine gestreckt. Das Gewicht des Oberkörpers
wird von den Unterarmen getragen, so dass der
Kopf weitestgehend unbelastet bleibt.

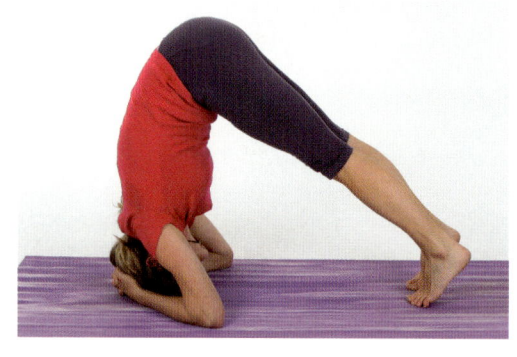

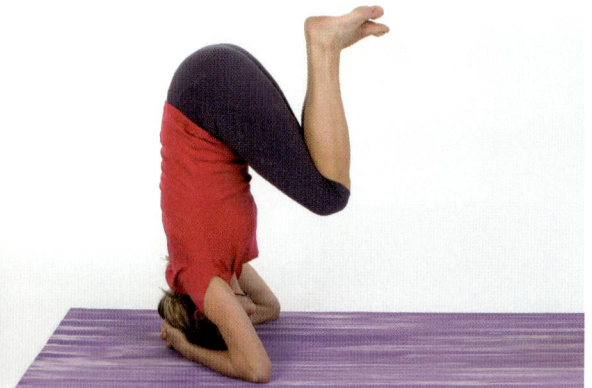

Ausführung: Die Füße gehen näher zum Kopf
heran, die Knie werden gebeugt und die Füße
können mit den Fersen nach oben, vom Boden
abheben. Zum Kopfstand werden die Knie
gestreckt.

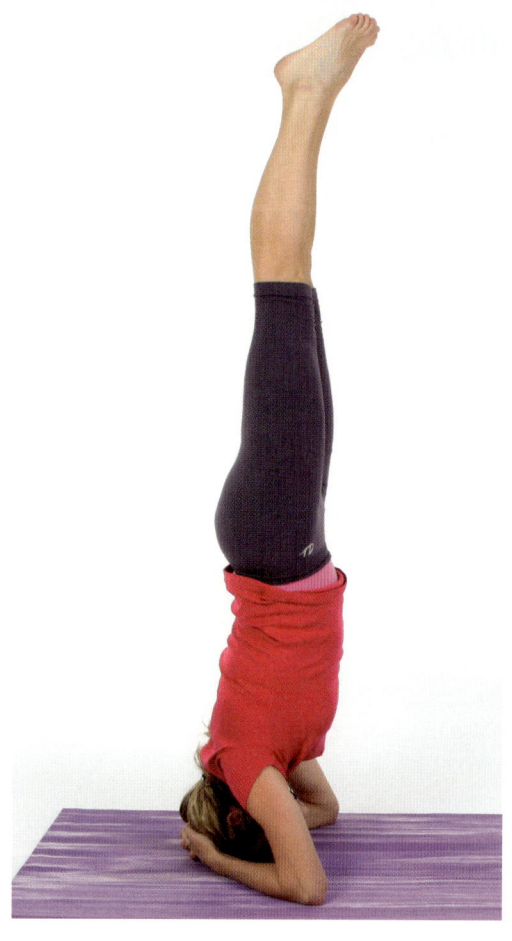

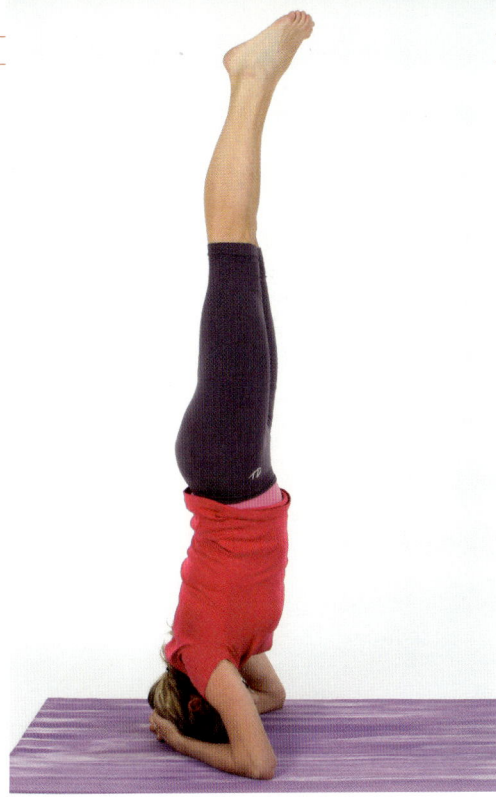

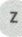

Kopfstand im offenen/geschlossenen Winkel
Vorbereitung: *Die zuvor beschriebene Haltung
»Kopfstand« wird erneut eingenommen.*

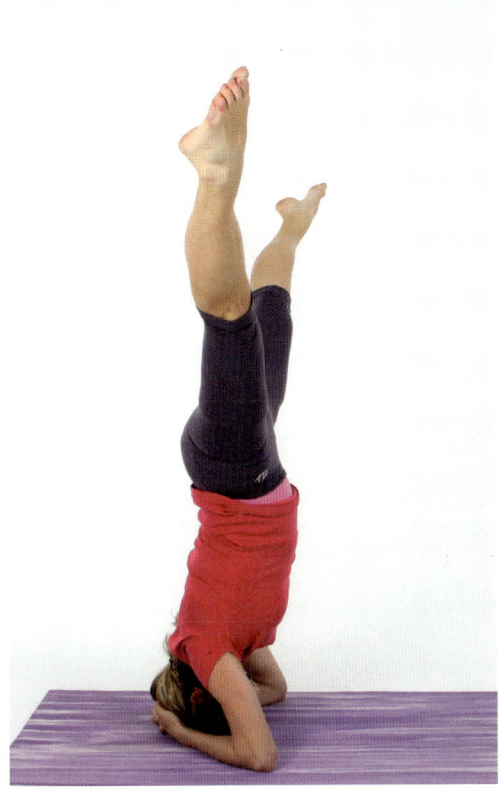

Ausführung 1: *Die Beine kommen in eine weite
Grätschhaltung.*

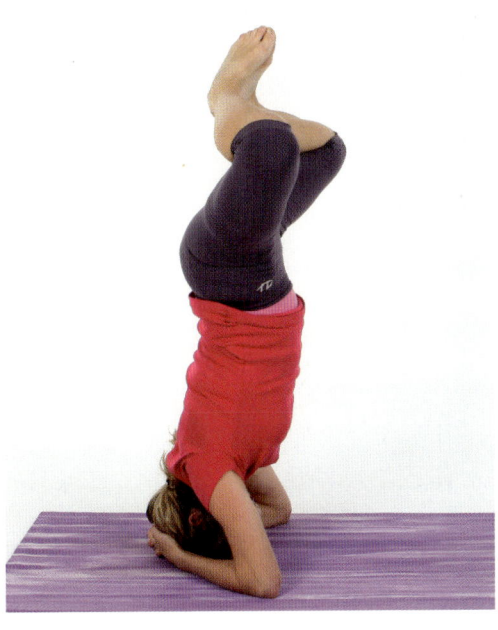

Ausführung 2: *Die Knie gehen auseinander,
während die Fußsohlen aneinandergelegt
werden.*

A   ***Berghaltung im Zehenstand***
Vorbereitung: *Im aufrechten Stand streben die Arme nach oben.*

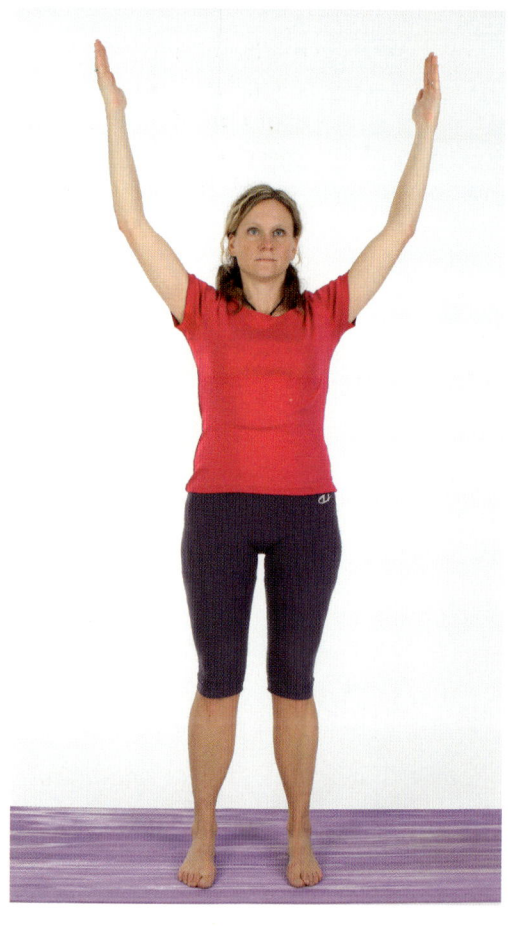

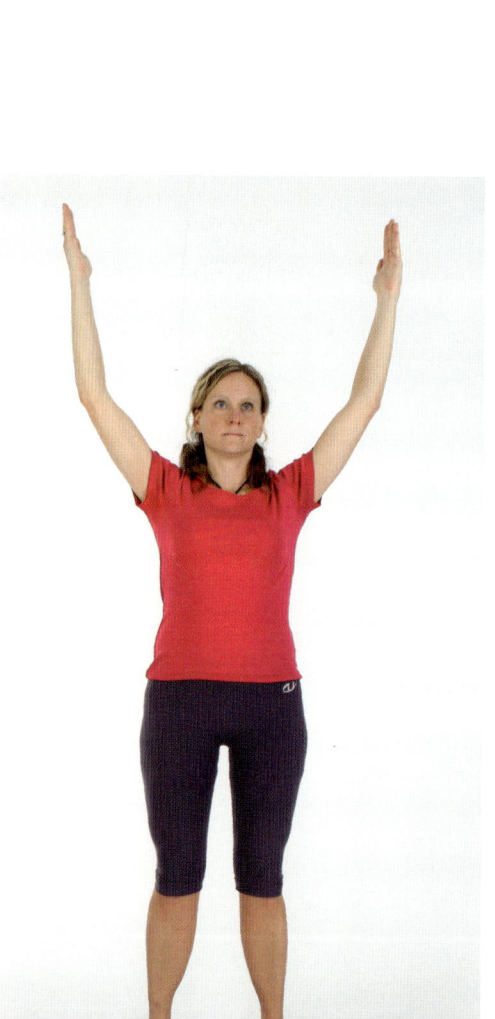

Ausführung: *Die Fersen werden angehoben.*

Taube mit Drehung

Die »Taube« ist eine Sitzhaltung, bei der auf Grund der Aufrichtung des Oberkörpers der Rücken gekräftigt wird. Bei der hier dargestellten Variation kommt es bei Drehung des Oberkörpers zusätzlich zu einer Mobilisation der Wirbelsäule.

Wirkungen

- Dehnung der Gesäßmuskulatur, Hüftbeuger und Beinstrecker
- Öffnung des Brustraums
- Kräftigung der Rücken- und Nackenmuskulatur
- Mobilisation der Wirbelsäule

Langfristige Wirkungen

- Linderung bei Hüft- und Rückenproblemen
- Linderung bei Reizungen des Ischiasnervs
- Positiver Einfluss auf Atem- und Herz-Kreislauf-System
- Positiver Einfluss auf die Bauchorgane

Gedankliche Ausrichtung/Symbolik

Da sich die Taube sowohl an Land, als auch in der Luft aufhalten kann, symbolisiert sie die Verbindung der materiellen Natur mit der Spiritualität. Sie verkörpert die Loslösung von den ichbezogenen Strukturen, um sich in ein höheres Bewusstsein erheben zu können. Das Einfinden zwischen Erde und Himmel zeigt sich auch in der Haltung. Durch das Schaffen einer breiten Basis in Beziehung zur Erde auf der einen Seite und auf der anderen Seite durch das Aufrichten des Oberkörpers das Streben nach »oben« wird dieses Gleichgewicht in der Körperhaltung geschaffen. So kann der Übende in der Position dieses Gleichgewicht spüren, seine eigene »Mitte« wahrnehmen. Folgende Fragen können selbstreflektierend beantwortet werden:

- Fühle ich mich im Gleichgewicht?
- Brauche ich mehr Anregungen?
- Brauche ich mehr Ruhe und Harmonie?

Übungsbeschreibung

V 1

Tänzer

Im aufrechten Stand umfasst die rechte Hand den rechten Fuß und zieht ihn zum Gesäß, wobei die Knie möglichst auf einer Ebene gehalten werden.

Der linke Arm strebt nach oben.

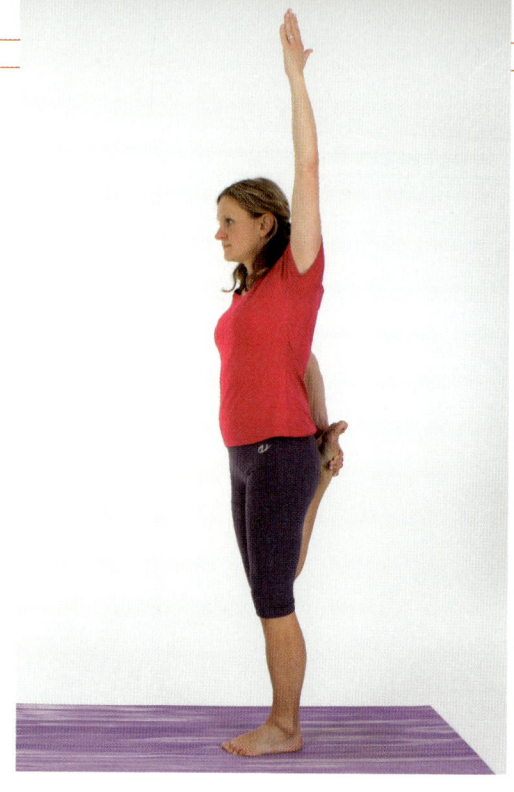

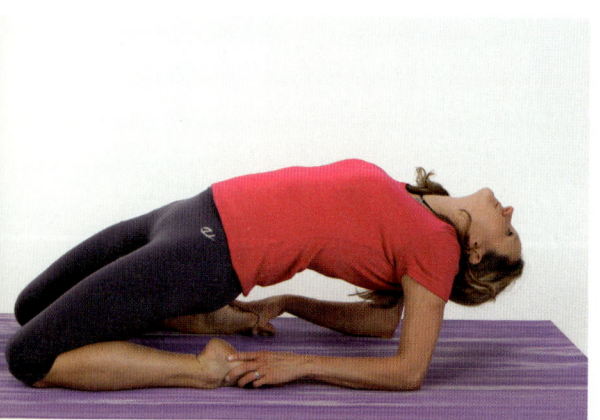

Held liegend

Vorbereitung: *Aus dem Fersensitz heraus umfassen die Hände die Füße. Das Gewicht wird nach hinten verlagert und das Gewicht des Oberkörpers wird mit aufgestützten Unterarmen aufgefangen.*

V 2

Ausführung: *Der Körper kommt in eine leichte Rückneige.*

Schildkröte in der Rückenlage
In der Rückenlage werden die gebeugten Beine zur Rumpfvorderseite herangezogen. Die Knie gehen auseinander und die Füße kommen zueinander. Die Arme gehen durch die Beinöffnung hindurch und die Hände fassen die Außenseiten/Knöchel der Füße.

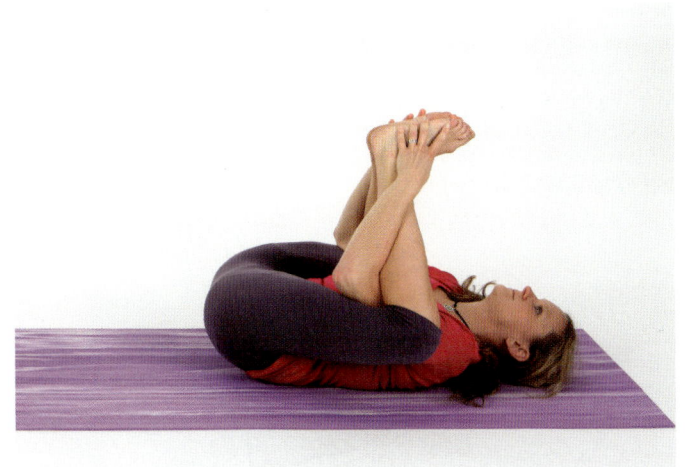

Drehung in der Seitlage
Vorbereitung: *In der Seitlage mit gebeugter Beinhaltung werden die Arme in rechtem Winkel zum Rumpf übereinander abgelegt.*

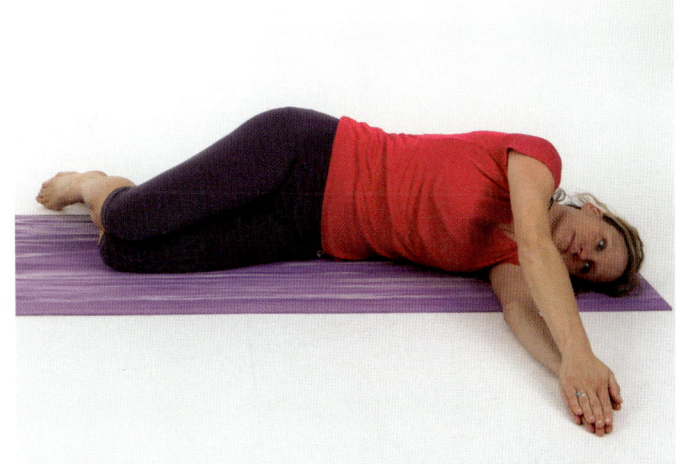

Ausführung: *Der oben liegende Arm wird durch Drehung des Oberkörpers aus der Brustwirbelsäule heraus gestreckt zur anderen Seite geführt.*

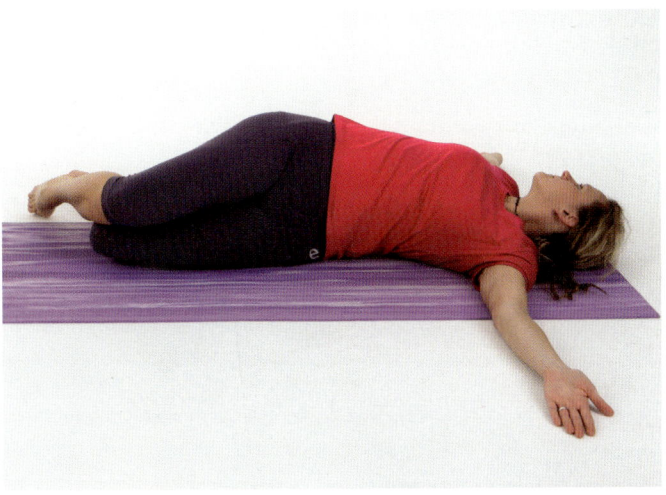

Bogen halb
Vorbereitung: In der Bauchlage wird der rechte Fuß mit der rechten Hand umfasst und zum Gesäß herangezogen, während der linke Arm leicht gebeugt vor dem Körper abgelegt wird.

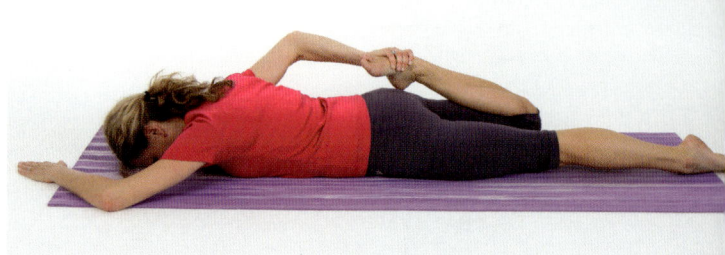

Ausführung: Der rechte Fuß drückt gegen die Hand und der Oberschenkel wird angehoben, während der Oberkörper nach oben strebt.

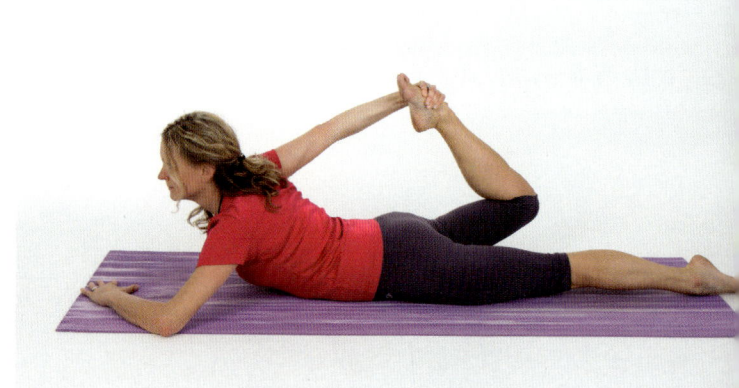

Taube schlafend
Im Vierfüßlerstand mit aufgesetzten Knien wird das linke Bein so vor das rechte Bein gelegt, dass die Knie voreinander liegen. Das rechte Bein wird nach hinten verlängert. Der Oberkörper neigt sich vor, so dass die Stirn aufsetzen kann.

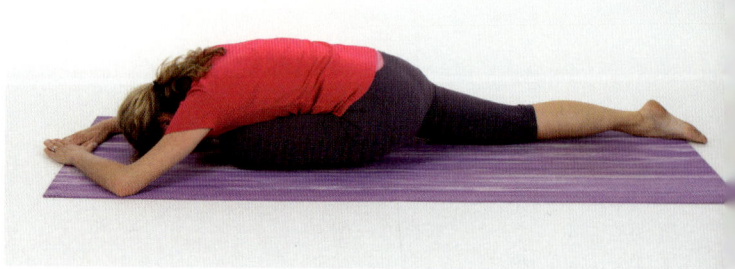

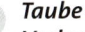

Taube
Vorbereitung: *Die oben beschriebene »schlafende Taube« wird erneut ausgeführt.*

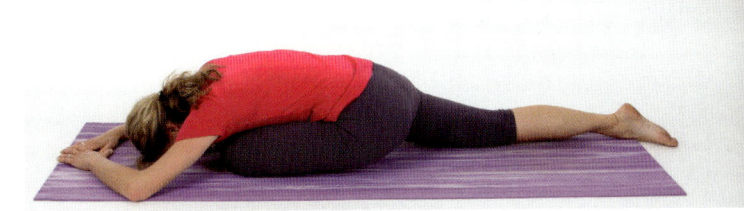

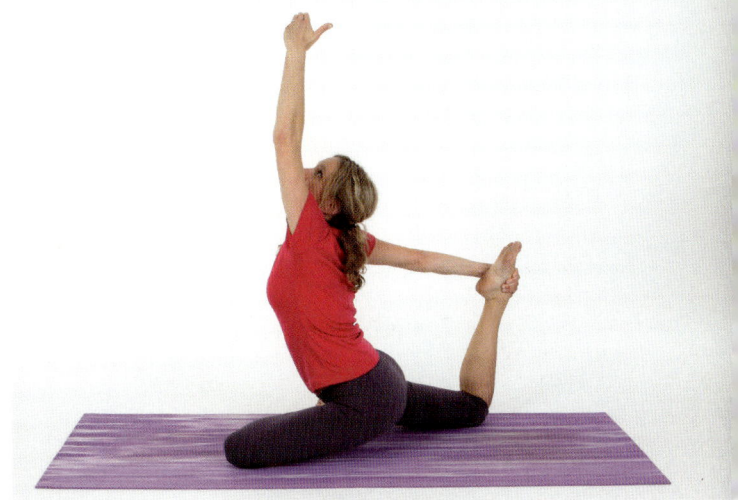

Ausführung: *Der Oberkörper richtet sich auf, wobei die Hüfte tief gehalten wird. Die rechte Hand fasst den rechten Fuß, während der linke Arm nach oben strebt und der Oberkörper in eine Rückneige kommt.*

Taube mit Drehung
Vorbereitung: *Die oben beschriebene »schlafende Taube« wird erneut ausgeführt.*

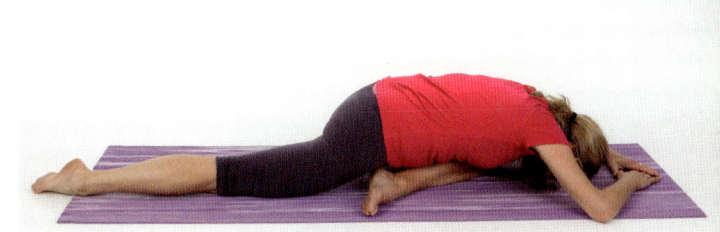

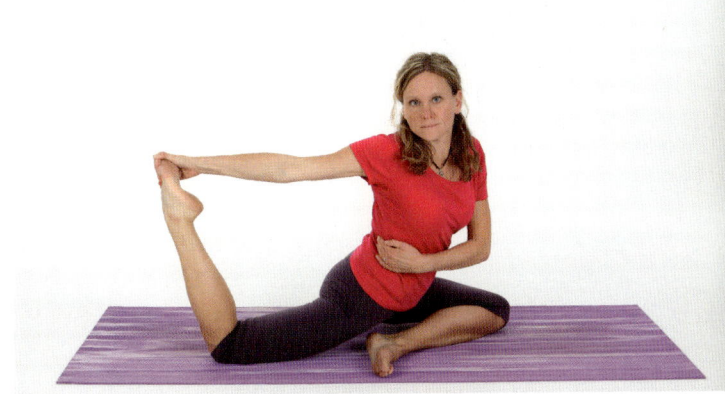

Ausführung: *Der Oberkörper richtet sich auf. Die rechte Hand fasst den rechten Fuß. Der Oberkörper dreht nach rechts, während sich die linke Hand an die rechte Flanke legt.*

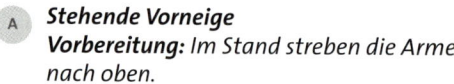

A **Stehende Vorneige**
Vorbereitung: *Im Stand streben die Arme nach oben.*

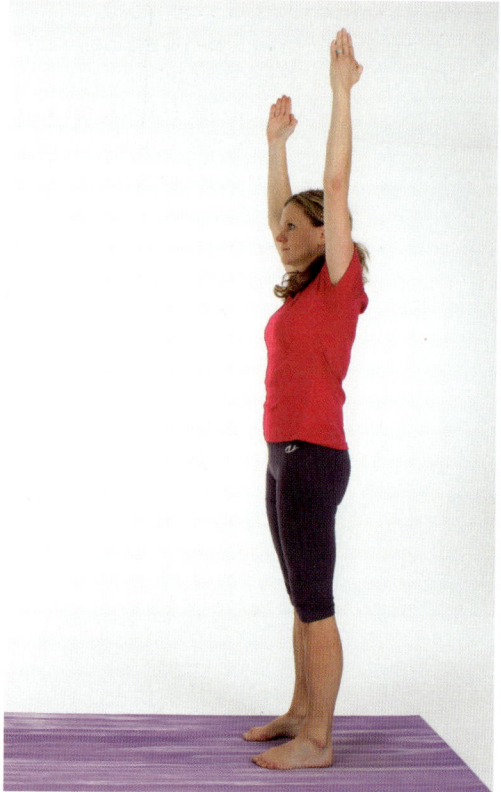

Ausführung: *Der Oberkörper kommt in eine tiefe Vorneige und die Hände finden in Abhängigkeit der Dehnbarkeit einen Platz an den Schienbeinen, Knöcheln oder sie berühren den Boden.*

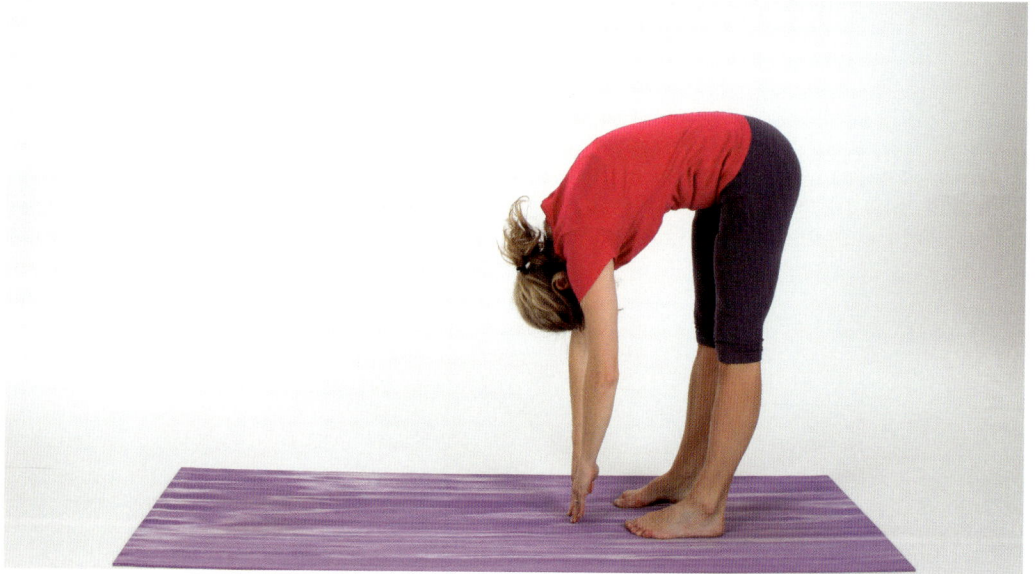

Kniender Halbmond tief abgestützt

Im »knienden Halbmond« wird der Hüftbeuger auf Grund eines weiten Ausstellschritts gedehnt. In dieser Haltung strebt der Oberkörper nach oben. In der hier dargestellten Variation wird der Oberkörper jedoch tief bei gebeugter Armhaltung abgestützt, wodurch zusätzlich zu einer noch intensiveren Dehnung der Hüftbeuger die Arm- und Brustmuskulatur gekräftigt wird.

Wirkungen

- Dehnung der Hüftbeuger, Bauch- und Gesäßmuskulatur, Beinbeuger
- Kräftigung der Arm-, Brust- und Nackenmuskulatur
- Mobilisation der Hüftgelenke
- Anregung der Schilddrüse

Langfristige Wirkungen

- Intensive Erweiterung der Dehn- und Kontraktionskraft der Beinmuskulatur
- Linderung bei Schulter- und Hüftgelenksproblemen

Gedankliche Ausrichtung/Symbolik

Der Mond steht auf Grund seiner sichtbaren, täglichen Veränderungen für Wandlung und Veränderung. Da es sich aber um immer wiederkehrende Zyklen handelt, symbolisiert er ebenfalls Ordnung, Struktur und bietet Möglichkeiten der Orientierung. So ist es im Leben immer wieder notwendig, den eigenen Weg nach einer Wandlung in einem veränderten Bewusstsein fortzusetzen.

In der Haltung erfährt der Übende eine intensive Dehnung über die gesamte Körperlänge hinweg. Er kann zusätzlich das Gefühl der Weite und Offenheit spüren.

Folgende Fragen können selbstreflektierend beantwortet werden:

- Bin ich bereit, Fehler zu erkennen?
- Gab es Wandlungen, Einschnitte in meinem Leben?
- Wo finde ich Struktur und Ordnung?

Übungsbeschreibung

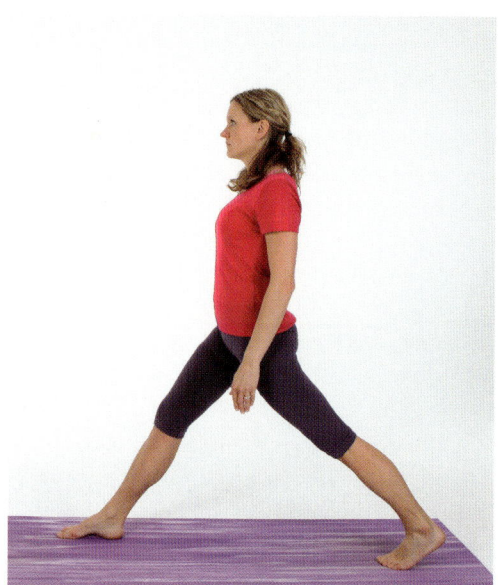

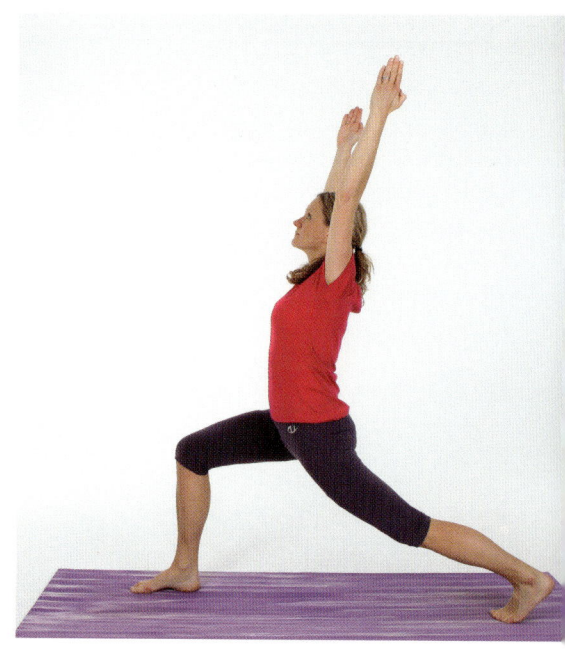

V 1

Held 1
Vorbereitung: *Eine weite Schrittstellung wird eingenommen. Die Beine sind gestreckt und die hintere Ferse löst sich vom Boden.*

Ausführung: *Das vordere Bein wird gebeugt, die Arme streben nach oben und der Oberkörper kommt in eine leichte Rückneige.*

V 2

Brett im Unterarmstütz aus der Bauchlage heraus
Vorbereitung: *Aus der Bauchlage heraus werden die Unterarme so aufgesetzt, dass die Hände aneinandergelegt werden können.*

Ausführung: *Der Körper wird nach oben gestützt und bildet eine schiefe Ebene.*

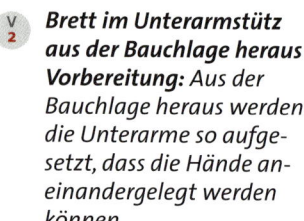

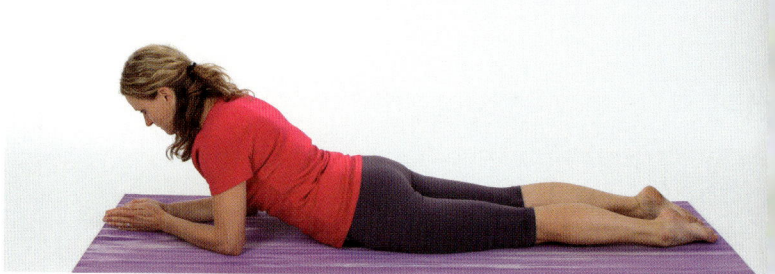

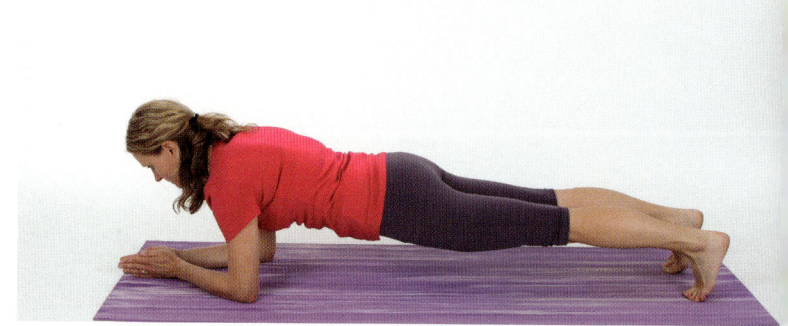

Heuschrecke
Vorbereitung: *In der Bauchlage wird das Kinn aufgesetzt. Die Arme sind gestreckt, die Hände werden mit den Handinnenseiten nach oben unter die Oberschenkel geführt.*

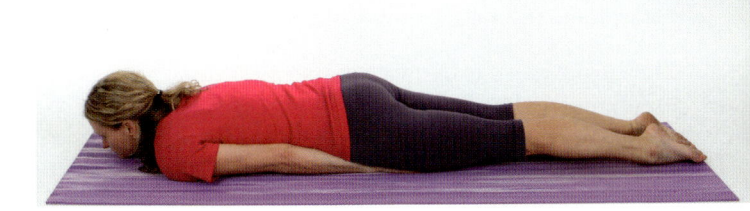

Ausführung: *Die Beine werden unter Zuhilfenahme der Hände angehoben.*

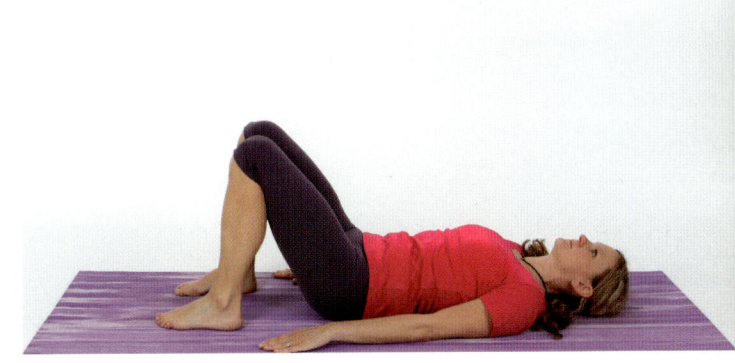

Schulterbrücke
Vorbereitung: *Die Rückenlage mit aufgestellten Füßen wird eingenommen.*

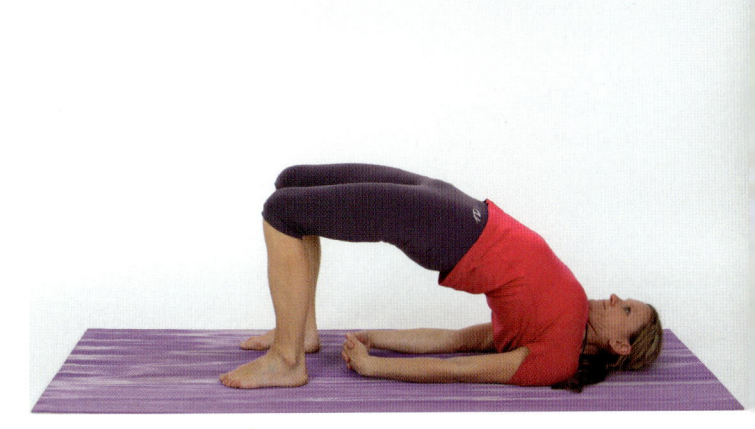

Ausführung: *Der Rücken wird hoch gerollt. Die Hände fassen sich bei gestreckter Armhaltung unter dem Körper.*

V 5 **Halbmond aus dem Kniestand heraus**

Vorbereitung: *Aus dem Kniestand heraus wird ein Fuß so aufgestellt, dass ein rechter Winkel im Kniegelenk entsteht. Der Fuß wird eine Fußlänge weiter nach vorne und eine Fußbreite weiter nach außen aufgesetzt.*

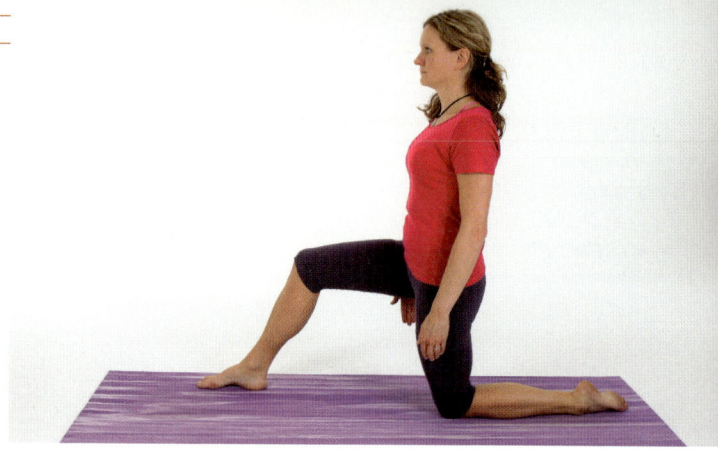

Ausführung: *Die Arme streben nach oben und der Oberkörper wird in eine leichte Rückneige gebracht.*

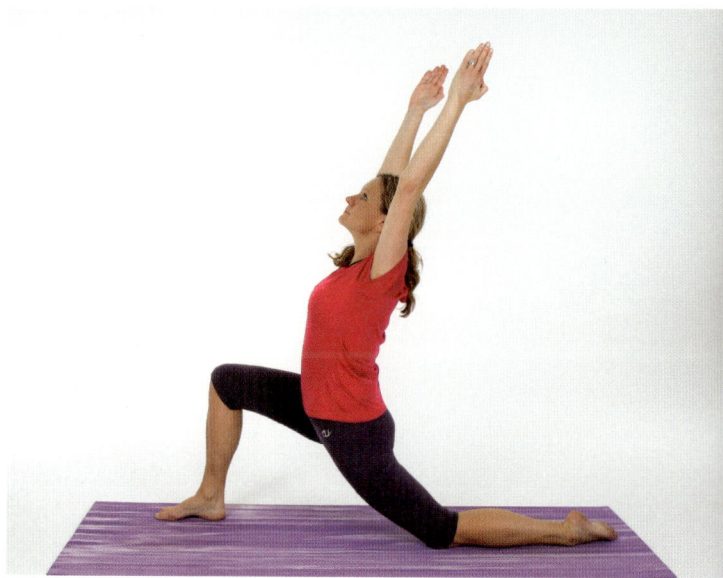

Z **Kniender Halbmond tief abgestützt**

Vorbereitung: *Aus dem Kniestand heraus wird ein Fuß so aufgestellt, dass ein rechter Winkel im Kniegelenk entsteht. Der Fuß wird eine Fußlänge weiter nach vorne und eine Fußbreite weiter nach außen aufgesetzt.*

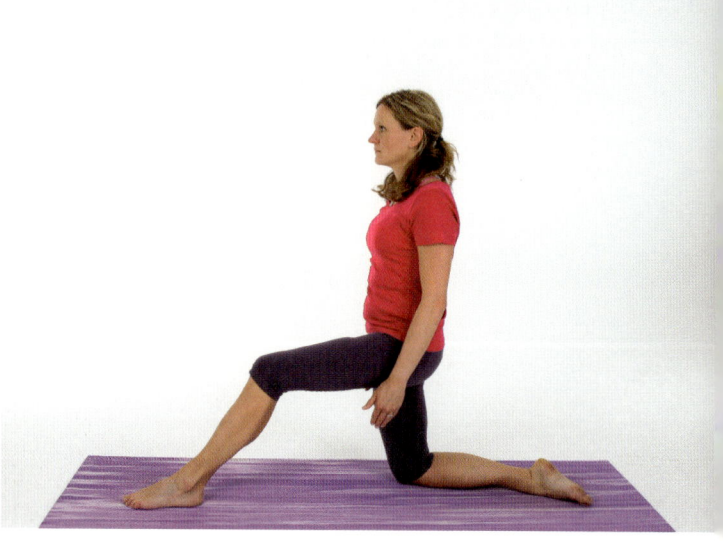

Ausführung: Der Oberkörper neigt sich vor und die Hände setzen vor dem vorderen Fuß auf. Die Arme werden langsam gebeugt, so dass der Oberkörper tief abgestützt wird. Das hintere Bein wird gestreckt.

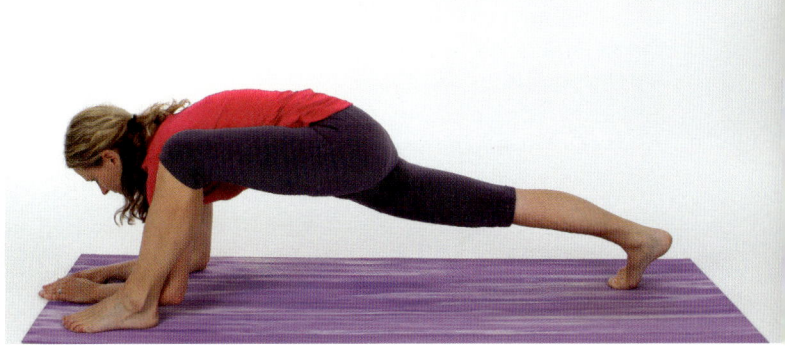

A **Katze**
Vorbereitung: Im Vierfüßlerstand wird der Rücken neutral gehalten.

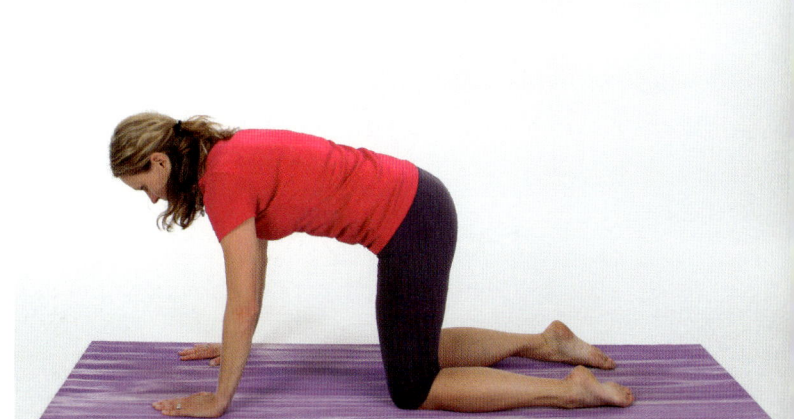

Ausführung: Die Arme werden kraftvoll durchgestreckt, der Kopf vorgeneigt, die Bauchdecke eingezogen und der Rücken gerundet.

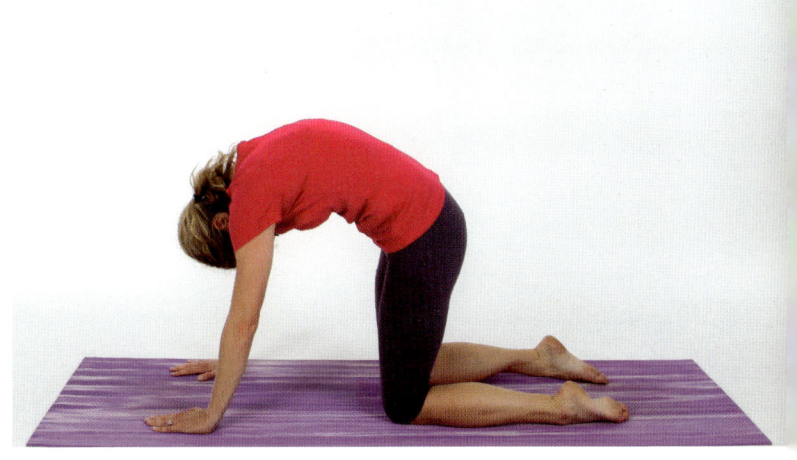

Leichte bis mittelschwere Haltungen aus der Rückenlage heraus

Die im Folgenden vorgestellten Haltungen haben gemeinsam, dass als Ausgangsposition die Rückenlage eingenommen wird. Aus dieser heraus ergeben sich Haltungen ganz unterschiedlicher Ausprägung. So wird der Körper beispielsweise in eine rückgeneigte Position oder in eine Umkehrung gebracht. In Abhängigkeit der Zielübung ergeben sich demnach unterschiedliche körperliche und geistig-emotionale Wirkungen. Durch die vorangegangene, entspannte Rückenlage hat der Übende jedoch die Möglichkeit, sich sehr gut mental auf die folgende Zielübung vorzubereiten und diese schrittweise und langsam aufzubauen.

Schulterstand im offenen/ geschlossenen Winkel

Der Schulterstand nimmt zusätzlich zu den aus der Umkehrhaltung resultierenden Wirkungen auf das Herz-Kreislauf-System muskulären Einfluss, insbesondere auf die Schulter-, Nacken- und Rückenmuskulatur. In der hier dargestellten Variation werden zudem auf Grund der Grätschhaltung der Beine im offenen beziehungsweise geschlossenen Winkel die Adduktoren gedehnt und die Hüftgelenke mobilisiert.

Wirkungen

- Kräftigung der Schulter-, Arm- und Rückenmuskulatur
- Mobilisation der Schulter- und Hüftgelenke
- Dehnung des Beckenbodens: Entspannung der Organe des kleinen Beckens
- Dehnung der Nackenmuskulatur
- Dehnung der Adduktoren
- Stimulation der Schilddrüse
- Entlastung des Herzens

Langfristige Wirkungen

- Positiver Einfluss bei Krampfadern/ Ödemen
- Vorbeugend gegen Organsenkung
- Positiver Einfluss bei Schlafstörungen
- Positiver Einfluss bei Menstruationsbeschwerden
- Positiver Einfluss auf das Herz-Kreislauf-System
- Steigerung der Funktionen der Beckenorgane

Gedankliche Ausrichtung/Symbolik

Eine Redewendung im Zusammenhang mit dem Begriff »Schulter« besagt, man »trage eine schwere Last auf den Schultern«, womit gemeint ist, dass im Leben vieles verarbeitet werden muss: Verantwortung, Schmerz und Verlust. Dies äußert sich oft mit Beschwerden im Schulterbereich. Eine verspannte Muskulatur oder entzündete Gelenke weisen darauf hin, dass diesem Körperbereich viel Aufmerksamkeit entgegengebracht werden sollte.

In der Haltung erfährt der Übende auf Grund der Umkehrung auch eine Umkehrung der Funktionen, eine andere Art der Kontrolle über die Muskeln. Der Praktizierende benötigt in der Haltung eine erhöhte Konzentration, um das Gleichgewicht halten zu können, spürt das Zusammenspiel seiner Muskulatur und genießt die Möglichkeit einer veränderten Wahrnehmung. Folgende Fragen können selbstreflektierend beantwortet werden:

- Wie groß ist die Last auf meinen Schultern?
- Wie gehe ich mit Belastungen um?
- Wie viel Verantwortung habe ich?
- Könnte ich in einigen Bereichen mehr Verantwortung abgeben?

Übungsbeschreibung

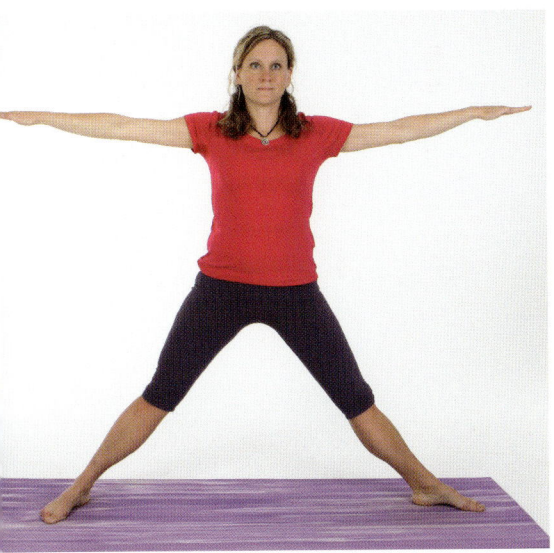

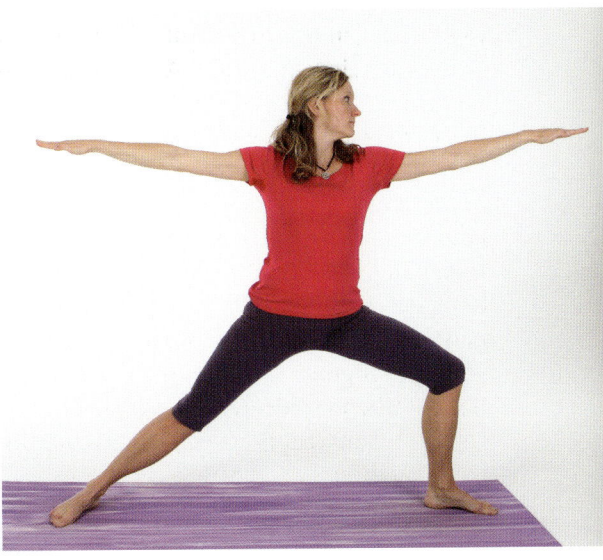

Held 2
Vorbereitung: In der aufrechten Grätschstellung werden beide Arme in die Seithalte gebracht. Der linke Fuß wird nach außen gedreht.

Ausführung: Das linke Bein wird gebeugt. Der Blick geht zur linken Hand.

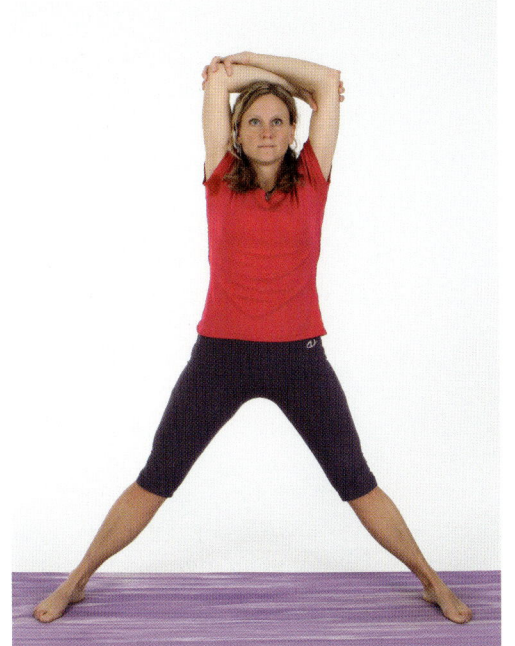

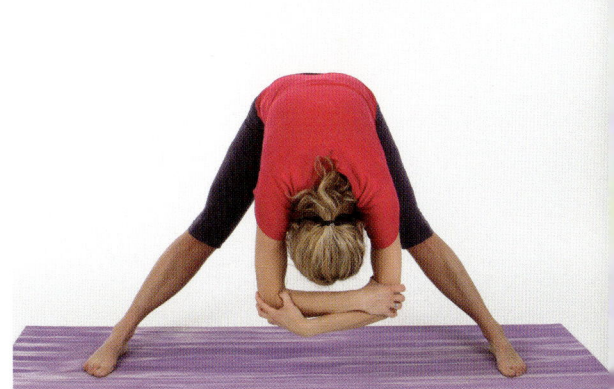

Giraffe
Vorbereitung: Im Grätschstand fassen die Hände bei angehobener Armhaltung in die Armbeuge.

Ausführung: Der Oberkörper kommt in eine tiefe Vorneige.

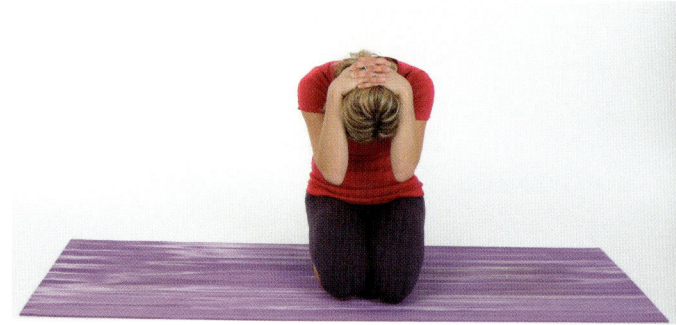

V 3 Nackendehnung
*Im Sitz legen sich die Hände ver-
schränkt an den Hinterkopf, die Ellbogen werden nach vorne geführt
und bringen den Kopf mit leichtem
Druck in die Vorneige.*

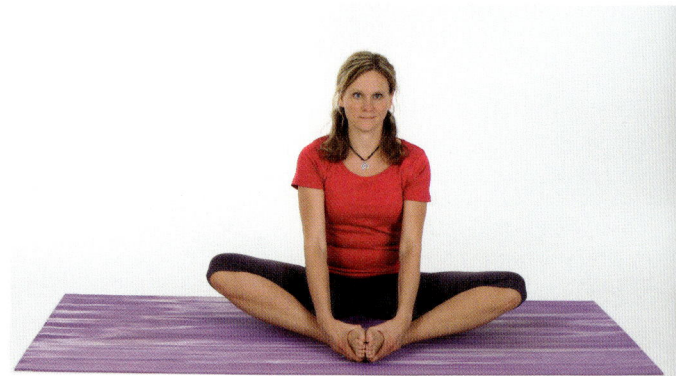

V 4 Geschlossener Winkel
*Der aufrechte Sitz wird eingenom-
men. Die Fußsohlen werden aneinandergelegt. Die Füße werden mit
den Händen nahe zum Körper herangezogen und die Knie sinken nach
außen-unten.*

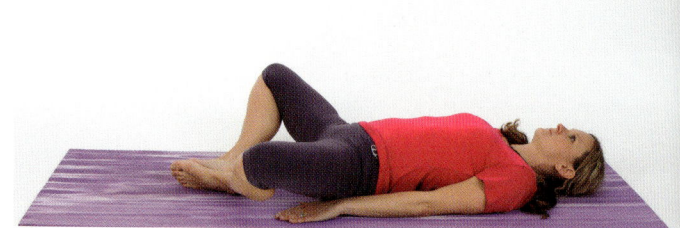

**V 5 Schulterbrücke im geschlossenen
Winkel**
Vorbereitung: *In der Rückenlage
werden die Füße aneinander
aufgestellt. Die Knie sinken
auseinander.*

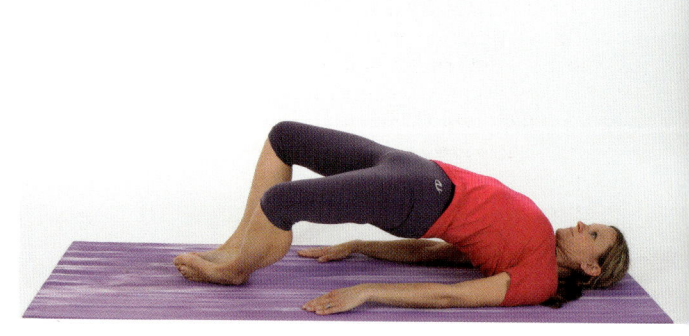

Ausführung: *Das Gesäß wird
angehoben und der Rücken rollt
nach oben von der Unterlage ab.*

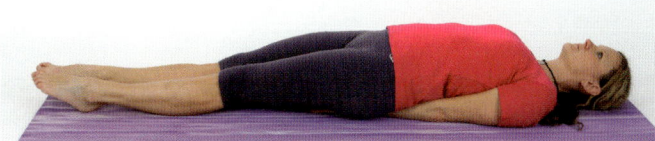

Fisch
Vorbereitung: In der Rückenlage liegen die Hände bei gestreckter Armhaltung unter den Oberschenkeln.

Ausführung: Die Ellbogen werden angewinkelt und stemmen sich in den Boden. Der Oberkörper kann sich abgestützt hoch drücken. Der Kopf wird in den Nacken genommen und die Kopfoberseite nimmt Kontakt mit dem Boden auf, so dass der Brustraum weit wird.

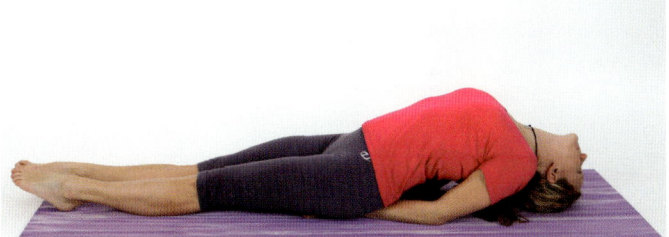

Schulterstand
Vorbereitung: In der Rückenlage – bei der die Arme eng am Körper anliegen – streben die Beine nach oben. Durch Unterstützung der Arme wird das Gesäß angehoben.

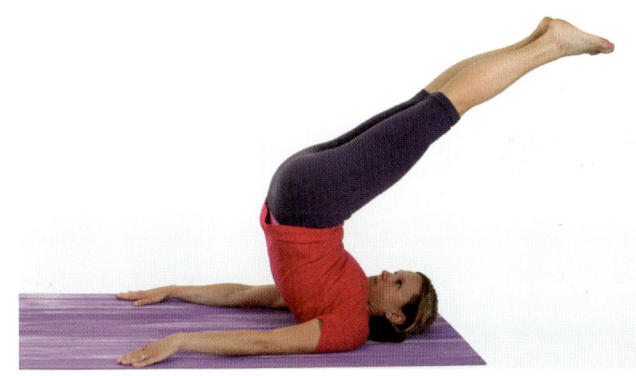

Ausführung 1: Das Becken wird mit den Händen abgestützt, die Ellbogen und Schulterblätter werden zusammengezogen. Das Brustbein strebt zum Kinn, so dass der Nacken lang wird. Das Becken und die Beine werden in die Senkrechte gebracht.

Ausführung 2: Die Hände fassen sich bei gestreckter, auf dem Boden befindlicher Armhaltung. die Ellbogen und Schulterblätter werden zusammengezogen. Das Brustbein strebt zum Kinn, so dass der Nacken lang wird. Das Becken und die Beine werden in die Senkrechte gebracht.

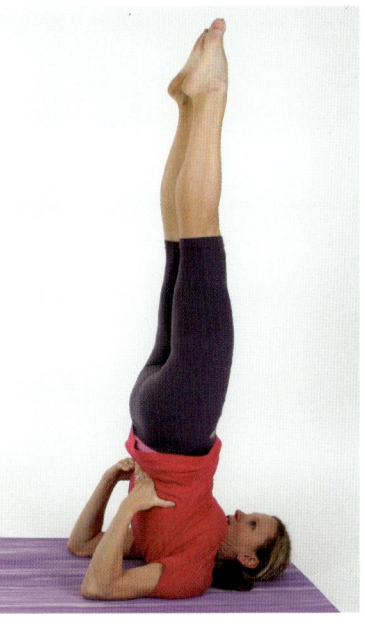

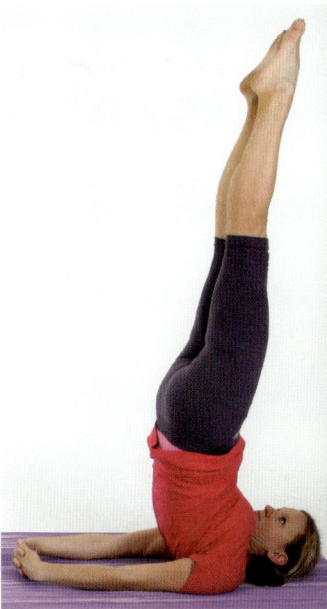

z **Schulterstand im offenen/geschlossenen Winkel**
Vorbereitung:
Der oben beschriebene Schulterstand in der 1. oder 2. Ausführung wird eingenommen.

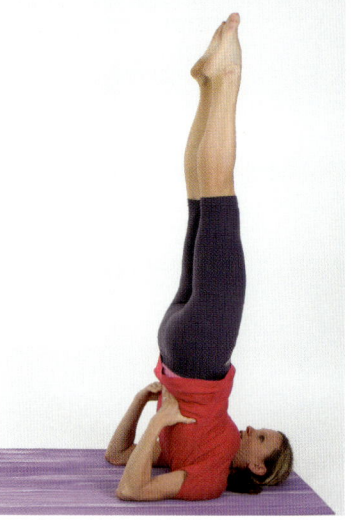
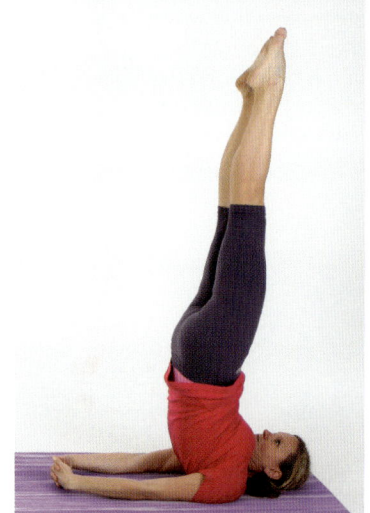

Ausführung 1: *Die Beine werden gegrätscht.*

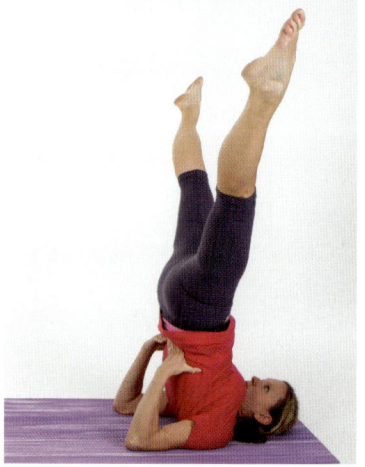
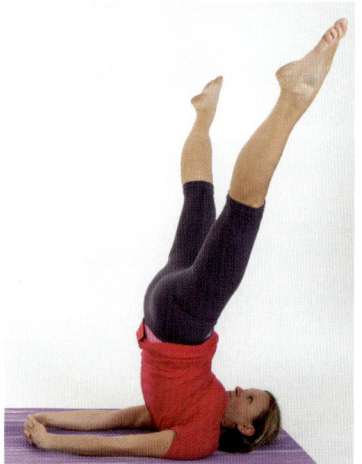

Ausführung 2: *Die Fußsohlen legen sich zusammen und die Knie gehen auseinander.*

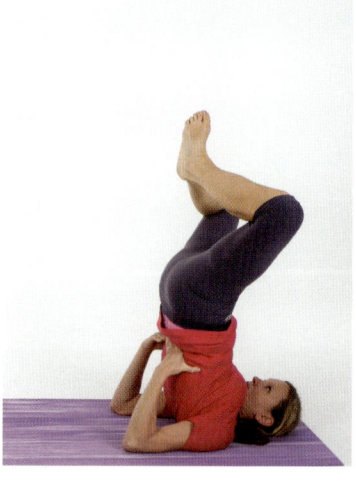
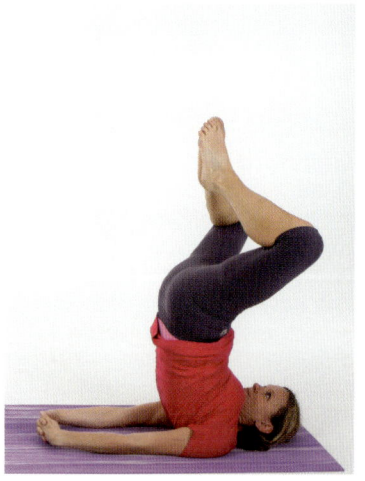

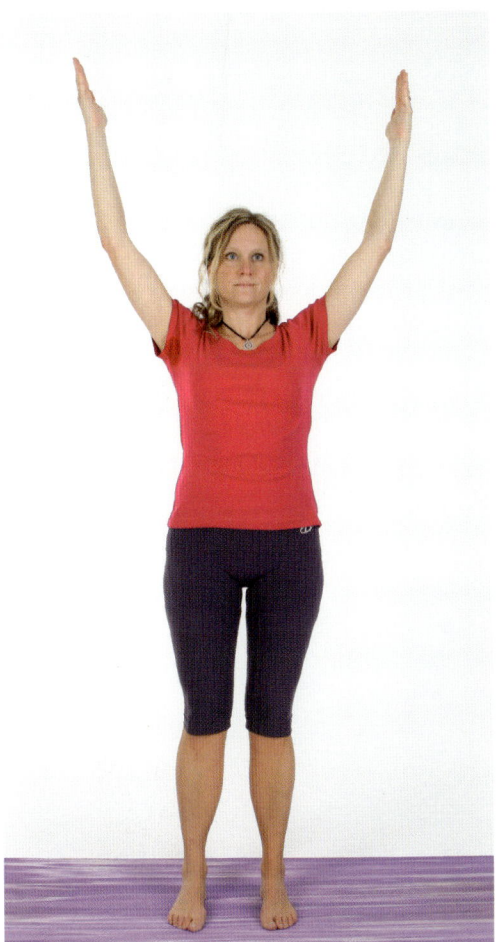

Berghaltung im Zehenstand
Vorbereitung: *Im aufrechten Stand streben die Arme nach oben.*

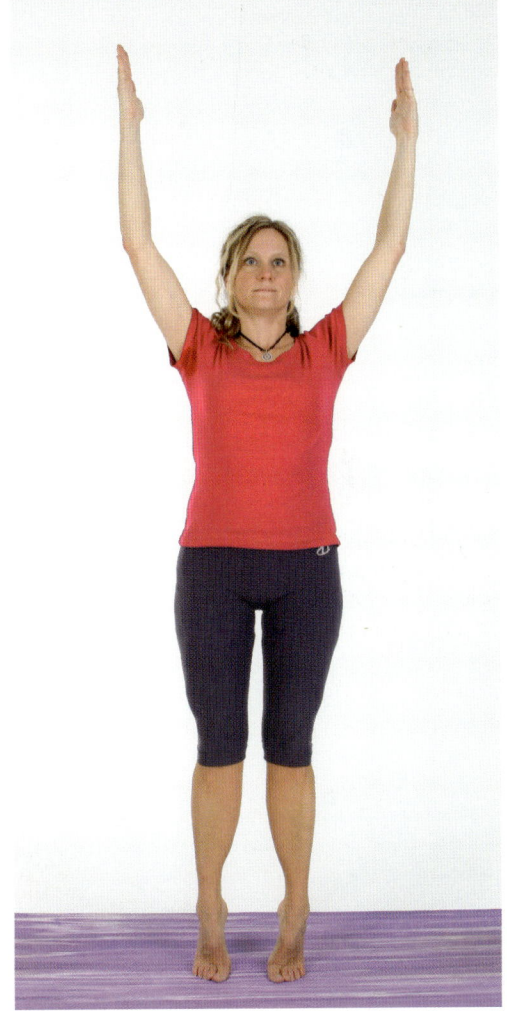

Ausführung: *Die Fersen werden angehoben.*

Fisch im geschlossenen Winkel

In der Haltung des Fisches wird aus der Rückenlage heraus der Kopf bei hochgestütztem Rumpf in den Nacken gelegt. So ergeben sich eine Kräftigung der Rückenmuskulatur und insbesondere eine Öffnung des Brustraums. In der hier dargestellten Variation werden die Beine im geschlossenen Winkel gehalten, so dass zusätzlich Einfluss auf das Becken und die Beinmuskulatur genommen wird.

Wirkungen

- Kräftigung der Rückenmuskulatur
- Mobilisation der Halswirbelsäule
- Mobilisation der Schulter- und Hüftgelenke
- Öffnung des Brustraums
- Dehnung der Adduktoren
- Stimulation der Schilddrüse
- Dehnung des Beckenbodens: Entspannung der Organe des kleinen Beckens

Langfristige Wirkungen

- Vorbeugend gegen Organsenkung
- Positiver Einfluss bei Menstruationsbeschwerden
- Steigerung der Funktionen der Beckenorgane
- Linderung bei Rückenproblemen, insbesondere bei verstärkter Kyphose der Brustwirbelsäule
- Positiver Einfluss bei Nackenverspannungen
- Positiver Einfluss bei Atemwegserkrankungen

Gedankliche Ausrichtung/Symbolik

Der Fisch lebt für den Menschen zunächst nicht sichtbar im Verborgenen. Begibt man sich in die Unterwasserwelt ist eine Schönheit zu entdecken, die von außen nicht zu vermuten ist. Auch in unserem Leben ist es erstrebenswert, hinter das Sichtbare zu sehen, um Erfahrungen zu sammeln und so inneres Wachstum zu ermöglichen. In der Haltung erfährt der Übende in der Rückneige die Beweglichkeit seiner Wirbelsäule bei gleichzeitiger Öffnung des Brustraums. Das Gefühl der Weite kann mit jedem Einatmen deutlich wahrgenommen werden. Folgende Fragen können selbstreflektierend beantwortet werden:

- Wie schnell lasse ich mich vom »Äußeren« beeinflussen?
- Kann ich die Schönheit im Verborgenen entdecken?
- Lasse ich mich gerne überraschen?

Übungsbeschreibung

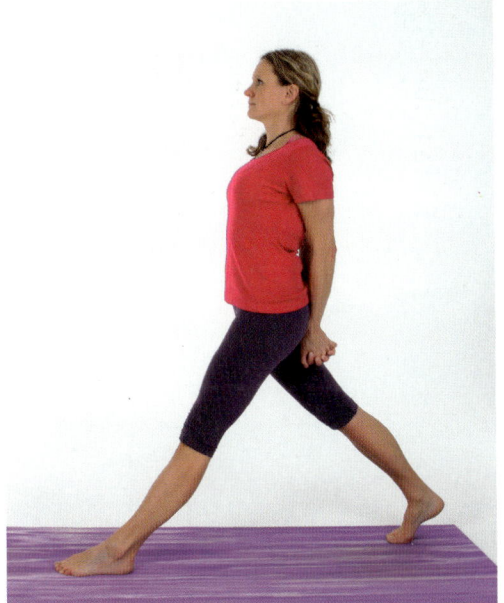

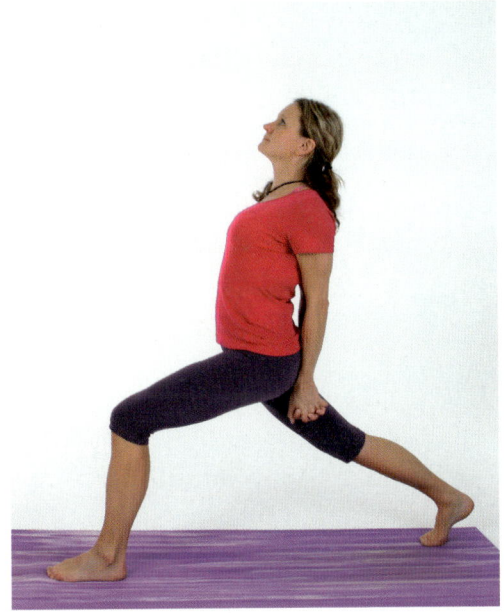

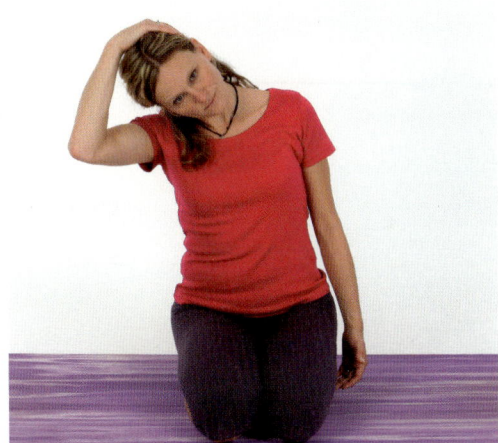

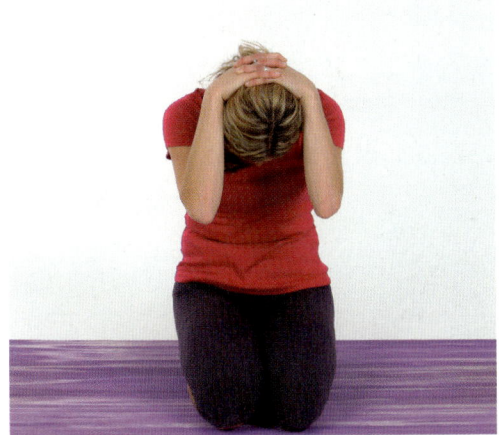

V 1

Held 1 mit rückwärtiger Armhaltung
Vorbereitung: Eine weite Schrittstellung wird eingenommen. Die hintere Ferse löst sich vom Boden. Die Hände fassen sich bei geöffnetem Brustraum hinter dem Körper.

Ausführung: *Das vordere Bein wird gebeugt und die Rückneige wird eingeleitet.*

V 2

Nackendehnung
Ausführung 1: In einer gewählten Sitzhaltung neigt sich das rechte Ohr zur rechten Schulter. Die rechte Hand legt sich über das linke Ohr auf die linke Kopfhälfte und führt den Kopf in eine Seitdehnung. Die linke Schulter zieht nach unten.

Ausführung 2: *Die Hände legen sich verschränkt an den Hinterkopf. Die Ellbogen werden nach vorne gebracht, der Kopf neigt sich vor und die Arme ziehen den Kopf intensiver in die Vorneige.*

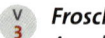

Frosch
Aus dem Fersensitz heraus gehen
die Knie weit auseinander. Der Oberkörper wird nach vorne geneigt.
Die Arme legen sich gestreckt nach
vorne ab.

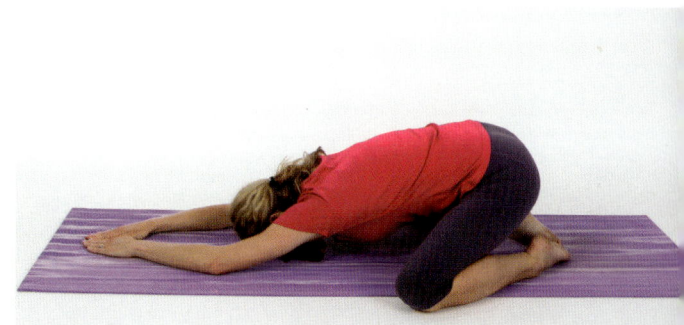

Katzendehnung
Im Vierfüßlerstand wird der Oberkörper vorgeneigt und die Stirn setzt
auf der Unterlage auf. Die Arme
werden gestreckt vor dem Körper
abgelegt, wobei das Brustbein tief
nach unten zieht.

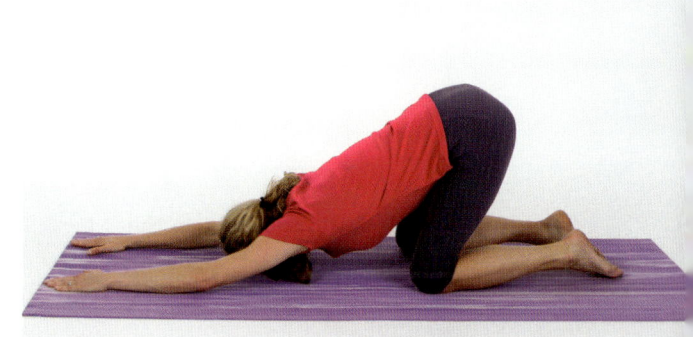

**Geschlossener Winkel in der
Rückenlage**
Vorbereitung: In der Rückenlage
werden die gebeugten Beine
angehoben.

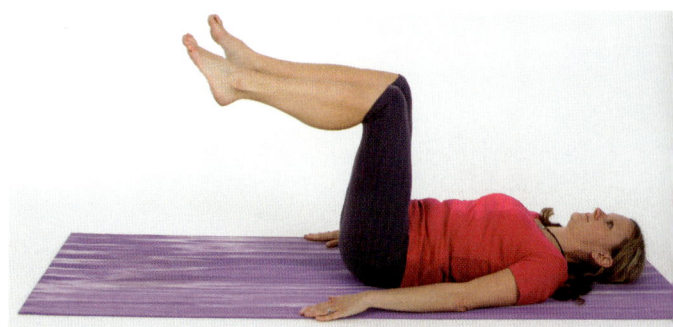

Ausführung: Die Knie gehen auseinander, wobei die Fußsohlen
aneinander gelegt werden.

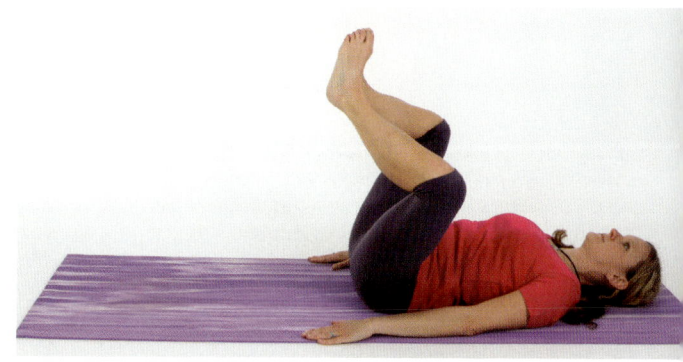

Fisch
Vorbereitung: *In der Rückenlage liegen die Hände bei gestreckter Armhaltung unter den Oberschenkeln.*

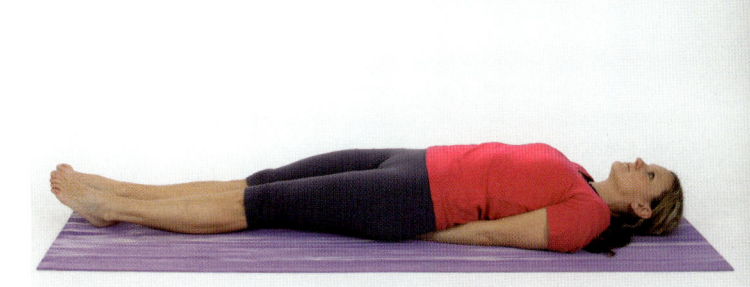

Ausführung: *Die Arme werden angewinkelt und der Oberkörper kann sich abgestützt auf den Unterarmen hoch drücken. Der Kopf wird in den Nacken genommen, die Rückneige bei geöffnetem Brustraum eingeleitet und die Kopfoberseite berührt die Unterlage.*

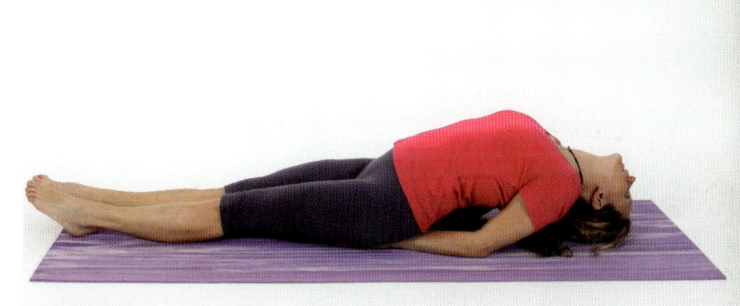

Fisch im geschlossenen Winkel
Vorbereitung: *In der Rückenlage liegen die Hände bei gestreckter Armhaltung unter den Oberschenkeln. Die Füße werden nahe am Gesäß aufgestellt und die Knie gehen auseinander.*

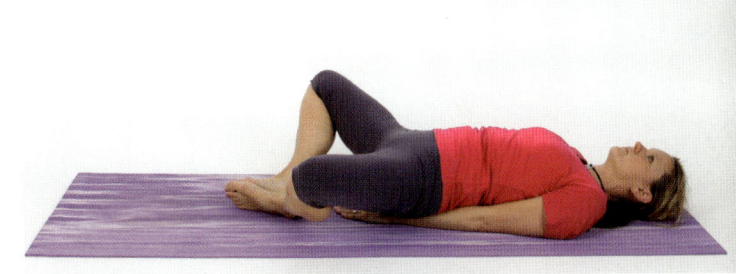

Ausführung: *Die Arme werden angewinkelt und der Oberkörper kann sich abgestützt auf den Unterarmen hoch drücken. Der Kopf wird in den Nacken genommen, die Rückneige bei geöffnetem Brustraum eingeleitet und die Kopfoberseite nimmt Kontakt mit dem Boden auf.*

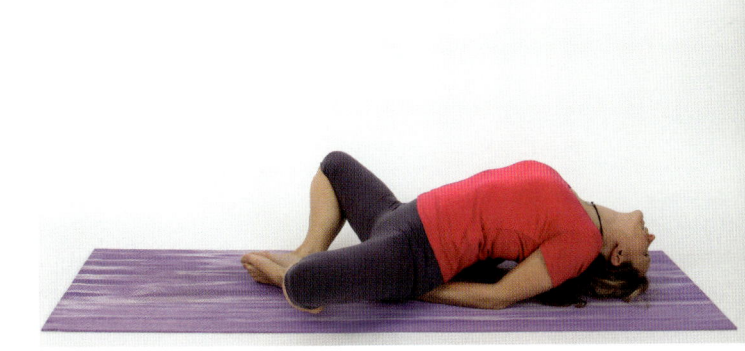

A **Kaninchen**

Vorbereitung: *Im Vierfüßlerstand setzen die Hände eine Handlänge vor den Knien auf. Der Oberkörper wird vorgeneigt und der Scheitel des Kopfes setzt unbelastet zwischen den Händen auf.*

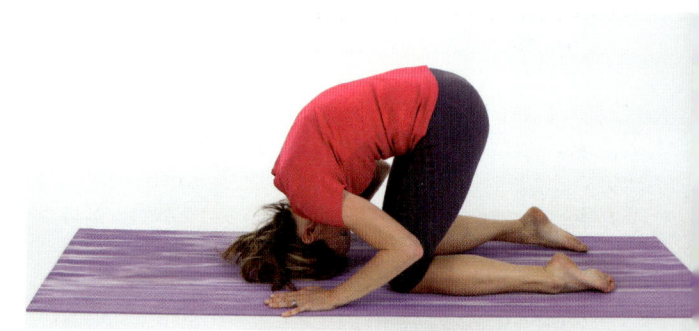

Ausführung: *Die Arme werden nach hinten geführt und die Hände umfassen die Fersen.*

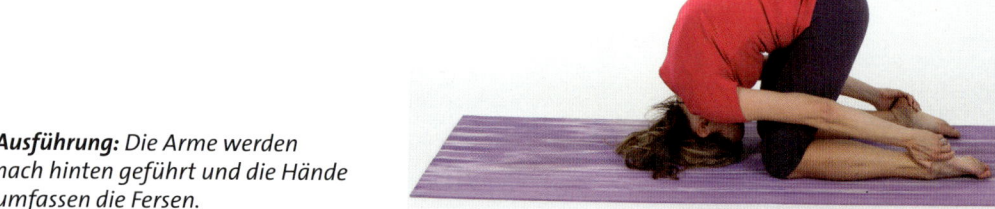

Anspruchsvolle Haltungen aus der Rückenlage heraus

Rad mit erhobenem Bein

Im »Rad« wird der Körper in einer intensiven Rückneige hochgestützt, wobei zusätzlich zu den erhöhten Kraftanforderungen für Bein- und Armmuskulatur die Wirbelsäule mobilisiert und der Brustraum weit geöffnet wird. In der hier vorgestellten Variation wird in der Haltung ein Bein nach oben hin angehoben, wodurch zusätzlich zum größeren Kraftaufwand das angehobene Bein gedehnt wird.

Wirkungen

- Kräftigung der Arm-, Schulter-, und Beinmuskulatur
- Mobilisation der gesamten Wirbelsäule
- Mobilisation der Handgelenke
- Öffnung des Brustraums
- Dehnung der Unterarmmuskulatur, Hüft- und Beinbeuger

Langfristige Wirkungen

- Linderung bei Rückenproblemen, insbesondere bei verstärkter Kyphose der Brustwirbelsäule
- Positiver Einfluss bei Atemwegserkrankungen
- Positiver Einfluss bei Krampfadern/Ödemen
- Vorbeugend gegen Organsenkung
- Positiver Einfluss bei Schlafstörungen
- Positiver Einfluss bei Menstruationsbeschwerden
- Steigerung der Funktionen der Beckenorgane
- Intensive Erweiterung der Dehn- und Kontraktionskraft der Beinmuskulatur
- Linderung bei Schulter- und Hüftgelenksproblemen

Gedankliche Ausrichtung/Symbolik

Das »Rad« steht als religiöses Symbol für den Weg der Sonne durch Raum und Zeit sowie für den Lauf des menschlichen Lebens. Der Yogi wird sich der zyklischen Weltauffassung bewusst, demnach alle Dinge periodisch wiederkehren. Ein weiteres Thema ist die Auseinandersetzung mit dem Auf und Ab des Werdens und Vergehens und der eigenen Vergänglichkeit. In der Haltung ist der Körper wie ein Bogen gespannt, es erfordert viel Kraft und Beweglichkeit, das Rad über einen längeren Zeitraum zu halten, so dass der Übende mit seinem Durchhaltevermögen konfrontiert wird.

Folgende Fragen können selbstreflektierend beantwortet werden:

- Erkenne ich wiederkehrende Zyklen in meinem Leben?
- Wie stark setze ich mich mit dem Thema der Vergänglichkeit auseinander?

Übungsbeschreibung

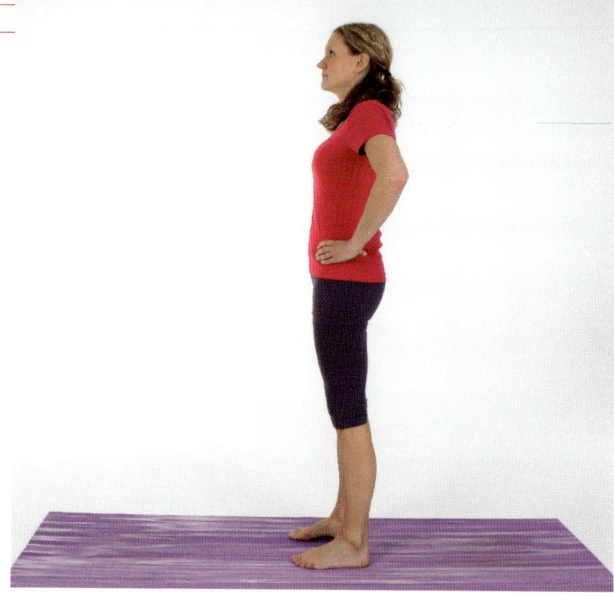

V
1
Kamel im Stand *Rad mit erhobenem Bein*
Vorbereitung: *Im aufrechten Stand stützen sich die Hände über den Hüften ab.*

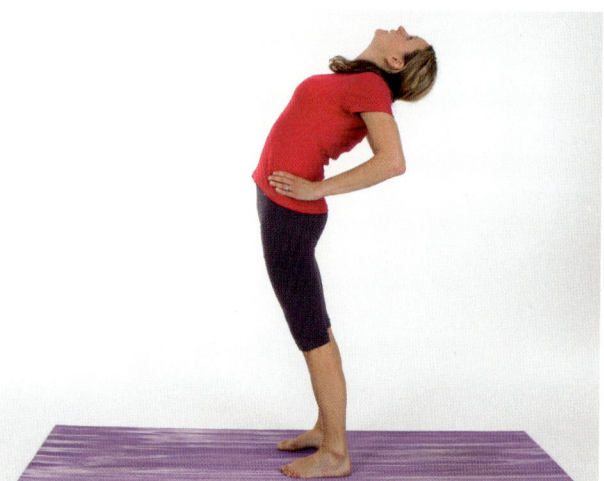

Ausführung: *Der Körper kommt in die Rückneige, wobei die Ellbogen nach hinten geführt werden und die Leisten nach vorne schieben.*

V
2
Spinne
Vorbereitung: *Aus dem Knie- stand heraus wird ein Bein nach vorn gestreckt aufgesetzt.*

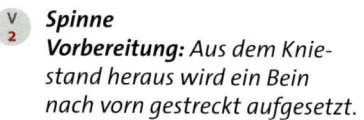

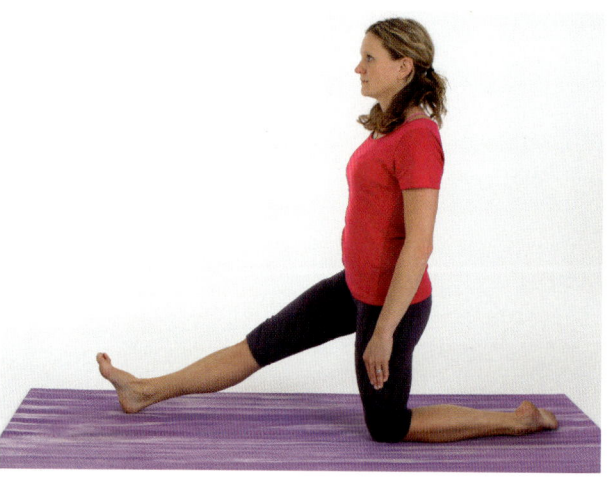

Ausführung: Der Oberkörper
neigt sich vor und die Hände
werden aufgesetzt.

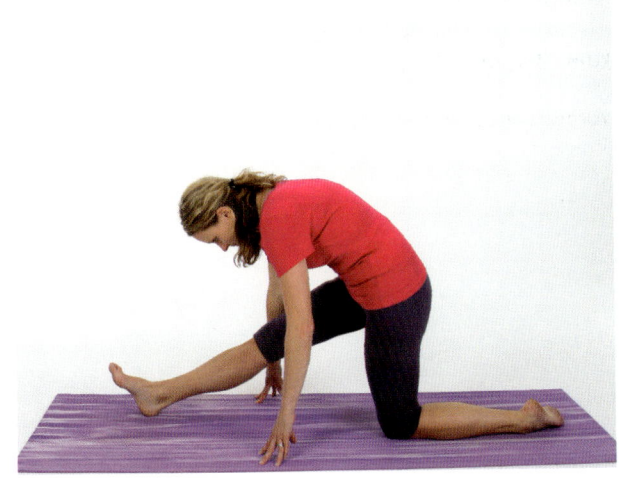

Spinne aufgerichtet
Vorbereitung: Die zuvor
beschriebene »Spinne« wird
erneut ausgeführt.

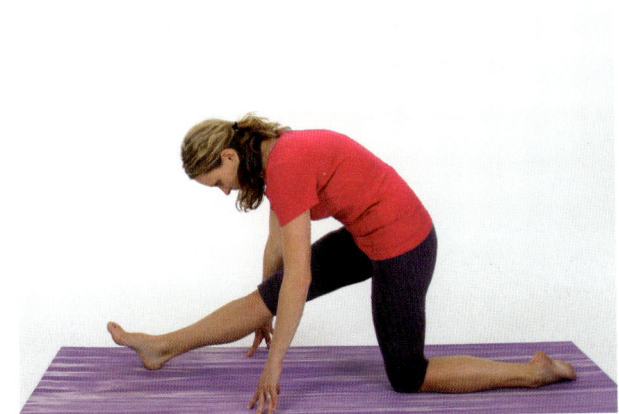

Ausführung: Das hintere Knie
löst sich vom Boden und das
hintere Bein wird ebenfalls zur
Streckung gebracht.

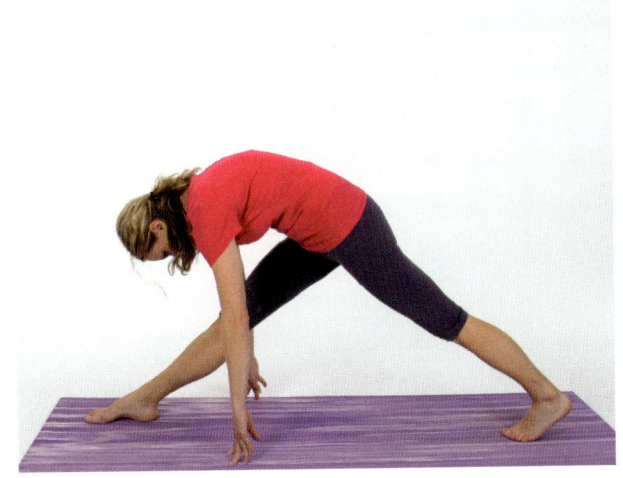

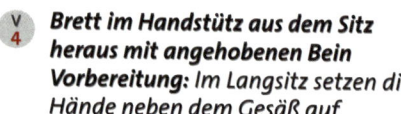

Brett im Handstütz aus dem Sitz heraus mit angehobenen Bein
Vorbereitung: *Im Langsitz setzen die Hände neben dem Gesäß auf.*

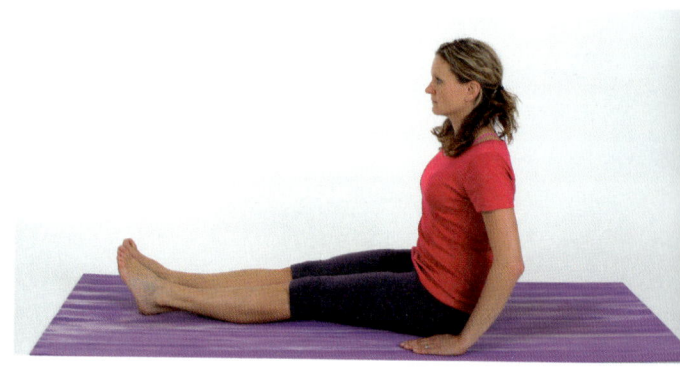

Ausführung: *Der Körper wird hochgestützt, so dass er eine schiefe Ebene bildet. Ein Bein wird gestreckt angehoben.*

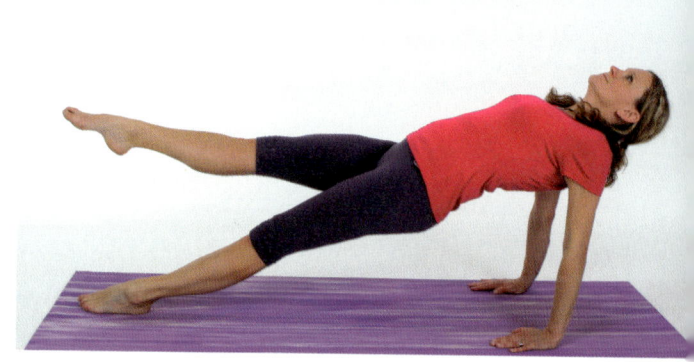

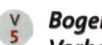 **Bogen**
Vorbereitung: *In der Bauchlage werden die Beine gebeugt und die Hände fassen die Füße.*

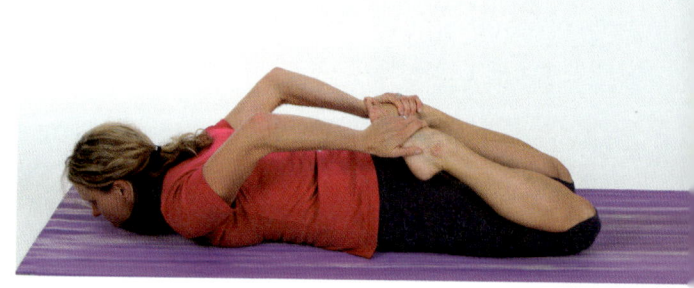

Ausführung: *Kopf, Brustraum und Oberschenkel werden in einer intensiven Rückneige angehoben, wobei die Füße gegen die Handfassung drücken.*

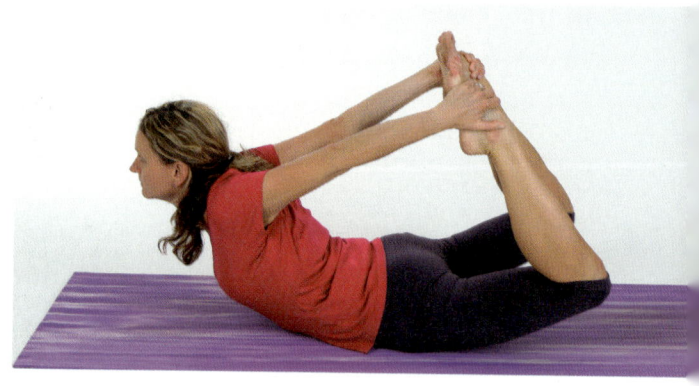

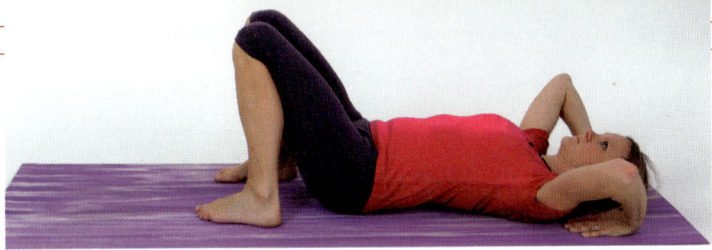

Rad
Vorbereitung: *In der Rückenlage werden die Füße aufgestellt und die Hände werden so neben dem Kopf aufgesetzt, dass die Finger zu den Schultern weisen.*
Ausführung: *Der Körper wird hochgestützt und in einer intensiven Rückneige gehalten.*

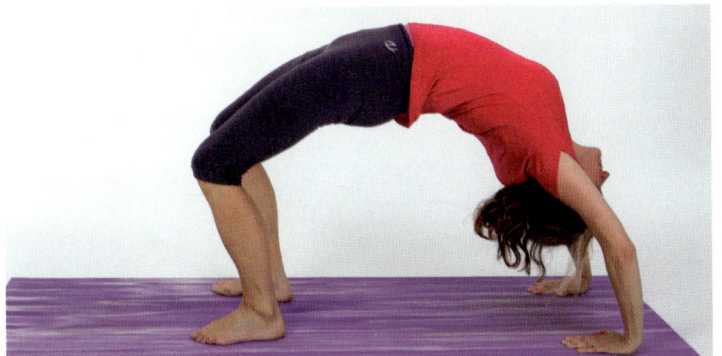

Rad mit angehobenen Bein   z
Vorbereitung: *Die oben beschriebene Haltung »Rad« wird erneut eingenommen.*

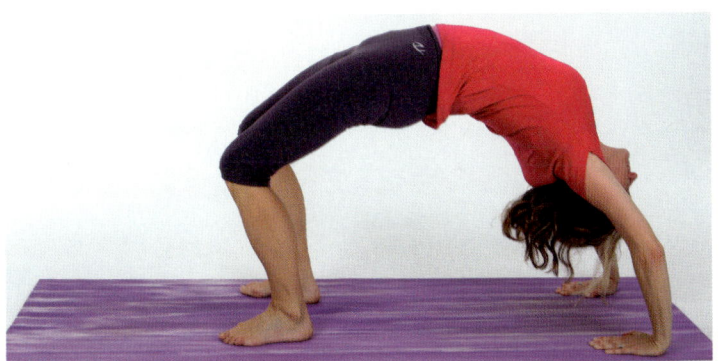

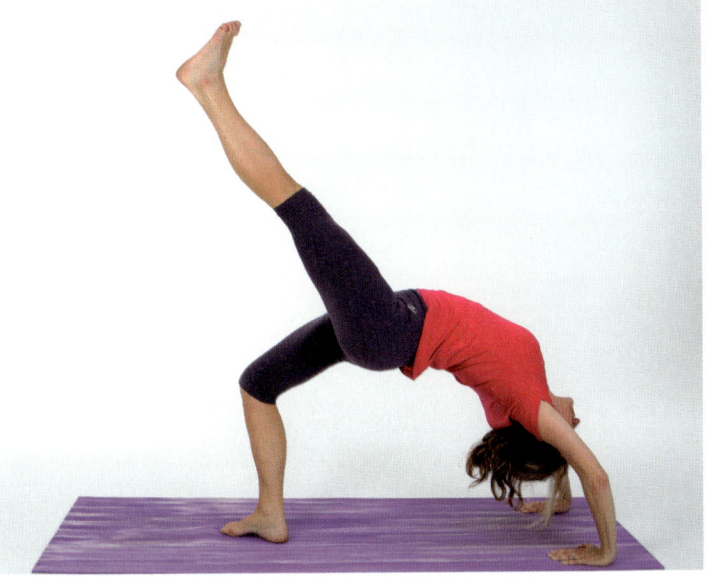

Ausführung: *Ein Bein wird nach oben gestreckt.*

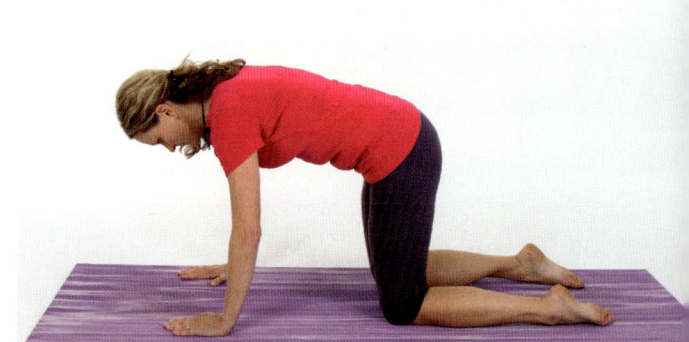

Katze
Vorbereitung: *Im Vierfüßlerstand wird der Rücken neutral gehalten.*

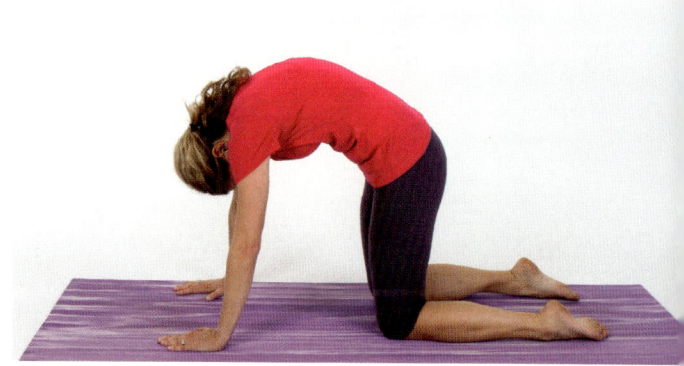

Ausführung: *Der Rücken rundet sich, wobei die Arme kraftvoll durchgestreckt werden und das Kinn zum Brustbein strebt.*

Schildkröte im Schulterstand

Durch die Vorneige in der »Schildkröte« liegt der körperliche Schwerpunkt auf der Dehnung der Rückseite des Körpers. In der hier dargestellten Variation wird die Schildkröte aus der Rückenlage heraus ausgeführt, wobei, ähnlich wie beim Schulterstand, das Gewicht der angehobenen Körperbereiche von den Schultern getragen wird, so dass sich hier ein zusätzlicher Wirkungsschwerpunkt ergibt.

Wirkungen

- Dehnung der Rückseite des Rumpfes
- Dehnung der Beinbeuger, Adduktoren und Nackenmuskulatur
- Mobilisation der Schulter- und Hüftgelenke
- Kräftigung der Schulter-, und Rückenmuskulatur
- Dehnung des Beckenbodens und Entspannung der Organe des kleinen Beckens
- Entlastung des Herzens
- Anregung der Bauchorgane

Langfristige Wirkungen

- Positiver Einfluss bei Krampfadern/Ödemen
- Vorbeugend gegen Organsenkung
- Positiver Einfluss bei Schlafstörungen
- Positiver Einfluss bei Menstruationsbeschwerden
- Positiver Einfluss auf das Herz-Kreislauf-System
- Steigerung der Funktionen der Beckenorgane
- Linderung von Hüftgelenksproblemen

Gedankliche Ausrichtung/Symbolik

Der Panzer der Schildkröte dient als Schutz vor äußeren Einflüssen. In der Haltung wird der Panzer durch den Rücken symbolisiert. In dieser Position wird die Notwendigkeit eines flexiblen Rückens aufgezeigt, der durch seine Beweglichkeit den Schutz des übrigen Körpers ermöglicht. Es erfolgt ein Spüren der Notwendigkeit des eigenen Schutzes vor äußeren Einflüssen, um so mit der eigenen Energie angemessen umgehen zu können.

Des Weiteren läuft die Schildkröte bei einer bedrohlichen Situation nicht weg, sondern zieht sich unter ihrem Panzer zusammen. Dieses »Zusammenziehen« ist auch in der Haltung wiederzufinden. Hinzu kommt, dass es nicht möglich ist aufzustehen, solange die Arme mit den Beinen verschlungen sind. So kommt es zu der selbst auferlegten Herausforderung, innezuhalten. Bei fortgeschrittener Übung wird dieses Innehalten jedoch zunehmend als Chance wahrgenommen, sich zurückzuziehen und zu besinnen. Dieser Rückzug wird in der Haltung zudem verstärkt durch den weitestgehenden Ausschluss der Sinneswahrnehmungen.

Folgende Fragen können selbstreflektierend beantwortet werden:

- In welchen Situationen bedarf ich des Schutzes?
- Wo finde ich Ruhe?
- Nehme ich mir Auszeiten?
- Wie gehe ich mit mir selbst um?
- Wie reagiere ich auf Konflikte?

Übungsbeschreibung

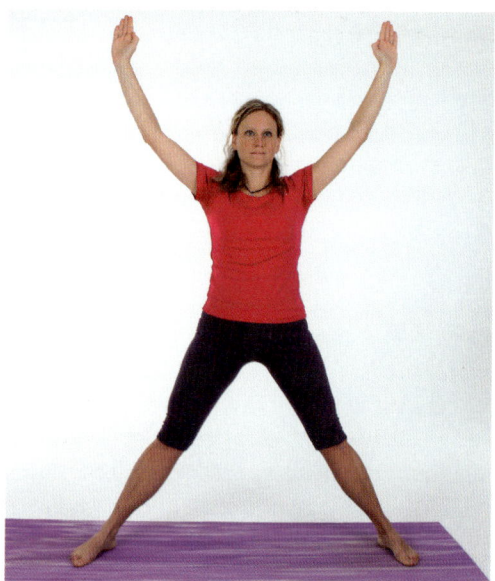

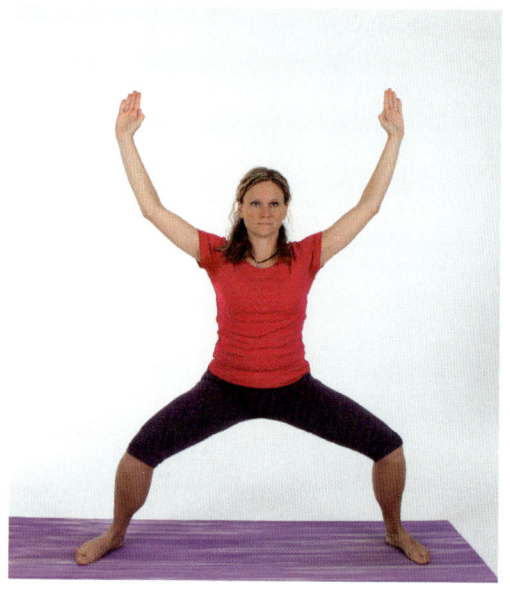

 Viereck
Vorbereitung: *Im Grätschstand werden die Arme gebeugt angehoben.*

Ausführung: *Die Beine beugen.*

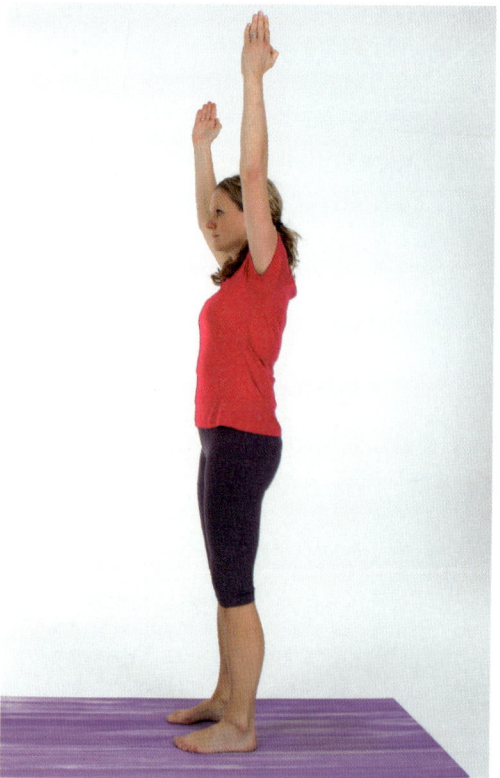

 Kraftvolle Haltung
Vorbereitung: *Im Stand werden die Arme angehoben.*

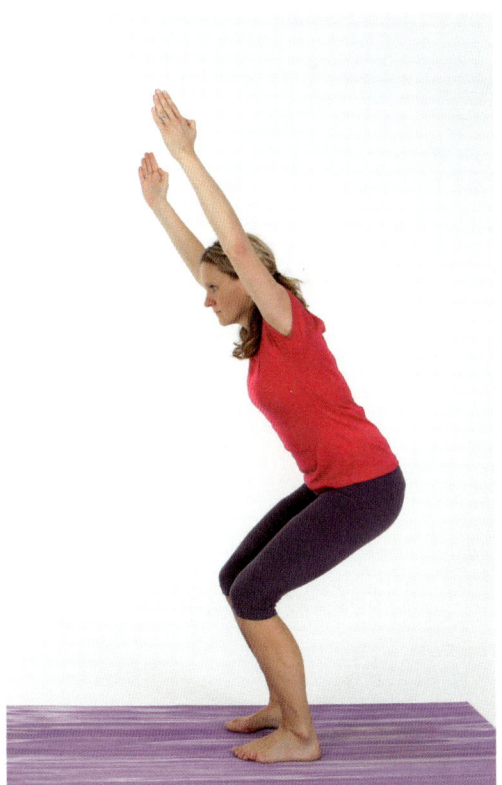

Ausführung:
Die Beine werden gebeugt und der Oberkörper leicht vorgeneigt.

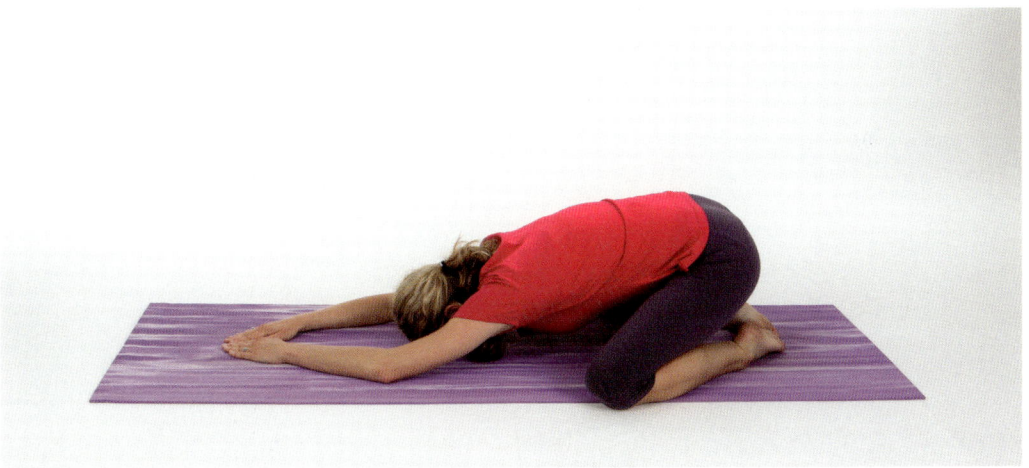

Frosch
Aus dem Fersensitz heraus gehen die Knie weit auseinander. Der Oberkörper wird nach vorne geneigt, so dass die Stirn aufsetzen kann. Die Arme werden gestreckt nach vorne abgelegt.

V 4

Schulterbrücke im geschlossenen Winkel
Vorbereitung: In der Rückenlage werden die Füße eng am Gesäß aufgestellt. Die Knie gehen auseinander.

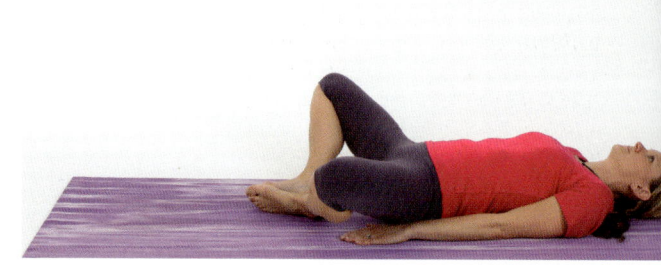

Ausführung: Der Rücken wird hoch gerollt.

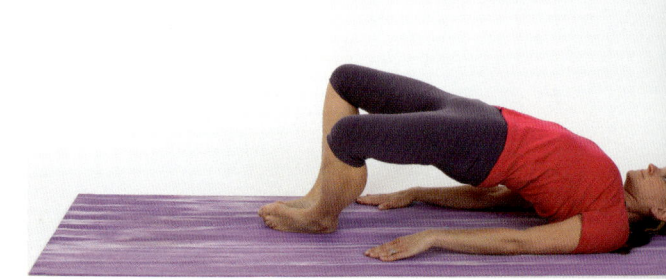

V 5

Mobilisation der Halswirbelsäule
Vorbereitung: In der Rückenlage wird der Hinterkopf auf die gefalteten Hände gelegt.

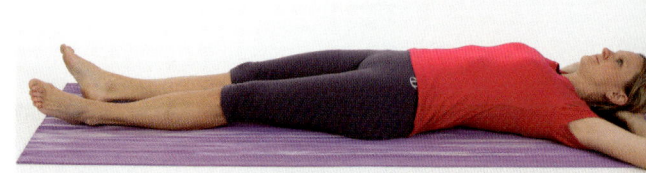

Ausführung 1: Die Ellbogen werden nach oben geführt. Der Kopf löst sich von der Unterlage und strebt zum Brustbein.

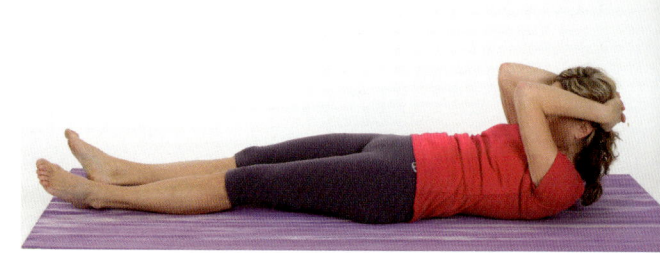

Ausführung 2: Der Kopf wird in der Handschale nach hinten geführt.

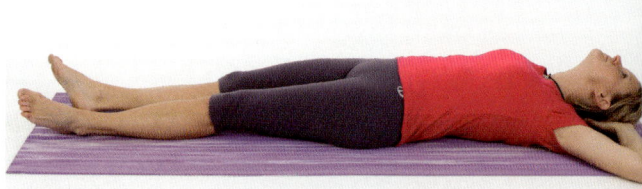

Schildkröte

Vorbereitung (eventuell auch Ausführung): *In der geschlossenen Winkelhaltung im Sitz neigt sich der Oberkörper vor und die Arme gehen unter die Beine hindurch und umfassen die Außenknöchel der Füße.*

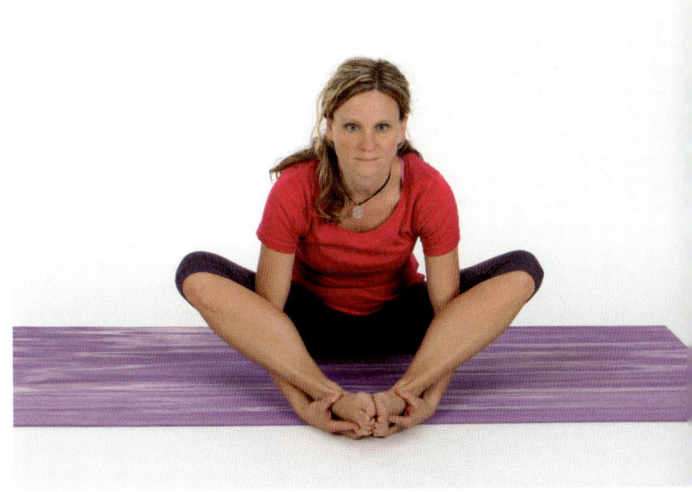

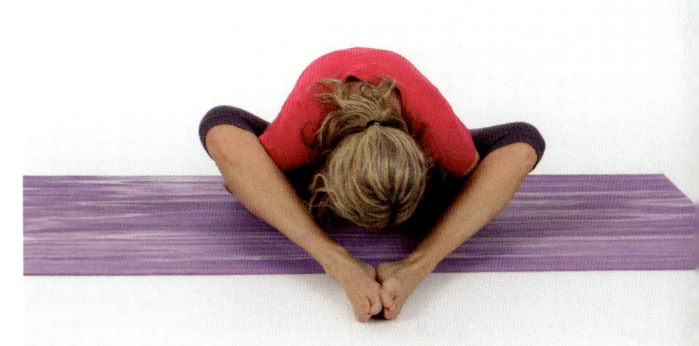

Ausführungsvariante: *Die Arme schieben unter den Beinen hindurch nach hinten.*

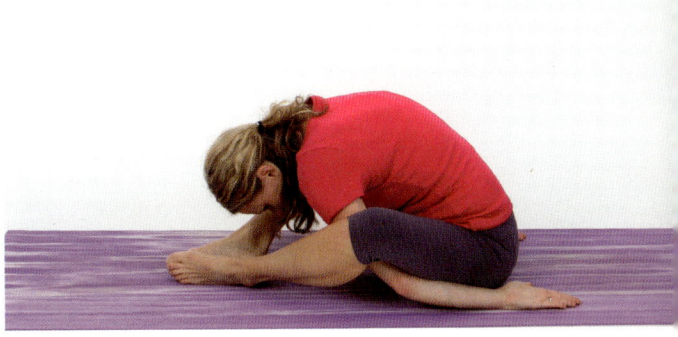

(z) **Schildkröte im Schulterstand**
Vorbereitung: *In der Rücken-lage, bei der die Arme eng am Körper anliegen, streben die Beine nach oben. Mit Unter-stützung der Arme wird das Gesäß angehoben. Rumpf und Beine werden in einen 90°-Winkel gebracht.*

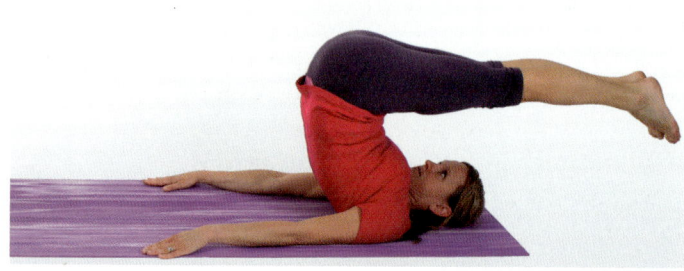

Ausführung: *Die Beine werden in den geschlossenen Winkel gebracht, die Arme werden durch die Beinöffnung geführt und fassen die Außenknöchel der Füße.*

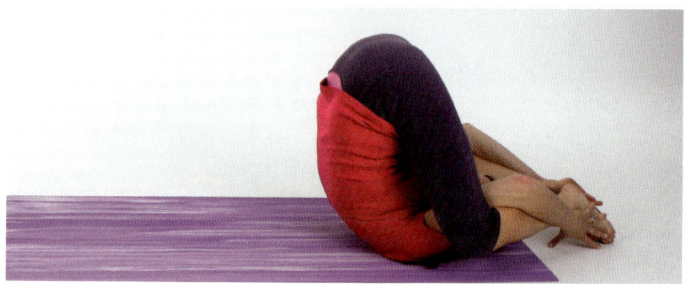

(A) **Kamel abgestützt**
Vorbereitung: *Im Fersensitz werden die Hände hinter dem Gesäß aufgesetzt.*

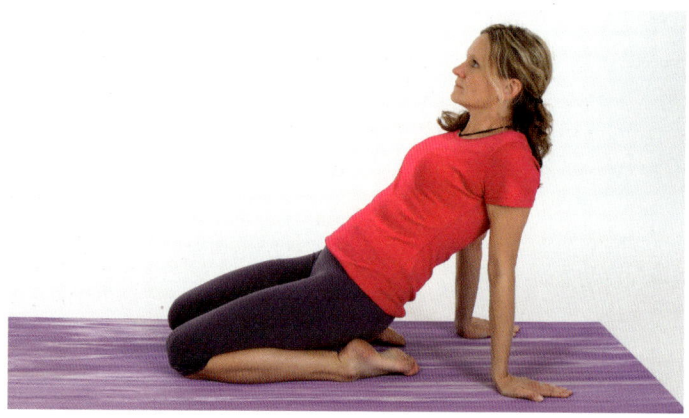

Ausführung: *Der Körper wird hochgestützt und der Kopf wird kontrolliert in der Rück-neige gehalten.*

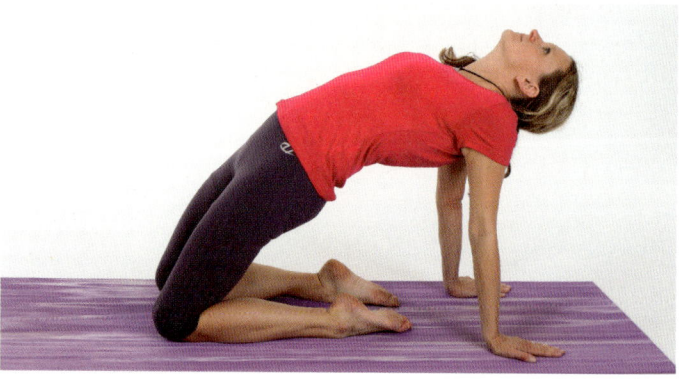

Leichte bis mittelschwere Haltungen aus der Bauchlage heraus

Die im Folgenden vorgestellten Programme haben gemeinsam, dass zunächst als Ausgangshaltung die Bauchlage gewählt wird. Im weiteren Aufbau der Zielübung kommt der Körpermitte eine besondere Bedeutung zu. Damit die Endhaltung rückengerecht und gesundheitsorientiert ausgeführt werden kann, sollten der Beckenboden und die Bauchmuskulatur angespannt sein. So kann der Übende in der Bauchlage zunächst seine Aufmerksamkeit auf diese Körperbereiche lenken, eventuell die Atmung im Bauch- und Brustraum trotz des Gegendrucks durch den Boden intensiv ausführen und spüren, bevor die Zielhaltung langsam und kontrolliert aufgebaut wird.

Kobra im geschlossenen Winkel

In der »Kobra« werden durch die Aufrichtung des Oberkörpers aus der Bauchlage heraus der Rücken und die Nackenmuskulatur gekräftigt. Bei der hier dargestellten Variation kommt es durch die variierte Beinhaltung zu einer zusätzlichen Wirkung für das Becken und die Beinmuskulatur.

Wirkungen

- Kräftigung der Rückenmuskulatur
- Kräftigung der Beinstrecker
- Mobilisation der Halswirbelsäule
- Mobilisation der Hüftgelenke
- Öffnung des Brustraums
- Dehnung der Adduktoren
- Stimulation der Schilddrüse
- Dehnung des Beckenbodens: Entspannung der Organe des kleinen Beckens

Langfristige Wirkungen

- Vorbeugend gegen Organsenkung
- Positiver Einfluss bei Menstruationsbeschwerden
- Steigerung der Funktionen der Beckenorgane
- Linderung bei Rückenproblemen, insbesondere bei verstärkter Kyphose der Brustwirbelsäule
- Positiver Einfluss bei Nackenverspannungen
- Positiver Einfluss bei Atemwegserkrankungen

Gedankliche Ausrichtung/Symbolik

In der Mythologie wird der Schlange eine große Bedeutung beigemessen. Für viele Menschen ist das Betrachten einer Schlange mit Angst verbunden. Dennoch sollte berücksichtigt werden, dass die Schlangenhaut mit ihren unterschiedlichsten Ausprägungen und Farbnuancen von großer Schönheit geprägt ist. Auch im Alltag sollte der Blick für das Schöne und Ausdrucksstarke offen sein, insbesondere für die Schönheit der Natur. Auch symbolisiert die Schlange durch ihre Fähigkeit, sich zu häuten, die Notwendigkeit, Altes und Verbrauchtes loszulassen und für neue Herausforderungen offen zu sein.

In der Haltung nimmt der Übende durch die Aufrichtung des Oberkörpers die Flexibilität der Wirbelsäule und seine Rückenkraft wahr. Er richtet seine Aufmerksamkeit auf den Rücken, spürt die Energie in diesem Körperbereich.

Folgende Fragen können selbstreflektierend beantwortet werden:

- Sehe ich die Schönheit der Natur?
- Kann ich »Altes« loslassen und mich neuen Herausforderungen stellen?
- Besitze ich Rückgrat?

Übungsbeschreibung

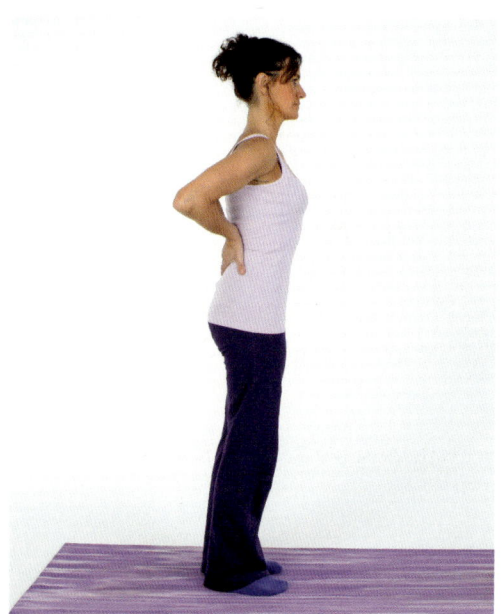 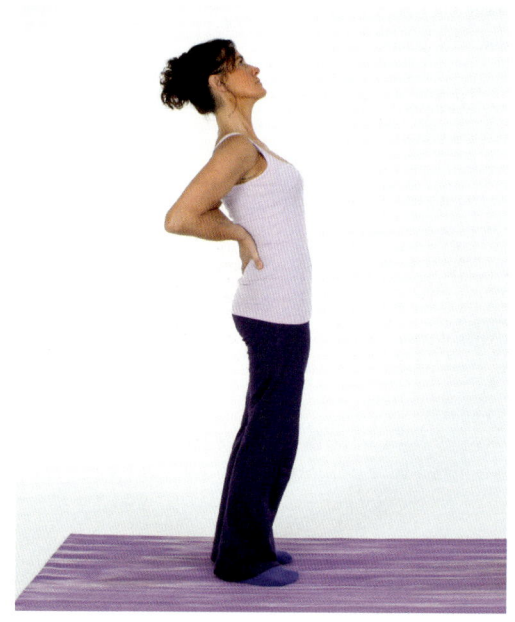

V 1 **Kamel im Stand**
Vorbereitung: *Im Stand legen sich die Hände in die Seiten, wobei die Finger zum Rücken weisen. Die Ellbogen werden nach hinten geführt.*

Ausführung: *Der Oberkörper kommt in die Rückneige, wobei die Leisten nach vorne geschoben werden.*

V 2 **Tisch**
Vorbereitung: *Im Langsitz richtet sich der Rumpf auf. Die Hände werden neben dem Gesäß aufgesetzt.*

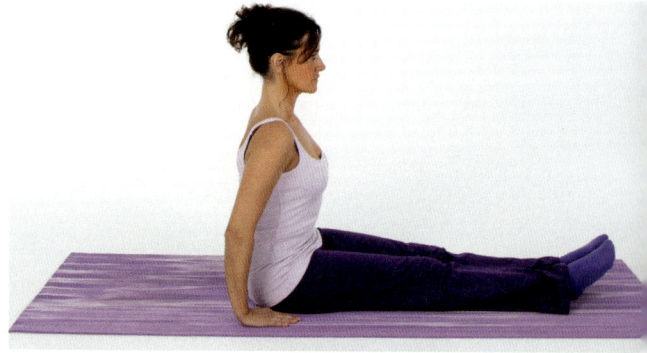

Ausführung: *Das Gesäß wird hoch-gestützt und die Füße setzen auf. Oberschenkel und Rumpf bilden eine gerade Linie.*

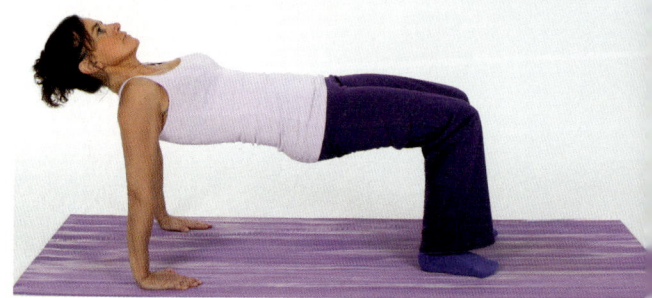

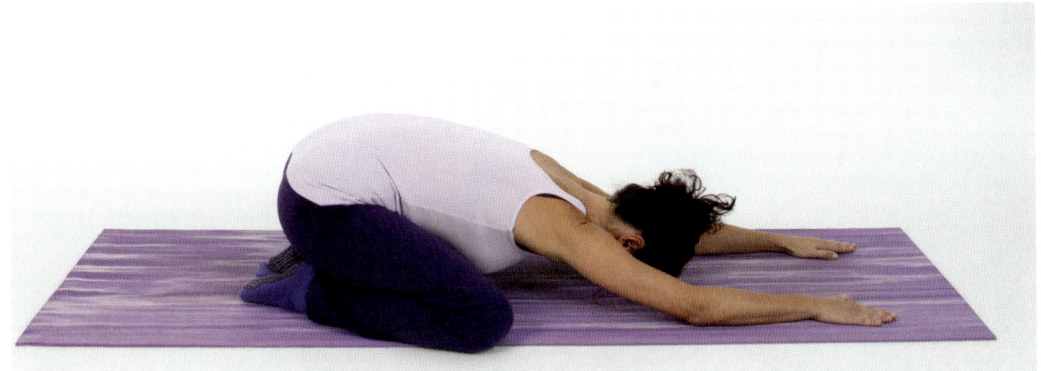

 Frosch
Aus dem Fersensitz heraus gehen die Knie weit
auseinander. Der Oberkörper wird nach vorne
geneigt. Die Arme werden gestreckt nach vorne
abgelegt.

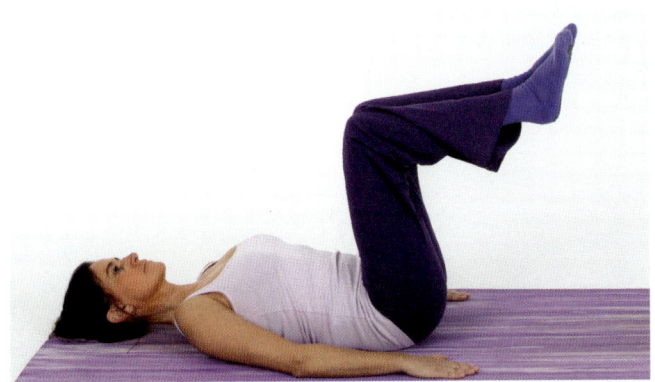

 **Geschlossener Winkel in der
Rückenlage mit Bauchkräftigung
Vorbereitung:** In der Rückenlage
werden die Beine gebeugt
angehoben.

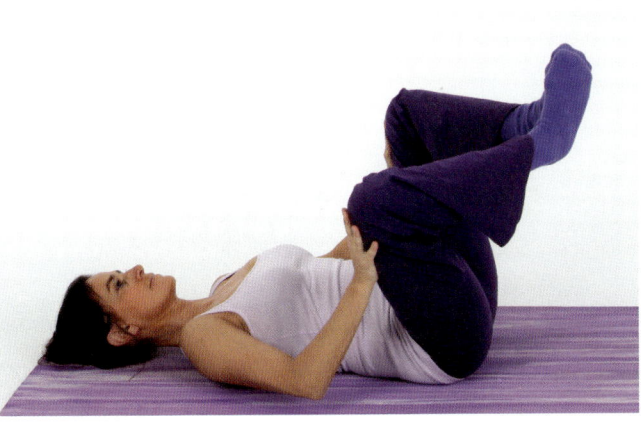

Ausführung: Die Knie gehen
auseinander, während die Füße
in Kontakt bleiben. Die Hände
drücken gegen die Oberschenkel.

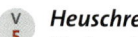

V 5   *Heuschrecke*

Vorbereitung: *In der Bauchlage wird das Kinn aufgesetzt. Die Arme sind gestreckt, die Hände werden mit den Handinnenseiten nach oben unter die Oberschenkel geführt.*

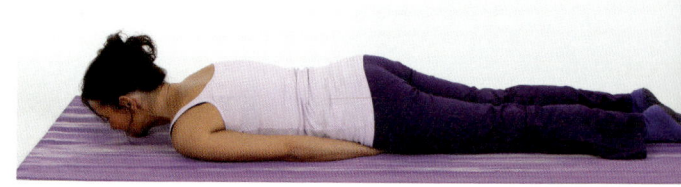

Ausführung: *Die Beine werden unter Zuhilfenahme der Hände angehoben.*

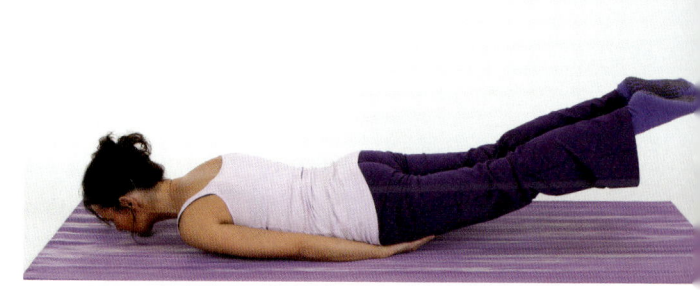

V 6   *Kobra*

Vorbereitung 1: In der Bauchlage ruht die Stirn auf dem Boden. Die Hände befinden sich unter den Schultergelenken und die Ellbogen weisen nach oben.

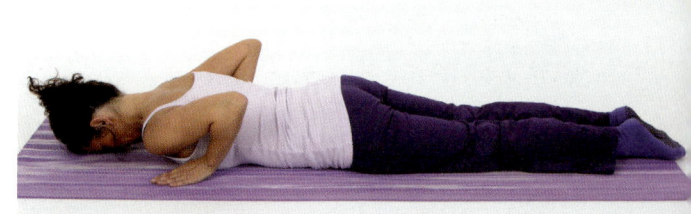

Vorbereitung 2: Die Hände fassen bei gestreckter Armhaltung hinter dem Rücken ineinander.

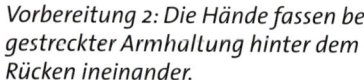
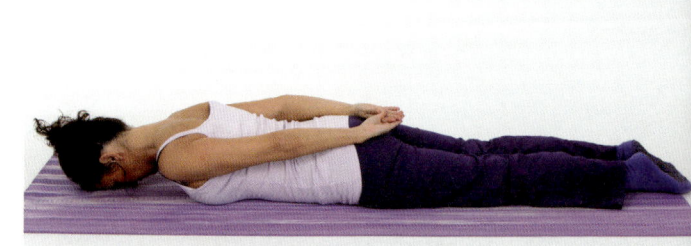

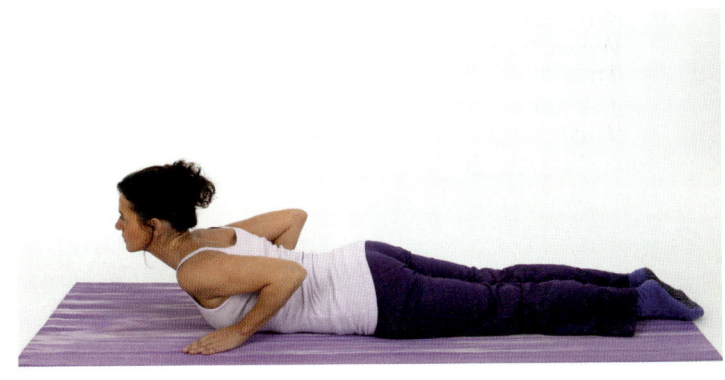

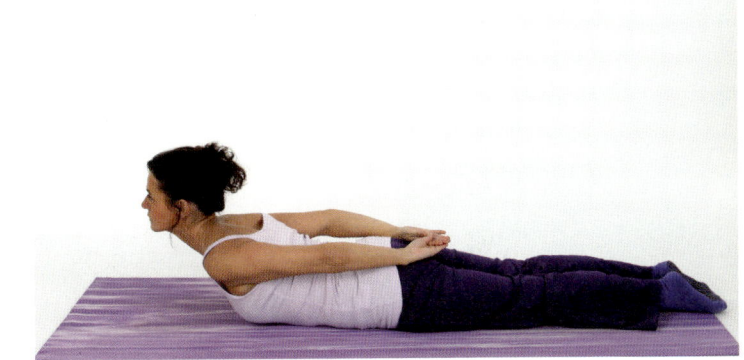

Ausführung: *Kopf und Brustraum werden angehoben.*

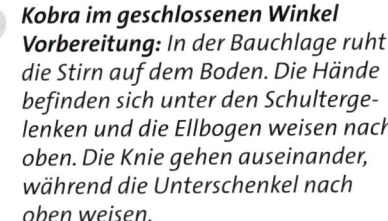

Kobra im geschlossenen Winkel
Vorbereitung: *In der Bauchlage ruht die Stirn auf dem Boden. Die Hände befinden sich unter den Schultergelenken und die Ellbogen weisen nach oben. Die Knie gehen auseinander, während die Unterschenkel nach oben weisen.*

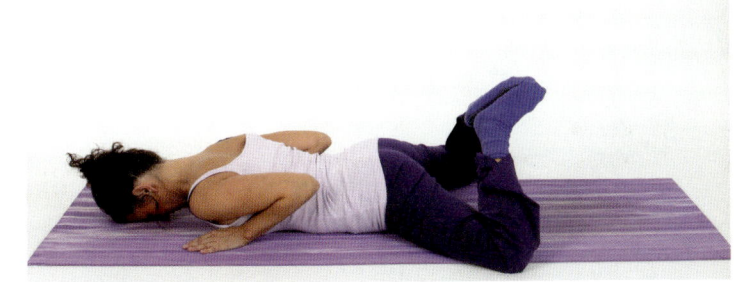

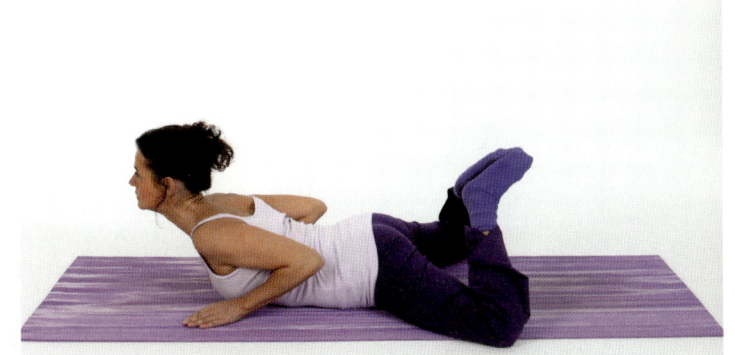

Ausführung: *Kopf und Brustraum werden angehoben.*

A **Stehende Vorneige**
Vorbereitung: *Im aufrechten Stand streben die Arme nach oben.*

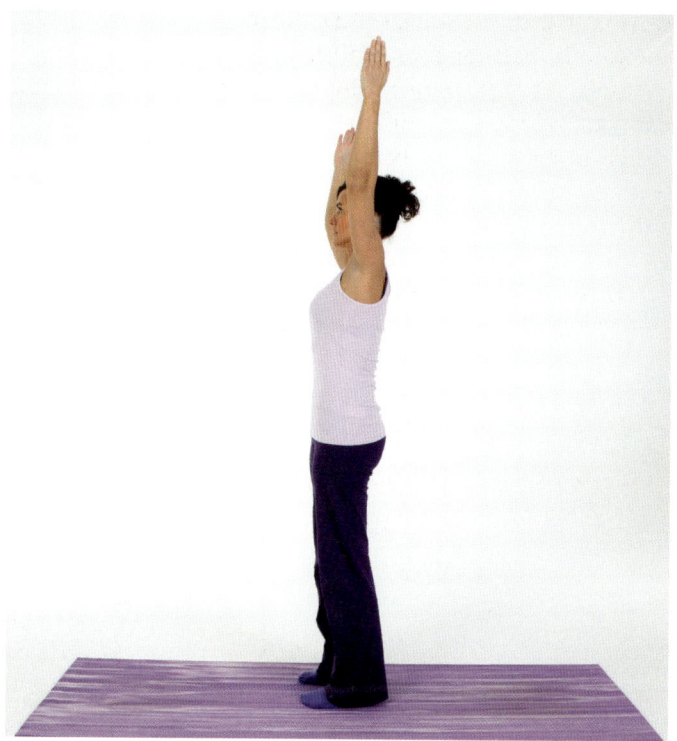

Ausführung: *Bei gestreckter Beinhaltung kommt der Oberkörper in eine tiefe Vorneige.*

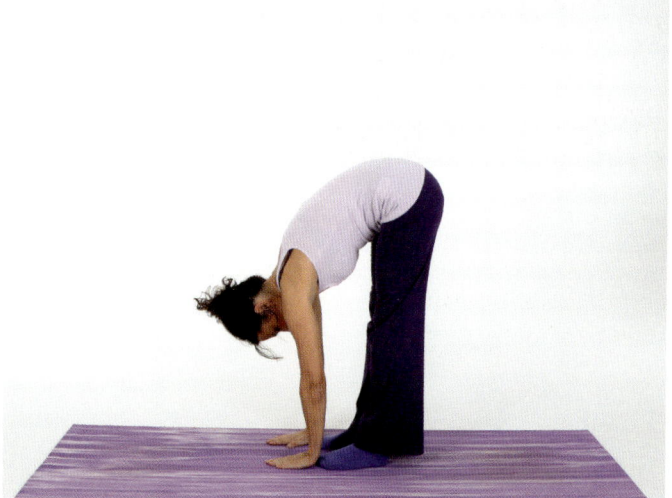

Brett im Handstütz aus der Bauchlage heraus mit angehobenem Bein

Die Bretthaltung ist eine Haltung, bei der im Stütz auf Händen und Füßen eine Ganzkörperspannung benötigt wird, damit das Becken nicht absinkt und so der untere Rücken nicht in eine verstärkte Lordose gerät. Bei der hier dargestellten Variation kommt es durch das Anheben eines Beines im Stütz zu einer zusätzlichen Herausforderung.

Wirkungen

- Insbesondere Kräftigung der Brust-, Arm- und Bauchmuskulatur
- Kräftigung der Beinbeuger und Gesäßmuskulatur

Langfristige Wirkungen

- Positiver Einfluss auf die Körperhaltung
- Linderung von Schultergelenksbeschwerden
- Vorbeugung von Rückenbeschwerden, insbesondere einer verstärkten Lordose der LWS
- deutlicher Kraftzuwachs

Gedankliche Ausrichtung/Symbolik

Mit einem Brett wird in erster Linie Festigkeit und Stabilität assoziiert. Im übertragenen Sinne weist dies auf die Fähigkeit hin, sich selbst treu zu bleiben, zu seinen Äußerungen zu stehen und sein Innerstes zunehmend auch nach außen hin zu leben.

Die Ausführung der Haltung beinhaltet das Aufbauen einer Ganzkörperspannung. Über einen längeren Zeitpunkt gehalten, wird diese Haltung sehr anstrengend, sie erfordert ein gutes Zusammenspiel der Muskulatur. Die Aufmerksamkeit des Übenden liegt im Spüren der Festigkeit und Stabilität des Körpers.

Folgende Fragen können selbstreflektierend beantwortet werden:

- Wie wichtig ist mir, was andere von mir denken?
- Stehe ich zu meinen Äußerungen?
- Wie verlässlich bin ich?
- Bin ich mir selber treu?

Übungsbeschreibung

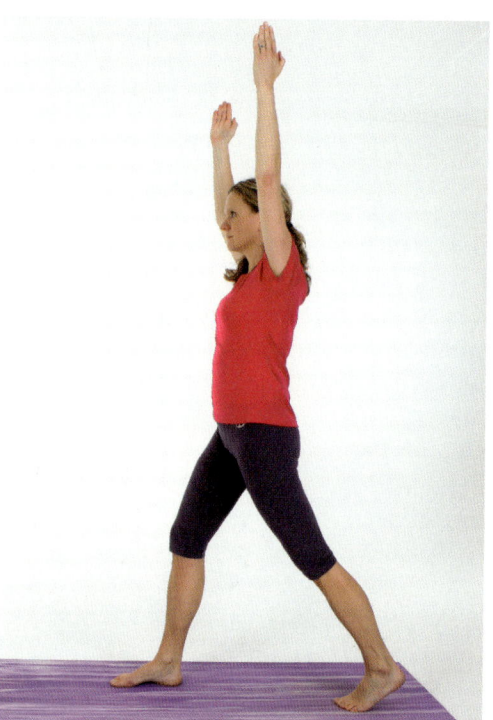

Held 3
Vorbereitung: *In der Schrittstellung werden die Arme nach oben ausgerichtet.*

Ausführung: *Der Oberkörper wird nach vorne geneigt, das hintere Bein löst sich vom Boden. Arme und Bein streben eine waagerechte Linie an.*

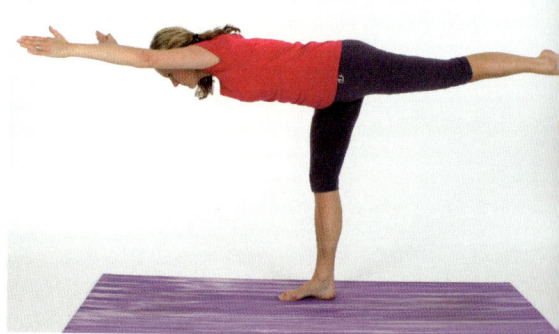

Brett im Vierfüßlerstand
Vorbereitung: *Ausgehend vom Vierfüßlerstand werden die Hände eine Handlänge weiter vorne aufgesetzt.*

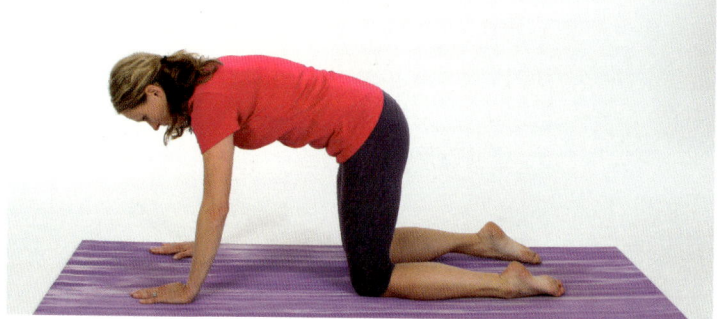

Ausführung: *Der Körper schiebt sich so weit nach vorne, dass sich die Schultern wieder über den Händen befinden.*

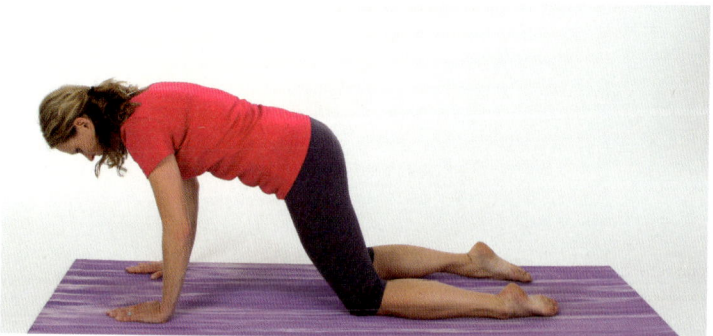

Waage mit gebeugten Armen und Bein
Vorbereitung: *Im Vier-füßlerstand wird ein Bein gestreckt angehoben.*

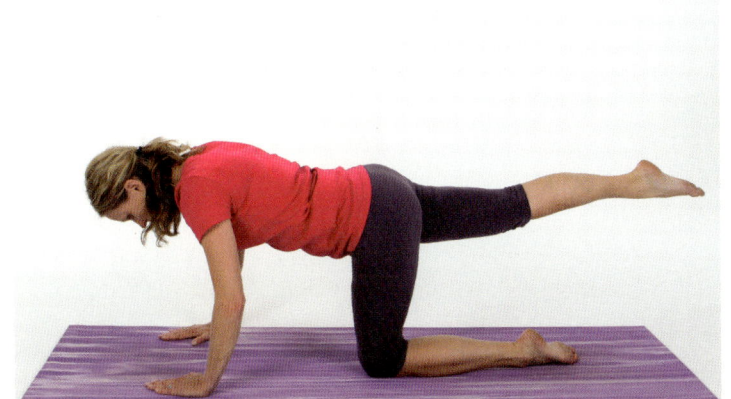

Ausführung 1: *Beide Arme werden gleichmäßig gebeugt und das gestreckte Bein strebt weiter nach oben.*

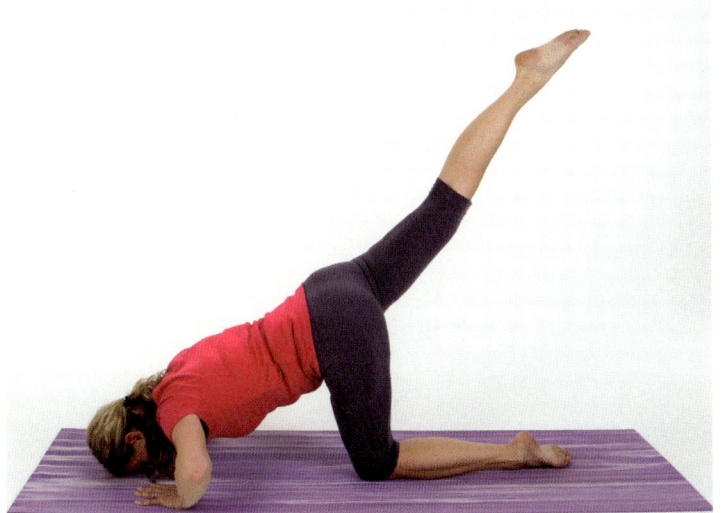

Ausführung 2: *Das ange-hobene Bein wird gebeugt*

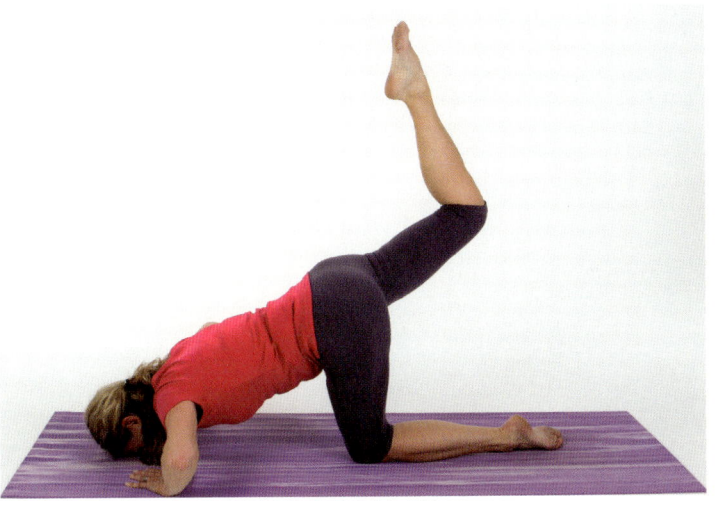

Boot in der Rückenlage mit Bauchkräftigung
Vorbereitung: In der Rückenlage werden die Beine gebeugt angehoben.

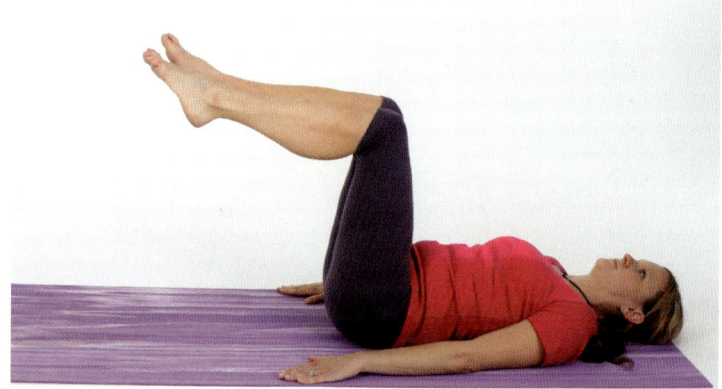

Ausführung: Die Hände drücken seitlich gegen die Knie.

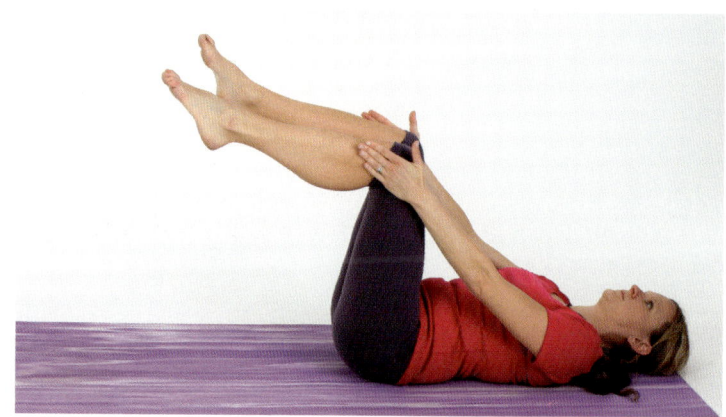

Heuschrecke
Vorbereitung: In der Bauchlage wird das Kinn aufgesetzt. Die Arme sind gestreckt, die Hände werden mit den Handinnenseiten nach oben unter die Oberschenkel geführt.

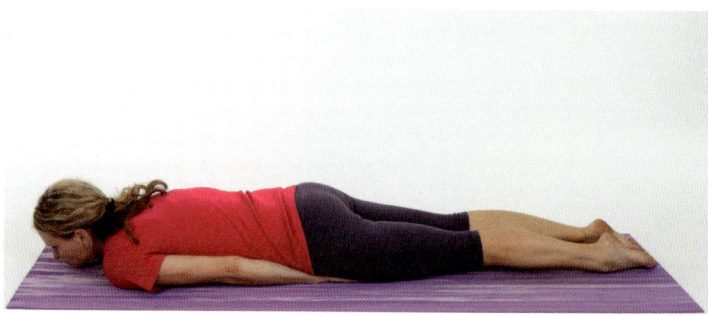

Ausführung: Die Beine werden unter Zuhilfenahme der Hände angehoben.

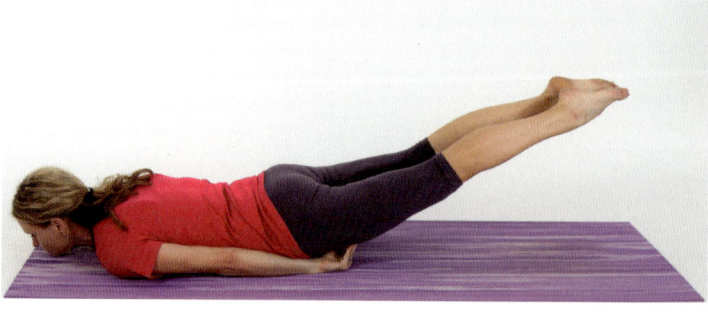

V 6 **Brett im Handstütz aus der Bauchlage heraus**
Vorbereitung: *In der Bauchlage werden die Hände unterhalb der Schultern aufgesetzt. Die Ellbogen weisen nach oben und die Zehen werden aufgestellt.*

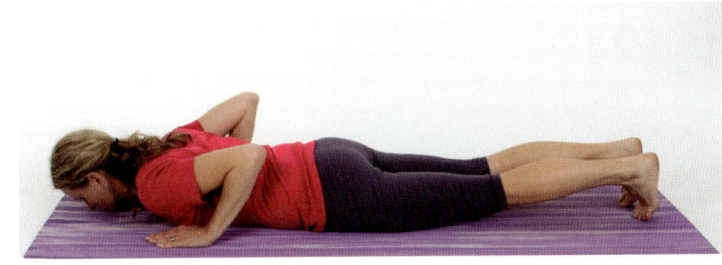

Ausführung: *Der Körper stützt nach oben und formt eine schiefe Ebene.*

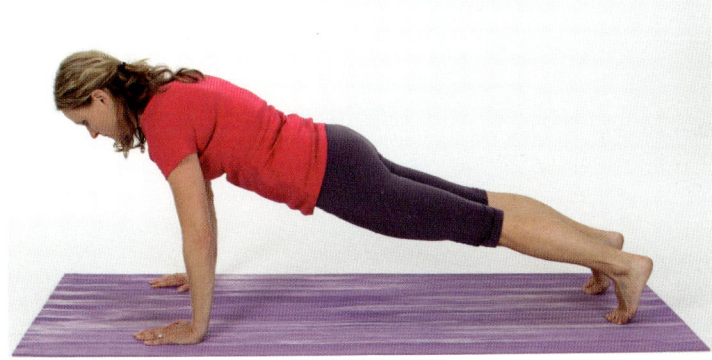

Z **Brett mit angehobenem Bein**
Vorbereitung: *Die zuvor beschriebene Haltung »Brett« wird erneut eingenommen.*

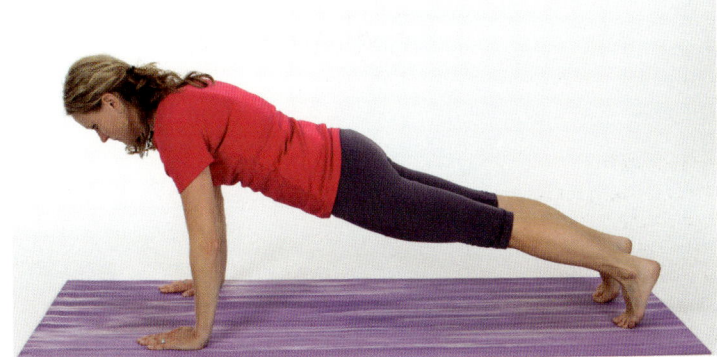

Ausführung 1: *Ein Bein wird gestreckt angehoben.*

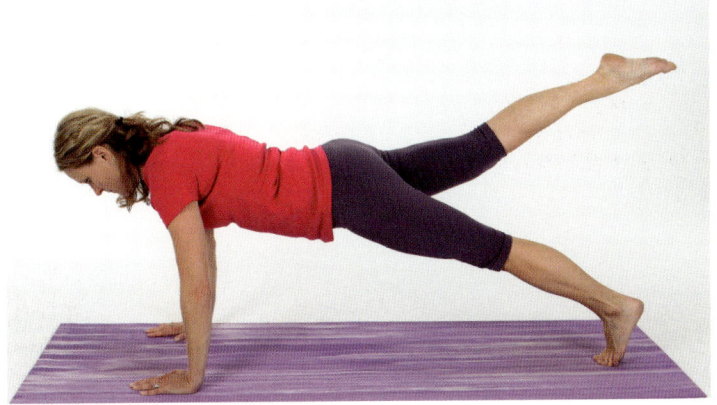

Ausführung 2: Ein Bein
wird angehoben und
gebeugt.

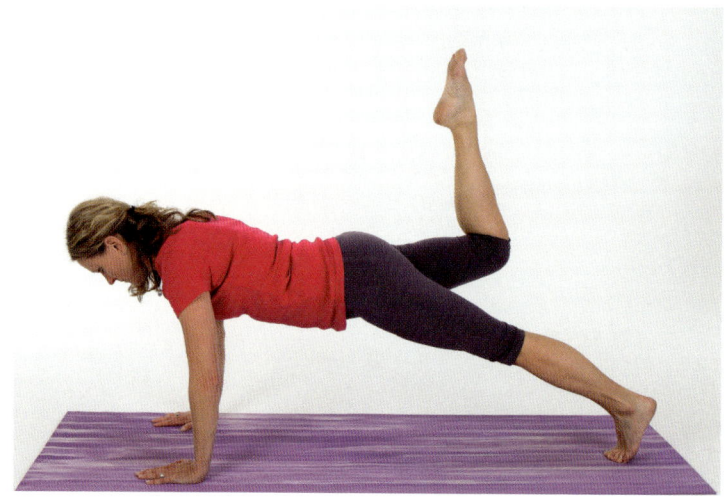

A   **Tisch**
Vorbereitung: Im Langsitz
setzen die Hände neben
dem Gesäß auf.

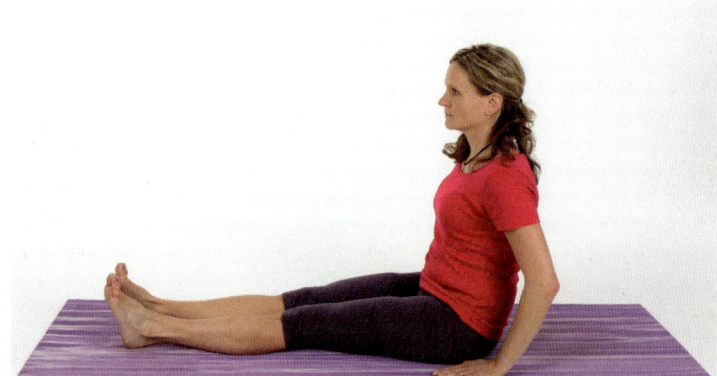

Ausführung: Die Hüfte
wird nach oben geführt
und die Füße werden ganz
aufgesetzt. Rumpf und
Oberschenkel bilden eine
gerade Linie.

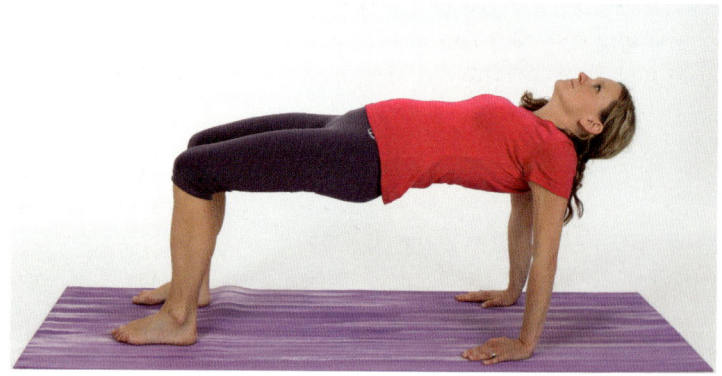

Register

Literatur

Brown, Christina. Yoga. Ausgleich und Harmonie für Körper, Seele und Geist. 2005. Parragon. Bath

Hüster, Kirsten. Besser Laufen durch Yoga. 2011. Copress. München

Hüster, Kirsten. Yoga. Body Plan. 34 Komplettprogramme mit den besten 400 Übungen. 2010. Copress. München

Mannschatz, Marie. Meditation. Mehr Klarheit und innere Ruhe. 2005. Gräfe und Unzer. München

Petersen, Erling. Yoga. Das große Übungsbuch für Anfänger und Fortgeschrittene. 5. Auflage 2001. Heyne. München

Pfretschner, Helga. Yoga- Üben in Schritten. 2. Auflage 2004. Via Nova. Petersberg

Schirner, Markus. Atemtechniken. 2006. Schirner. Darmstadt

Sivananda Yoga Vedanta Centre. Yoga für Körper & Seele. 2007. Bassermann. München

Swami Sivananda Radha. Das Geheimnis des Hatha Yoga. 2006. Schirner. Darmstadt

Trökes, Anna. Das große Yogabuch. Das moderne Standardwerk zum Hatha- Yoga. 2000. Gräfe und Unzer. München

LINK
http://www.yoga-gymnastik.de/docs/ yoga_philosophie.pdf

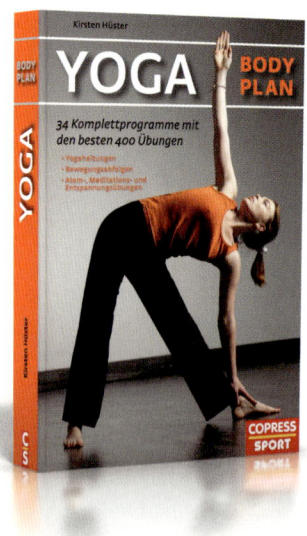

Ebenfalls lieferbar:

Kirsten Hüster
Yoga Body Plan

320 Seiten, ca. 950 Abb.
Format 16,5 x 24,2 cm
€ 19,90 [D] · *€ 20,50 [A]*
ISBN 978-3-7679-1036-2